[제3판]

정신건강론

[제3판]

정신건강론

이영호 · 박지윤 · 이윤지

KNOWLEDGE COMMUNITY 공동체

정신보건 분야와 사회복지 현장에서 많은 다양한 대상들을 상담과 프로그램으로 만나고 있는 저자가 집필한 정신건강론이 2판 개정을 하고 5년이 지났습니다. 그동안 정신건강 영역에서 정신장애진단편람 5판(DSM-5)이 나왔고, 국내외적으로 현재 진행형인 코로나19 상황 그리고 아동학대를 비롯한 우리 사회에 다양한 이슈들이 있으며 이에 대한 적극적인 지원이 강조되고 있어 이번에 세 명의 저자들이 세 번째 개정판을 출판하게 되었습니다.

이번 개정판은 2판의 골격을 유지하면서 최근의 사회복지교육과정을 적극 반영하고, 현재 우리 사회에서 대두되고 있는 문제와 관련한 정신건강 문제에 초점을 맞추어 꼼꼼하게 보완작업을 하였습니다. 사회복지사 교육과정에서 정신건강론이 법정 선택과목으로 편성되어 있는 것은 휴먼서비스 영역에서 만나는 대상자들이 갖는 정신건강 문제에 대한 기초 소양이 반드시 필요하기 때문일 것입니다. 따라서 저자들은 대학 초년생들이 인간의 정신건강에 대한 흥미와 학문적 관심을 가지고 예비사회복지사로서 자신의 정신건강에 대한 성찰과 더불어 자신과 타인의 차이점을 이해하는 데 일차적 초점을 두었습니다. 나아가 인간행동과 사회환경의 맥락에서 정신건강의 중요성을 인식하고, 정신장애에 대한 편견 극복과 사회복지사로서 전인적 정신건강사회복지 서비스를 생각해 볼 수 있는 안목을 기르는 데 역점을 두었습니다.

그리하여 한정된 기간(13주 수업)에 정신건강 지식을 잘 소화시키고, 이들 내용을 통해 자신을 돌아보고, 어떻게 하면 인간의 정신건강 문제에 대한 관점을 넓혀줄 수 있는지와 관련된 실습(검사지 활용, 해당 교과내용의 개별 또는 집단적용 및 토의 등)을 활용한 학습을 할 수 있도록 내용을 편성하였습니다. 아울러 다음과 같은 부분에 변화를 시도하여 보다 균형감이 있고 시의적절한 주제를 중심으로 보완하였습니다.

초점을 두고 보완한 부분은 다음과 같습니다.

첫째, 한국사회복지대학교육협의회 사회복지학 교과목에서 정신건강론 지침서의 권고사항을 적극 반영하였습니다.

둘째, 현대 사회문제와 정신건강 이슈 부분을 대폭 수정, 보완하였습니다. 오늘날 재난과 폭력, 자살, 중독이라는 사회문제가 인간의 정신건강에 어떠한 영향을 미치는지에 대한 폭넓은 시각을 최신 자료를 반영하여 확보하도록 하였습니다.

셋째, 적응문제와 정신장애 부분은 DSM-5의 진단분류에 맞춰 이해를 돕도록 하였습니다.

넷째, 정신건강 증진을 위한 최근 사회환경 인프라 부분을 추가하였습니다. 우리나라 정신건강 증진 제도와 서비스 현황 그리고 정신건강 증진을 위한 사회환경과 서비스 내용의 학습을 통해 보다 거시적으로 정신건강 문제를 조망하도록 돕고자 하였습니다.

이렇듯 중요 자료의 업데이트와 수정, 보완, 추가를 하였으나 여전히 미흡한 부분도 있고, 보다 심층적으로 연구가 되어야 할 내용도 있습니다. 향후 보다 더 업데이트해 나갈 것을 약속드리며 독자 여러분의 아낌없는 충고를 기다립니다.

이번 세 번째 개정판이 나오기까지 지속적으로 출판을 맡아주신 도서출판 공동체의 김동훈 사장님과 공동체 가족 여러분의 노고에 깊이 감사드립니다.

2021. 8. 30.

이영호, 박지윤, 이윤지

차 례

Chapter 05 정신건강 증진을 위한 사회환경의 이해

C·H·A·P·T·E·R

01

정신건강의 이해

제1절 정신건강의 의미와 조건

제2절 휴먼서비스 영역에서 정신건강의 중요성

CHAPTER

01 정신건강의 이해

토론의 관점

1. 정신건강을 어떻게 개념화할 수 있겠는가?
2. 자신이 정신적으로 건강하다면 가장 신뢰할 수 있는 근거는 무엇인가?

제1절 정신건강의 의미와 조건

1. 정신건강의 의미

오늘날 우리들은 주변에서 사람들이 신체 관리와 건강에 많은 관심과 노력을 강박적으로 기울이고 있는 것을 쉽게 발견할 수 있다. 또한 이에 못지 않게 스트레스 관리나 신체에 영향을 미치는 마음 상태나 정신건강에 대해서도 점차 관심이 높아져 가는 것을 쉽게 접한다. 오늘날의 인간이 갖게 된 다양한 질병들은 신체적인 측면의 결함에서 오기도 하지만, 정신적 측면의 불균형 상태에서도 기인된다는 사실이 점차 밝혀짐에 따라 사람들은 보다 행복한 개인 생활과 사회생활을 위해 건강한 심신 상태를 유지하는 데 필사적인 관심을 보이고 있는 실정이다.

이는 현대사회가 심신건강을 위협하는 요소를 너무나 많이 가지고 있기 때문이기도 하다. 원인이 밝혀지지 않은 각종 신체적 질병은 말할 것도 없고,

첨단산업화와 기계화는 비인간화 현상을 더욱 부추겼으며, 심지어 정보문화 사업의 활성화는 오히려 지성과 감성을 죽이는 감각적 모방과 대화 부재, 인터넷 중독이라는 정신건강 문제를 낳았다. 나아가 경제의 불안정은 한 가정의 경제적 파탄으로 이어져 건전한 가족기능을 취약하게 만들었고 이로 인한 다양한 가족문제들이 또 다른 사회문제로 파생되어 나가고 있다.

인간은 신체적 존재이자 정신적 존재이다. 동시에 사회적 존재이며 또한 도덕성을 갖추어야 하는 존재이다. 인간의 건강은 이 중 어느 일부 측면에만 국한되는 것이 아니다. 신체와 정신과의 관계나 심신과 사회환경과의 관계, 동시에 이들 간의 상호관계를 총체적으로 보아야 한다. 왜냐하면 이들은 서로 분리시킬 수 없는 밀접한 상호관계를 맺고 있기 때문이다. 따라서 이 장에서는 인간의 정신건강에 대한 개념과 신체적·심리적·사회적 건강뿐만 아니라 이들 간의 전체적·통합적 관점을 가져야 하는 휴먼서비스 영역에서 정신건강의 중요성을 살펴보고자 한다.

1) 정신건강의 개념

복잡한 현대생활에서 많은 사람들이 자신과 가족의 정신건강 관리에 점차 관심을 갖게 되면서 우리는 일상생활에서 정신건강이라는 말을 자주 사용하고 듣게 되었다. 사전에 따르면 '정신'이란 사고나 감정의 작용을 다스리는 인간의 마음이라고 되어 있다. 이는 사람의 순수한 대뇌 기능 이상을 의미하는 것으로 사람의 정서 상태와 그가 수립한 다른 사람과의 관계, 사회문화적 맥락 내에서의 평형이라고 부를 수 있는 아주 일반적인 자질의 의미를 포함하고 있다. '건강'이란 육체가 아무 탈 없이 정상적이고 튼튼하다는 것과 의식이나 사상이 바르고 건실하다는 뜻을 모두 포함하고 있다. 즉, 신체적 건강과 함께 인간의 정신적 균형이 외부 환경에 적합한 사회적 기능을 한다는 의미를 함축하고 있다. 따라서 이 두 가지 낱말을 합친 정신건강이라는 용어에는 포괄적인 의미의 정신적 안녕과 함께 신체적·사회적·도덕적 건강의 개념이 모두 내포되어 있다고 하겠다(김화중, 2005).

흔히 '정신건강(mental health)'이라는 용어는 '정신위생(mental hygiene)'이라는 용어와 혼용되어 사용되고 있다. 그러나 엄밀히 말하면 정신위생은 정신건강을 위한 실천적 수단을 보다 강조한 용어인 반면, 정신건강은 하나의 목표가 나름대로 달성된 이상적인 상태를 지칭하는 용어라 할 수 있다. 즉, 인간이 바라고 원하는 방향이 정신건강이라면, 이와 같은 정신건강을 유지하기 위해 최적의 적응과 원만한 인간관계를 유지해 나가는 적극적이고 실천적인 자세가 정신위생이다. 따라서 병에 걸리지 않는다 또는 병에서 회복되었다고 하는 것이 소극적 의미의 정신건강이라면, 적극적 의미의 정신건강이란 개인이 최선의 기능을 발휘하는 하나의 이상적 상태라고 할 수 있다. 이런 의미에서 볼 때 정신건강이란 정신적으로 건강하지 못한 상태의 예방 및 치료라는 소극적인 측면과 정신적으로 건강한 상태의 유지 및 증진이라는 적극적인 측면을 모두 갖고 있음을 알 수 있다(이영호 외, 2020).

유엔의 세계보건기구(WHO)헌장에 의하면 건강은 '단지 질병에 걸리거나 허약하지 않은 상태만이 아니라 신체적, 정신적, 그리고 사회적으로 양호한 상태'라고 하였다. 이러한 차원에서 정신건강은 '일상생활에서 언제나 독립적·자주적으로 처리해 나갈 수 있고 질병에 대해 저항력이 있으며 원만한 가정생활과 사회생활을 할 수 있는 상태이자 정신적 성숙 상태'라고 기록하고 있다.

미국 정신위생위원회(National Committee for Mental Hygiene)의 보고에서는 '정신건강이란 다만 정신적 질병에 걸려 있지 않은 상태만이 아니고 만족스러운 인간관계와 그것을 유지해 나갈 수 있는 능력'을 의미한다고 하였다. 이것은 '모든 종류의 개인적·사회적 적응을 포함하며 어떠한 환경에도 대처해 나갈 수 있는 건전하고(wholesome), 균형 있고(balanced), 통합된(integrated) 성격(personality)의 발달'을 의미한다고 할 수 있겠다.

이러한 측면에서 정신건강이란 '행복하고 만족하며 원하는 것을 성취하는 것 등의 안녕 상태(well-being)' 또는 '정신적으로 병적인 증세가 없을 뿐 아니라 자기 능력을 최대한 발휘하고 환경에 대한 적응력이 있으며, 자주적이고 건설적으로 자기의 생활을 처리해 나갈 수 있는 성숙한 인격체를 갖추고 있는 상태'를 말한다고 할 수 있겠다.

2) 정신건강에 대한 성격학자들의 견해

어떤 용어를 정의하는 문제는 정의를 내리는 사람이 중요시하고 의미를 부여하는 가치에 따라 달라진다. 다음은 정신건강 내지는 건전한 성격 특성에 대해 성격학자들이 각기 어떠한 규준을 제시하며 이를 어떻게 설명하고 있는지를 간략히 살펴보고자 한다.

(1) 프로이트(S. Freud)의 견해 – 정신분석 관점을 강조

프로이트(Freud)는 정상적인 사람들은 사랑할 수 있고 일할 수 있는 능력을 가지고 있어서 신경증적인 사람들이 해낼 수 없는 것을 하는 사람이라고 생각했다. 이는 균형 잡힌 건전한 성격의 증거가 된다. 프로이트학파에서는 이러한 성숙된 성격을 심리성적발달(psychosexual development)과 관련시켜 각 발달단계에서의 욕구가 만족되었을 때 건전한 성격의 사람이 된다고 보았다. 건전한 성격의 사람은 자아가 충분히 강해져서 여러 가지 욕구와 현실적 도덕규범과의 갈등을 적절히 해결하여 잘 적응할 수 있다. 그러므로 무리하게 감정을 억압하거나 도피하지 않고 현실을 수용하여 자신을 있는 그대로 자유롭게 표현할 줄 안다.

(2) 프롬(E. Fromm)의 견해 – 사회체계와의 관계적 관점을 강조

프롬(Fromm)은 정신건강의 준거를 인간과 그가 속한 사회와의 관계 속에서 설명하려고 하였다. 즉, 인간의 욕구는 사회적인 것으로서 동물적 본성보다는 탁월한 것이며, 정신적으로 건강한 사람들은 이러한 사회적인 욕구를 외계와 다른 사람들과의 적당한 관계를 맺어가면서 순차적으로 충족해 나간다고 보았다. 프롬(Fromm)은 이를 구체적으로 생산적이고 자신을 외부 환경에 관계시키는 사람, 객관적으로 현실을 파악하는 데 이성을 사용하는 사람, 자신을 유일한 개체로 경험하며 동시에 자신의 친구로도 느끼는 사람, 비합리적인 권위에 복종하지 않으며 양심과 이성의 권위를 받아들이는 사람, 살아 있는 한 항상 새로 태어나는 과정에 있음을 아는 사람, 인생이라는 선물을 가장 가치 있는 것으로 여기는 사람이라고 설명하였다.

(3) 에릭슨(E. Erikson)의 견해 – 심리사회발달단계의 관점을 강조

에릭슨(Erikson)은 정신건강의 척도는 인생의 각 단계에서 습득되는 기본적 신뢰감의 형태에 따르는 것으로 보았다. 예컨대 영아는 주 양육자가 과연 의존할 만한 존재인가? 혹은 믿지 못할 존재인가? 또는 믿어야 할 가치가 있는 존재인지 어떤지를 가리게 되는데, 만일 이때 신뢰감에 위기가 있을 경우에는 그 위기를 성공적으로 해결해 가야 한다. 그럴 경우 영아는 자기 이외의 여러 사람에 대하여 의지하는 방법을 배우며 욕구에 대해서도 적절히 대처해 나아갈 수 있게 되고, 자신의 신체적 능력에 대해서도 신뢰를 하게 된다는 것이다. 에릭슨(Erikson)은 정신건강의 척도로서 신뢰감 외에 자율성, 주도성, 근면성, 정체성, 친밀감, 생산 능력, 자아통합을 들었다.

정신건강에 대한 제반 개념과 성격학자들의 정의를 통합하여 정신건강에 대한 개념을 정리하면 다음과 같다.

① 자신이 무엇을 해야 하는지를 제대로 인식하는 선명한 자기를 가지고 인생의 목표를 자발적으로 추구해 나간다.

② 현실이 괴로운 것일지라도 그것을 수용하고 환경의 변화를 잘 수용하고 적응하는 능력이 있다.

③ 대인관계 면에서는 상대방의 입장에서 생각할 줄 알고 상대방의 요구를 이해할 수 있어서 대인관계를 지속적으로 유지할 수 있다.

④ 만족스러운 이성관계를 유지할 수 있다.

⑤ 자신의 능력의 한계를 현실적으로 받아들인다.

⑥ 직업 적응을 잘하고 자신이 갖고 있는 능력의 실현을 통한 성취감을 경험하고 있는 사람이다.

2. 건전한 정신건강의 조건

이상의 견해를 요약하면, 정신적으로 건강한 사람은 자아정체감을 갖고 시간이 지남에 따라 미래지향적이고 효과적으로 인생에 투자할 줄 알며 통합된 인격을 가진다. 또한 긴장에 저항할 수 있고, 자율성을 가지고 있으면서 욕구를 충족시킬 수 있는 것이 무엇인지 깨달으며, 현실을 왜곡하지 않은 채 감정이입을 할 줄 안다. 그리고 자신이 주변 환경에 최적의 적응을 하도록 노력하며 효과적으로 일하고 사랑할 줄 안다. 위와 같은 건전한 정신건강의 조건에는 다음과 같은 네 가지 사항들이 공통적으로 포함되어 있음을 알 수 있다(조대경 외, 1994).

1) 자기존중과 타인존중을 할 줄 아는 인간에 대한 자세

자신과 타인을 좋아하는 사람은 정신적으로 건강하다고 볼 수 있다. 반면 자신과 타인에 대해 심한 혐오감을 갖는 사람은 전형적인 부적응상태에 놓여 있다고 볼 수 있다. 상담가가 "사람들이 당신을 좋아합니까?", "당신은 사람들을 좋아합니까?", "당신은 당신 자신을 좋아합니까?"라는 질문을 했을 때의 반응에서 우리는 그 사람이 사회적이고 정서적인 측면에서 적응을 잘하는지의 여부를 예측해 볼 수 있다. 흔히 정상인들은 자신이 사회 집단에 수용된 구성원이라고 느낀다. 그는 다른 사람들을 좋아하며, 그들도 자신을 좋아한다고 생각한다. 따라서 정신건강은 인간관계에서 관용과 칭찬 및 긍정적인 접근, 개인의 존엄성 인정과 깊은 연관을 맺고 있다.

2) 자신과 타인이 지닌 장점과 한계에 대한 이해와 수용에 대한 자세

정신건강의 주요 원칙은 인생의 현실을 분명히 보고 그것을 수용해야 한다는 것이다. 아무리 지적으로 우수하다고 해도 부족한 측면이 없을 수는 없다.

개인은 자신의 장점을 있는 그대로 수용하고 자신의 한계 역시 받아들일 줄 알아야 한다.

3) 모든 행동에는 원인과 그에 따른 결과가 있음을 이해하며 책임을 질 줄 아는 자세

인간의 모든 행동에는 원인이 있으며 그에 따른 결과가 반드시 존재한다. 이를 인과관계라고도 하고, 뿌린 대로 거둔다고 표현하기도 한다. 잘 적응된 사람은 자신의 행동에 대한 원인으로 남의 탓을 하지 않는다. 왜냐하면 자신의 행동은 자기 선택에 의해 나타난 것이기 때문에 선택에 따른 책임이 스스로에게 있다고 보기 때문이다.

4) 자아실현에 대한 동기를 이해하려고 끊임없이 노력하는 자세

인간의 행동은 역동적이다. 모든 사람들은 일생 동안 만족을 얻으려는 욕구로 인해 동기화된다. 음식과 따뜻함, 성취, 정서, 성적 만족, 경제적·정서적 안정 등을 얻기 위해 필사적이고 투쟁적으로 노력한다. 인간은 누구나 저마다의 다양한 욕구를 지니고 있고 그 같은 목적을 향해 살아 나간다. 즉, 모든 살아 있는 유기체들은 성장의 동기를 갖고 있다. 모든 유기체는 자신을 유지하고 자신의 한계 내에서 가능한 한 많은 것을 얻어내려 하며 성장하려 한다. 매슬로우(Maslow)는 인간이 자아실현이라는 삶의 목표를 지니고 있다고 말했다. 즉, 인간에게 있는 잠재능력까지도 총동원하여 끌어내어 삶의 현장에 풀어놓는 자아실현화를 하기 위해서는 고통스러울 정도의 노력이 필요하다. 즉, '고통 없이는 얻는 것도 없다(No Pain No Gain)'라고 하였다. 그러므로 가정이나 학교, 사회에서는 개인이 성장과 발달을 경험할 수 있는 기회와 환경을 잘 마련해 주는 것이 중요하다.

제2절 휴먼서비스 영역에서 정신건강의 중요성

1. 휴먼서비스 영역에서의 정신건강

휴먼서비스(human service) 영역이란 인간의 신체적 · 정신적 · 대인적 · 물질적 · 환경적 어려움을 경감시켜 원활한 사회구성원으로서 기능을 유지시켜 나가도록 돕는 모든 인간복지서비스 분야를 총칭한다(Blythe et al., 1994). 실제 사회복지학, 간호학, 심리학, 정신의학과 같은 학문적 영역이 직접적으로 관련되며 포괄적으로는 법학, 경제학, 인류학, 정치학, 행정학 등이 포함된다고 할 수 있다.

이러한 휴먼서비스 영역에서 정신건강은 단순히 정신적으로 불건강한 사람에게만 적용되는 개념은 아니다. 정신건강 문제를 가진 개인의 치료뿐만 아니라 개인들의 우수한 능력을 발견하고 향상시켜, 인간의 삶을 더욱 유용하고 가치 있게 만드는 것이라고 할 수 있다. 이같이 정신건강의 실천적 양기능은 모든 사람들의 복지에 관심을 두고 있다는 것을 의미하는 것으로 예방적 차원까지도 강조되는 추세이다.

프리드랜더(Friedlander, 1980)는 정신건강은 심리적 안녕과 정신질환을 포괄하는 개념으로 규정지었다. 동시에 휴먼서비스 영역에서 정신건강의 중요한 기능을 다음과 같이 설명하고 있다.

첫째, 정신건강교육을 통해 정신장애를 예방하고 내적인 갈등, 불안 및 정서적 혼란으로부터 사람들을 해방시키려는 목적의 공중정신보건운동의 일환이다.

둘째, 오늘날 정신건강 관련 의료기관 및 상담기관이나 아동 · 청소년 상담실이나 사회복지관에서 제공되는 정신의학적 치료, 정신보건사회사업적 개입, 심리치료상담을 통해 사람들이 내적 갈등을 극복하고 정신건강을 유지하거나 회복하는 것을 돕는 데 활용되는 정신의학과 심리학에 기초를 둔 과학이며 휴먼서비스 영역의 실천을 통해 전개되는 응용, 실천학문이다.

셋째, 심하게 장애를 겪고 있는 정신질환자들을 돕기 위한 정신병원에서의 의학적이고 임상적인 치료의 이론과 통합적 시각의 근간이 된다.

넷째, 최근 정신의학과 사회과학의 상호보완적 기능을 통한 인간서비스 기능에 기초를 둔 교육의 특수한 오리엔테이션이다.

다섯째, 민주산업사회에서의 건강한 생활이라는 목표를 추구하는 생활철학이며 동시에 윤리의 개념이다.

이상의 내용을 정리하면 휴먼서비스 영역에서 정신건강은 정신의료라는 의료적 시각에서 나아가 정신보건이라는 예방과 재활적 관점까지 포괄하는 정신건강증진 실천의 궁극적 목적이다. 동시에 정신의학과 심리학에 기초를 둔 정신건강의 과학이자 휴먼서비스 영역의 실천 근간이고, 생리·심리·사회적 차원에서의 전문적 치료행동이며, 나아가서 민주산업사회의 기초인 건강한 생활을 위한 생활철학이라고 하겠다.

2. 정신건강에 관한 다양한 관점

정신건강을 추구하는 과정으로서 정신보건 실천은 어떤 시각과 지식을 가지고 접근할 것인가에 따라 여러 가지 측면으로 생각할 수 있다. 정신건강을 추구하는 구체적인 실천은 인간의 정신기능에 영향을 미치는 요인이 어떠한 것이냐에 따라 달라진다. 따라서 현재까지 많은 학자들에 의해 주장되고 인식되어 온 네 가지 관점을 제시하고자 한다. 이러한 관점들은 상호배타적이지는 않지만 각각 서로 다른 인간의 경험상 요소를 강조한다. 따라서 관점에 따라 실천의 방법도 다르다.

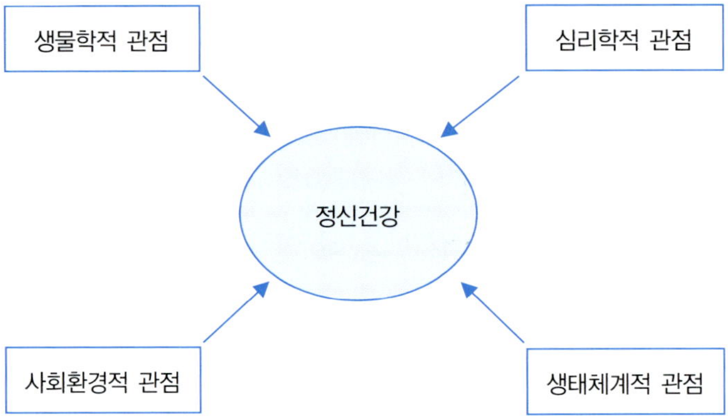

그림 1-1 정신건강에 관한 다양한 관점

1) 생물학적 관점

인간의 정신기능이란 생물학적으로 보았을 때 뇌가 그 중심이라는 것은 고대 히포크라테스 시대부터 널리 알려져 왔다. 그러므로 뇌가 어떤 장애를 받는다는 것은 당연히 정신기능의 변화를 초래한다고 할 수 있다. 그렇지만 정신기능이라는 것이 워낙 복잡 미묘해서 정신기능과 뇌 사이의 분명한 관계를 아직도 확실하게 밝히지 못하고 있는 것이 사실이다.

그렇지만 첨단의료기기의 발달과 엄청난 뇌 연구에 힘입어 뇌의 구조나 그에 따른 기능이 상당히 밝혀지고 있다. 뇌는 대체로 무게가 약 1,500g 정도이며 구조상으로는 대뇌(大腦), 간뇌(肝腦), 중뇌(中腦), 뇌교(腦橋), 소뇌(小腦), 연수(延髓) 등으로 이루어져 있다. 이들은 좀 더 세부적인 구조로 분할될 수 있으며, 각 부분들은 독자적인 기능들을 가지고 있다. 뇌의 영역별 기능과 아울러 이에 따르는 각 신경세포들, 신경세포의 활동에서 일어나는 물질의 대사 등도 정신기능과 밀접하게 관련되어 있다. 즉, 이것은 뇌의 기능상의 취약성이 정신질환에 직접적 원인이 된다는 것이다.

한편 인간의 다양한 신체적인 형태나 기능 그리고 정신기능 등이 유전에 의해 상당히 영향을 받는 것으로 보인다. 물론 대부분의 형질은 유전과 환경에 의한 상호작용의 결과라고 볼 수 있지만 염색체의 유전 기전에 대해 상당히 많은 객관적인 사실들이 밝혀지고 있다. 정신기능 중에서도 유전이 지능에 미치는 영향은 상당히 크다고 할 수 있다. 뉴만(Newman)의 연구에 의하면 지능은 50~70%가 유전에 의해서 결정된다고 한다. 그러나 생물학적 관점의 주 내용인 뇌의 생화학적 결함과 유전적 요인 두 가지가 직접적 원인 제공이 된다고 주장하기에는 아직 미흡한 단계이다.

2) 심리학적 관점

정신건강 문제에 접근하는 두 번째 시각으로 심리학적인 접근을 들 수 있다. 정신건강이라고 하는 것을 적응이라는 측면에서 생각해 볼 수 있다. 적응이란 자기 내부의 욕구나 사회로부터의 요청에 순응하여 정신적으로 살아남는다는 것을 의미한다. 일반적으로 적응하는 상태의 인간이란 심리적인 만족감, 하는 일에서의 능률적인 활동, 그리고 사회에 대한 공헌 등을 가지고 있다고 볼 수 있으며, 달성하고자 하는 목표를 설정하고 있는 경우가 많다. 골드스테인(Goldstein), 매슬로우(Maslow) 그리고 로저스(Rogers) 등은 개인이 가지고 있는 목표나 잠재적 가능성을 사회생활 속에서 실현하고 자기기능을 충분히 발휘하는 것을 강조하고 있다. 목표가 달성되면 만족과 자신감을 느끼지만 좌절되었을 때는 상당한 불안과 스트레스를 경험하게 된다. 이러한 상황에 어떻게 대처해 나가느냐 하는 것은 적응에서 매우 중요한 문제이다.

정신건강을 목표로 하는 정신건강증진 실천에 있어서 심리학적 시각은 개인에 관한 문제를 이해하고자 할 때 불안이라는 개념을 매우 중요하게 다룬다. 일상생활에서 불안한 감정을 경험하는 경우는 많다. 근본적으로 불안을 극복하고자 하는 인간의 노력은 종교, 예술, 자연과학 등의 문화를 창조하는 원동력이 되기도 하였다. 그러나 동시에 불안이라는 감정은 개인적, 사회적으로 상당히 큰 장애가 되기도 한다. 전자를 정상적인 불안이라고 부르고 후자를 병적인 불안이라고 할 수 있다.

이 두 가지 불안은 몇 가지 점에서 차이점을 찾을 수 있다. 우선 병적인 불안은 대다수의 사람들이 불안을 느끼지 않는 일상적인 상황에서 느껴지는 것으로 불안이 일어나는 상황이 인식되지 않은 채 평가되는 데 그 특징이 있다. 또한 이러한 불안에 대해서 직시하고 그것을 극복하려고 하지 않고 피하려 한다. 그 결과 병적인 불안은 쉽게 극복되지 않고 부정적인 의미가 계속 누적되어 가는 특징을 지닌다. 반면에 정상적인 불안은 본인이 스스로 그것을 인식하며 인생의 각 발달시기에서 어느 정도 단기간에 극복이 되고 인격형성에 적극적인 의미를 제공한다.

인간의 정신기능에 미치는 불안의 생성에 대하여 심리학적 관점은 행동주의 이론과 정신역동이론, 대인관계이론에 주로 근거한다. 행동주의 이론은 정신건강에 대하여 특정하게 다루어 놓은 개념은 없지만 건강한 정신(정상적인 불안)이나 건강하지 못한 정신(병적인 불안)은 많은 조건화된 학습에 의해 생애 동안 영향을 받을 수 있고, 따라서 정신건강을 위해 학습이나 조건화 또는 행동 발생 후의 수정 차원에서 행동이론을 적용시킬 수 있음을 시사하고 있다. 정신역동 이론은 프로이트의 의식과 무의식의 수준 그리고 본능, 자아, 초자아에 대한 구조적 이론과 심리성적 발달단계를 설명한 발달이론을 통합하여 인간의 정신건강의 측정기준인 개인의 성격에 대하여 설명하고 있다. 즉, 심리성적 발달단계를 만족스럽게 밟아 나갔는지의 여부에 따라 정신건강에 영향을 미치는 불안 수준과 내용이 결정된다고 하였다. 대인관계이론은 호르나이(Horney), 설리번(Sullivan), 프롬(From)으로 대표되는 신프로이트 학파의 이론으로 불안이나 신경증적 행동의 원인과 지속상태를 개인과 사회와의 상호작용과 대인관계의 상호작용의 결과로 보았다. 이들은 인간 자신이 지각하는 여러 가지 욕구는 타인으로부터 배척당하거나 소외당하는 것이 아니라 다른 사람들과 적당한 관계를 맺어가면서 욕구를 충족하며, 이 과정에서 오는 여러 가지 경험을 즐기며 이에 대한 정확한 지각과 자기 자신 및 타인에 대한 확실한 신념을 가질 때에 정신건강이 성취되는 것으로 보았다.

3) 사회환경적 관점

인간의 정신건강과 행동 현상에 영향을 미치는 요인을 이해하고자 하는 많은 시도들이 오랜 역사적 과정을 통해 이루어졌다. 정신건강에 대한 관점에 있어서 사회환경적 관점 또한 의미가 있다. 인간의 행동이란 그 행동이 행해지는 환경 속에서 구체적으로 하나가 된다. 히포크라테스(Hippocrates)는 일찍이 사회환경이 인간의 건강을 결정짓는 중요한 변수라는 입장을 취하였다.

그러므로 우리가 정신건강과 인간행동을 이해하는 방법은 개인을 중심으로 한 미시적인 차원에 그치지 않고 개인을 둘러싼 환경적인 요소, 즉 사회제도·문화와의 관계에서 이해하는 거시적인 차원의 접근을 모색하게 된다. 전자는 인간행동을 심리학적인 차원에서 이해하는 입장이고 후자는 사회환경적 관점에서 이해하는 것으로 볼 수 있다.

인간은 단순한 자연적 생물의 집합체가 아니라 사회와 제도 및 문화에 대한 사회적 결합의 성숙과정(maturation)을 통해 외계에 반응하면서 행위능력을 증대한다. 그래서 사회제도, 경제, 법과 문화는 개인에게 그 유형에 따라 행동하게 하고 일정한 행동양식을 강제한다. 이것을 낙인이론에서는 정신질환이 사람들에 의해 창출된 사회적 개념, 또는 낙인붙은 사람들이 수행해야 하는 사회적 역할이라고 보았다. 즉, 사회가 사회적 반응과정을 통해 정신적으로 문제가 있는 개인을 창출한다고 보는 것이다. 사회적 규범을 설정해 놓고 그에 맞지 않게 행동하는 사람들을 비행적으로 다룸으로써 사회는 그들을 정신적 문제가 있는 사람들이라고 낙인찍는다. 다시 말해 개인이 어떤 지역사회나 집단의 규범을 어기는 방식으로 행동하게 되면(예 길거리에서 잠을 잠, 눈을 맞추지 않고 이야기함, 폭력적으로 화를 표시함) 정신적으로 아프다는 낙인이 붙게 되고 그 개인은 기대된 역할을 지속하게 된다.

집단적 관습은 식사 전의 기도와 같이 집단의 안녕에 있어서 중요할 수밖에 없는 행동양식, 즉 습속, 또 일부일처제와 같이 집단의 유지에 불가결한 것으로서 강하게 요구되는 관습 단계를 거쳐서 여러 종류의 사회제도의 형성으로 향한다. 사회집단 상호 간에 조화로운 비교적 항구적이고 안정되며 균질적이고 공식적인 양식이 사회제도라고 부르는 것을 형성해 내는 것이다. 사회제도 속에서 인간행위 양태를 연구한 제임스 페블맨(James K. Feibleman)은 이와 같은 제도를 정의하면서 "제도는 관습, 법률 및 물질적 도구를 가지고 확립되며 중심적 목표 또는 목적을 둘러싸고 조직되는 집단 내에 존재하는 인간에 의해 성립하는 사회의 하위분화"라고 하고 있다. 제도는 이와 같이 인간의 기본적 욕구를 충족시키기 위해 각각의 생활영역을 중심으로 사회적 규범에 기초한 일정의 행동양식이 기능적으로 통합되고 일정한 형태로 사회적으로 정착된 것이다.

개인이 이러한 제도적 집단에서 행동을 습득하고 자기 및 집단에 대한 태도를 발전시키며 집단 내에서의 자신의 역할을 수용하고 희망에 따른 행동상의 동기부여를 훈련받는 과정, 또 감정적 욕구의 만족을 습득하는 과정을 사회화라 명명한다. 이와 같은 경로를 거쳐 인간의 본원적 성질은 성숙과 사회화를 통해서 인격을 형성하기에 이른다. 개인의 정신건강과 인격은 개인의 태도와 습관의 총계로 이루어지는 생활양식 또는 행동 경향을 의미한다. 행동주체자로서의 개인은 사회생활상의 기본적인 욕구를 충족시키기 위해서 자기의 능력조건에 따라 사회적 역할을 선택, 수행해야 한다. 사회관계에서의 이러한 주체적 측면과의 조화관계의 상실이 즉 사회관계의 부적응이고, 정신건강상의 문제를 초래한다. 그것에 대응하는 재조정과 예방이 사회환경적 관점에서 정신건강의 실천적 과정이다.

4) 생태체계적 관점

정신건강에 대한 제반 시각을 통합하여 볼 때 휴먼서비스 영역에서는 생태체계이론[1)]의 관점에서 정신건강을 이해하고자 하는 노력이 필요하다(Greene, 1991). "정신건강이란 자기 능력을 최대한으로 발휘하고 환경에 대해 적응하고 자기생활을 언제나 독립적・자주적・건설적으로 처리해 나갈 수 있는 건전한

1) 체계이론과 생태학적 관점을 합한 것으로, 인간은 환경의 다양한 체계들과 지속적으로 상호작용한다. 인간들이 역동적으로 관련을 맺는 체계에는 가족, 친구, 직장, 사회서비스, 정치, 직업, 종교, 상품과 서비스, 교육제도 등이 있다.

성격체"를 의미한다. 이러한 차원에서 생태체계이론 시각의 정신건강 개념은 인간은 신체적 · 정신적 존재인 동시에 사회적 존재이므로 개인의 정신건강 상태는 개인과 환경과의 상호작용의 함수로 파악되어야 한다는 것이다.

인간의 행동을 이해하려면 인간이라는 개인 체계와 환경이라는 다양하고 복잡한 체계들 양자가 행동의 형성에 관여된다는 사실을 고려해야 한다는 것과 맥을 같이한다. 행동에서 무엇이 병적인 것으로 인식되는가 하는 것은 일반적으로 사회에서 일치된 견해에 따라서 결정된다. 그러나 일치된 견해의 표준은 그 사회의 문화에 따라 다르다는 것을 인식하는 것이 중요하다.

인간의 정신건강에 지대한 영향을 미치는 최소한의 사회적 단위인 가족이라는 체계가 갖는 문화(예 효와 예절 강조, 형제애, 성적 추구, 인간성 교육 등), 집단 또한 다양하며 그 가족과 정서적 끈이 연결되어 영향을 미치는 확대가족의 문화, 나아가 이들이 속한 지역사회의 문화와 표준(예 가풍, 혼례방식, 제례방식 등), 민족성(예 충성, 효, 다혈질, 집단의식 등), 전통(예 조상의 은덕에 감사 등), 신앙들이 고려되어야 한다. 이러한 차원에서 정신질환 역시 시대성과 사회성을 반영하는 사회 역사적 개념이다. 예를 들면, 과거에는 동성애와 알코올중독증이 비도덕적이고 일탈적인 것으로 간주되었으나 최근에는 동성애를 정상적인 생활방식의 하나로 주장하고 차별보다는 차이를 존중해 달라는 요구를 점차 인정해 나가고 있으며 또한 알코올중독도 일탈적이고 인격파탄적인 행동으로 보기보다는 치료를 받아야 하는 진행성 정신질환으로 취급하고 있다.

정신장애의 외적 환경요인을 이해한다는 것은 치료나 이들의 복지에 유용할 뿐 아니라 예방적 역할을 한다는 차원에서도 중요하다고 볼 수 있다. 이렇듯 생태체계적 맥락에서는 인간의 행동은 끊임없이 개인의 심리적인 면과 중요한 환경적 단위로서 역동적인 체계라고 할 수 있는 가족, 동료, 이웃, 학교, 직장, 지역사회서비스, 정치, 종교, 교육제도 등이 상호 영향을 주고받는 절대적 관계 속에서 일어나는 하나의 현상이라는 관점을 가질 필요가 있다는 것이다. 이때 사회복지적 실천과 관련하여 정신건강의 실천적 개입 목표를 어디에 두느냐에 따라 대상의 범위가 달라질 수 있다.

인간이 자신의 정신건강을 유지하기 위해서는 일상생활에서 최선의 적응과 원만한 인간관계를 유지해 나갈 수 있는 적극적인 태도와 자세가 필요하다. 그러므로 인간 삶의 복지적 측면에서 정신건강의 목적은 단순히 유지·증진이라는 소극적인 면에서부터 정신건강의 치료와 예방이라는 적극적인 면에까지 개입의 영역을 넓게 잡고 있다. 유지와 증진 그리고 치료와 예방은 개인과 환경 모두를 포괄할 때 가능할 수 있기 때문이다.

고도의 문명과 최첨단 과학기술의 발달로 인간생활은 그만큼 편리해졌지만, 한편으로 인간은 각종 스트레스와 불안·공포로부터 벗어날 수 없게 되어 행복한 삶을 위협당하고 있다. 날로 늘어가는 정신병원, 정신신경증환자, 알코올중독, 마약중독, 성격장애, 때로는 전혀 이해할 수 없는 행동을 하는 사람들 모두 인간서비스 영역에서는 우리들의 클라이언트들이고 이들이 갖는 문제는 이제 한 개인의 문제만이 아니라 우리 사회 모두의 문제이므로 사회문제를 해결해 나가는 다양한 접근방법 또한 필요하다.

이러한 문제는 모두가 인간의 정신작용과 관련이 있는 것들이고 정신적 건강이 결여되어 일어나는 상호작용적 결과인 것이다. 따라서 현대는 정신적 위기의 시대일 뿐만 아니라 그 속에서 우리는 삶을 살아가야만 하는 것이기에 과거 어느 때보다도 정신건강 문제에 관심을 가져야 할 필요가 있다.

따라서 생태체계적 관점에서 볼 때 정신건강에 대한 접근방법은 개인의 생물학적 요소와 심리적 요소 그리고 사회적 요소 모두를 포괄하여야 한다. 그러므로 개인의 정신건강과 행동을 이해하는 방법은 개인을 중심으로 한 미시적인 차원에 그치지 않고 개인을 둘러싼 환경적인 요소, 즉 사회제도, 문화와의 관계에서 이해하는 거시적인 차원의 접근을 모색하게 된다. 전자는 인간행동을 심리학적인 차원에서 이해하는 입장이고 후자는 사회학적 나아가 사회복지학적인 입장에서 이해하는 것으로, 이 두 가지 견해는 오래전부터 각각 서로 다른 입장에서 많은 이론가들에 의해 연구되어 왔으나 근래에 인간과 함께 일하는 여러 분야 – 정신의학, 사회복지학, 철학, 인류학, 사회학, 심리학, 간호학 등 – 에서 통합적 접근이 모색되고 있다. 인간의 정신건강 문제와 부적응을 규명하고 치료하는 데 있어서도 개인체계의 실존적 차원과 생리・심리・사회・문화・경제적인 환경의 영향에 관심을 가져야 한다는 입장이 생태체계이론 관점이라고 하겠다.

체계이론과 생태학 그리고 생태체계이론에 대한 간략한 정리

1. 일반체계이론(一般體系理論, General System Theory)

체계이론은 환경 속의 인간행동을 이해하는 데 있어, 체계가 성장 또는 변화하면서 안정성을 유지해 가는 방법을 설명하는 이론이다. 체계란 상호의존적이고 상호작용하는 각각의 부분들로 구성된 전체, 즉 부분들 간의 관계를 맺고 있는 일련의 단위들로 정의된다. 따라서 체계의 한 부분에 미치는 영향은 체계를 구성하는 다른 요소에 전해지며, 반대로 체계의 다른 구성요소에 미치는 영향이 체계의 한 부분에 영향을 미치기도 한다.

이러한 체계는 스스로 규정한 안정상태를 유지하려는 경향을 가지며 이것을 항상성이라고 한다. 따라서 체계는 외부 혹은 내적인 영향에 대해 적응적인 방법 혹은 비적응적인 방법으로 안정상태를 회복하려는 경향, 즉 항상성의 원리에 의해 작용한다.

이러한 체계이론은 인간을 통합된 하나의 체계로 간주하는 전체적인 인간관을 가지고 있다. 따라서 인간의 신체・심리・사회적 부분은 분리된 존재가 아니라 하나로 통합된 전체로 기능한다고 본다. 한 영역의 변화는 전체 인간의 사회적 기능에도 영향을 미칠 수 있다는 것이다. 체계이론은 이러한 관점을 통해 부적응을 보이는 한 개인의 문제에 대해서 그 원인이 그를 둘러싸고 있는 사회체계와의 역기능적 상호작용에 있다고 본다.

체계이론에 기초한 휴먼서비스 실천에서는 인간행동의 원인이 반드시 기본 체계의 내부에 있는 것이 아니라 다른 체계에 있을 수 있다는 것을 알려주고 체계들 간의 기능에서 증상이 나타나는 현상을 보다 잘 이해하도록 하고 있다. 즉, 체계이론은 인간행동 문제에 대해 보다 전체적인 시각을 제시하여 문제를 개인과 사회 및 환경이 상호작용하는 총체로 보게 하여 문제사정과 개입체계를 명확하게 해주는 유용한 이론이다.

2. 생태이론(生態理論, Ecological Theory)

유기체와 환경의 관계를 연구하는 생태학(生態學)의 이론으로 교육학에서는 인간행동의 학습과 변화를 생태학적 이론을 적용하여 연구하는 이론을 뜻한다. 대표적인 예로 바아커(R. G. Barker)는 인간행동이 생활환경에서 주어진 행동무대에 의해 결정된다고 했다. 행동무대는 제각기 독특하고 지속적인 특성을 지니고 있으며, 사람으로 하여금 그것에 맞추어서 행동하도록 강요하기 때문에 행동은 그 무대에 따라서 달라진다. 예를 들어, 아동의 부적응행동은 아동이 생활하고 있는 환경의 행동무대가 비정상적이거나 병리적 특징을 지니고 있을 때 그런 행동무대에 맞추어서 행동한다는 것이다. 이 이론의 특징은 환경이 인간행동을 결정한다고 하는 점이다.

3. 생태체계이론(生態體系理論, Ecological System Theory)

휴먼서비스 실천은 인간과 그리고 그 주변 환경을 다루는 원조 전문직이다. 그럼에도 불구하고 기존의 제반 휴먼서비스 실천 이론들은 환경 내 인간의 개념에 대한 충분한 설명을 제시하지 못하였다. 그러나 생태체계이론이 휴먼서비스 실천에 도입되면서, 휴먼서비스 실천은 인간과 환경의 개념에 대한 진일보한 설명을 가지게 되었다.

생태체계이론은 인간과 환경 사이의 상호보완성을 설명하는 데 그 관심을 두고 있으며, 환경과 인간을 하나의 총체로 간주한다. 따라서 생태체계이론을 휴먼서비스 실천에 적용함으로써, 첫째, 내담자의 정신내적 생활과 환경적 조건을 개선하는 데 목적을 두고 실시되는 서비스, 즉 직·간접적인 휴먼서비스 실천의 통합이 가능하게 되었다. 둘째, 생태체계이론은 개인-환경 간의 적합성, 개인과 환경 간의 상호교류, 그리고 이러한 교류에 영향을 미치는 힘에 대한 폭넓고 포괄적인 실천지식을 제공해 주고 있다.

이러한 실천적 함의를 가지는 생태체계이론은 내담자가 휴먼서비스 실천가와의 상호작용, 긍정적 생활경험을 통해 성장할 수 있다고 보며, 원조 과정은 회복과 권한 강화의 과정이라는 신념을 통해 휴먼서비스 실천 전문직의 인본주의적 철학을 뒷받침해 준다. 또한 내담자가 그가 속한 환경 내의 타인들과 상호작용하는 방식, 특히 내담자가 진보적 힘을 최대한 발휘하는 것을 방해하는 생활상의 문제에 관심을 가지게 하였다.

생태체계이론은 개인, 가족, 지역사회 그리고 더 큰 체계에 어려움을 유발하는 상황을 보다 적응적 상황으로 재구조화한다. 따라서 생태체계이론은 아동·청소년복지, 정신건강문제, 학교사회복지 실천, 실직노숙자의 문제를 비롯한 제 휴먼서비스 실천 영역에 포괄적으로 적용될 수 있다는 점에서 유용성을 가진다.

또한 생태체계이론은 어느 하나의 개입기법을 가지는 모델이 아니며, 문제를 가진 개인과 그 환경에 대한 개입에 있어 다양한 기술과 기법을 필요로 하는 휴먼서비스 실천가에게 통합적 접근을 가능하게 함으로써 그 유용성이 더욱 크다. 이러한 생태체계이론은 환경과 개인 간의 상호작용 유형에 초점을 두고 있으며, 환경 내 개인이 욕구 충족을 가능하게 하는 개인의 능력 강화와 환경적 개선이 문제 해결의 초점이라고 본다.

학•습•문•제

1. 정신건강에 대한 통합적 개념을 설명할 수 있어야 한다.
2. 건전한 정신건강의 조건을 설명할 수 있어야 한다.
3. 휴먼서비스 영역에서 정신건강의 중요성을 설명할 수 있어야 한다.
4. 정신건강에 대한 생태체계학적 관점을 설명할 수 있어야 한다.

뜨거운 가슴과 냉철한 사고의 point

1. 건전한 정신건강의 조건을 고려해 볼 때 자신의 정신건강은 어떠한가?
2. 인간의 행복과 정신건강과의 관련을 어떻게 연결해 볼 수 있겠는가?

C·H·A·P·T·E·R

02

인간발달과 정신건강

CHAPTER

02 인간발달과 정신건강

토론의 관점

자신이 겪어온 발달과정에서 긍정적 · 부정적 기억은 어떤 것이 있는가?

인간은 일생을 통해 끊임없이 신체적으로 심리적으로 발달과 변화를 계속한다. 신체적으로는 모의 체내에서부터 아동기, 청소년기를 거쳐 성인기에 이르러 완성된 제반 기능은 노년기에 이르러 쇠퇴하게 되고 결국은 죽음에 이르게 된다. 그러나 신체기능과 달리 정신기능은 성인기에 이르러서도 새로운 지식을 획득하거나 성격상의 발전을 더욱 가져올 수 있다.

나아가 휴먼서비스 영역에서 만나는 모든 클라이언트는 자신의 삶의 특정 발달단계에서 어려움에 처한 사람들이다. 그러므로 인간의 생애 전체 발달주기에 따른 정신건강을 이해하는 것은 무엇보다도 중요하다. 왜냐하면 인간은 누구나 발달단계에 따른 적응양식이 있기 때문에 이에 따른 변화를 이해할 필요가 있고 이러한 이해를 통해서 정신건강을 위한 적절한 계획을 세울 수 있기 때문이다.

이 장에서는 에릭슨(Erikson, 1963)의 인간발달단계와 정신건강과 관련된 특별한 쟁점들을 살펴보고 이러한 것이 인간의 삶에 어떻게 영향을 미치는가에 대한 이해를 제공하고자 한다.

제1절 태아기의 정신건강

인간의 정신건강은 부모에게서 시작된다. 특히 태아기는 임산부의 신체적 건강과 정신상태가 태아의 정신·신체 발달에 직접 영향을 미친다. 임신 중 어머니의 태교가 직접 태아에게 영향을 미치는 것은 예부터 잘 알려져 왔다.

1. 태교의 의미

1) 태교의 이해

태교란 '임부가 임신 후 출산 시까지의 모든 일에 대해서 조심성을 간직하고 나쁜 생각이나 거친 행동을 삼가며 편안한 마음으로 말이나 행동을 할 때 태아에게 정서적·심리적·신체적으로 좋은 영향을 준다고 생각하는 태중교육'을 말한다. 임신 중 어머니의 심리적·정서적인 마음가짐과 언행이 태아에게 중요한 영향을 끼친다는 생각은 인류의 역사가 시작된 이래 존속되어 왔다. 보다 좋은 후손을 번식시키고자 하는 인간의 본능은 임신 및 출산을 인간사(人間事) 이상의 신령스러운 것으로 생각했다. 따라서 좋은 아이를 태어나게 하기 위해서는 임신부는 물론 측근들의 언행까지도 정성을 다하게 함으로써 태아에게 좋은 영향을 준다는 태교를 발전시켰다.

문헌상 동양에서는 오래전부터 임신·태교·육아에 대한 기록들이 엿보인다. 『열녀전』에 보면 중국 주(周)나라 문왕(文王)의 어머니 태임(太任)이 행한 태교의 기록을 다음과 같이 적고 있다. "태임의 성품이 단정하고 한결 같아서 정성스럽고 장중(莊重)하여 오직 덕행을 하다가 임신을 했는데, 눈으로는 나쁜 빛깔을 보지 않고 귀로는 음탕한 소리를 듣지 않으며 입으로는 오만한 말을 하지 않으며 태교를 잘 실천했다"는 것이다. 한국에서도 임신부는 깨진 그릇에 음식을 담아 먹지 않고 과일 등은 네모반듯하거나 완전한 원형으로 깎아

먹고 바른 자리에 단정하게 앉으며, 늘 선(善)한 생각을 하고 남을 미워하지 않는다는 금기사항이 전해진다. 태교에 대한 이해를 바탕으로 구체적인 태교 종류와 방법에 대한 지식이 필요하다. 태교에 대한 방법이 선조들의 경험과 지혜를 바탕으로 실천되고 있으나 오늘날과 같은 물질문명 속에서 태교방법은 더욱 발전되어 왔다. 태교의 종류에는 음식, 태담, 시각, 청각 태교가 있다.

2) 태교의 중요성

태교에 대한 중요성은 서양에서는 동양에서처럼 체계적인 것은 아니지만 구약성서나 히포크라테스의 기록 등에 언급되어 있으며, 이것이 과학적으로 연구대상이 된 것은 19세기 이후의 일이다. 알란(Alan, 1978) 등은 임부의 마음을 감동시키는 강렬한 심적 인상이 태아에게 중요한 영향을 준다는 연구를 발표했고, 그 후 의학적 연구가 이를 뒷받침하게 되었다. 비와 미첼(Bee & Mitchell, 1980) 등의 연구에서는 임신한 것을 기쁘게 생각하지 않는 임부는 기쁘게 생각하는 임부보다 입덧이 더 심하며 구토가 심하였다는 결과를 얻어냈다.

그리고 같은 부모로부터 유전자를 물려받은 형제라도 지능이나 성격이 판이하게 다른 경우가 많으며 갓 태어났을 때 형은 툭하면 우는 허약한 아기였는데 동생은 눈에 총기가 넘치고 기운차게 바동댄 아기였다는 이야기를 심심찮게 들을 수 있는 것도 그 좋은 예라 할 수 있겠다. 이것은 배 속에 있을 때 엄마한테서 어떤 영향을 받았는가에 따라서 지능과 기질이 달라져서 나타나는 현상이라고 할 수 있겠다.

또한 임신부의 감정적인 경험이 태아의 장래 성격에 영향을 미칠 것이라는 견해에 관해서 여러 가지 설이 제기되었다. 배들리(Baddeley, 1990)는 임신 중에 있는 어머니의 생활이 행복스럽다면 태어나는 아기의 성격은 쾌활하고 밝으며, 그와 반대로 불안에 사로잡혀 있다든지 비탄에 잠겨 있다면 아기는 어둡고 비관적인 성격을 지니게 된다고 하였다. 어머니의 그러한 감정적인 동요가 태아에게 영향을 미치게 되는 경로는 모체 속의 호르몬 등을 통해 발생하는 혈액 변화, 곧 체액을 통한 영향과 어머니의 음성에 의한 물리적인 경로를 통한 영향을 고려할 수 있겠다. 어떤 학자는 생활의 변화, 경제적인 문제 등을 염려해서 아기의 출산을 주저하는 마음가짐은 곧 아기의 환경에 순응해 나가는 태도에 영향을 미친다고 주장하였다.

이상과 같은 여러 가지 주장을 종합해 보면, 임신부의 신체적인 건강도 물론 중요하나 심리적·정서적 불안, 특히 부모가 되는 부부의 따뜻한 애정이 임신 때부터 태아의 원만한 발육에 중요한 요소가 된다는 것을 알 수 있으며, 태아 때부터 시작해야 할 중요한 정신건강 교육이라고 할 수 있겠다.

2. 태교에 영향을 미치는 요인과 모성교육 실천의 당위성

오늘날 태교는 자칫 근거가 없는 미신적인 것으로 간주되기도 하는데, 그 까닭은 그것이 정서적 영향이기에 눈에 보이지 않고 실증성이 없다는 생각 때문이었다.

그러나 많은 부모교육 연구자들이 태교를 중요시하는 이유는 아이를 잉태한 어머니가 아이의 건강과 아이의 명석함과 아이의 장래를 생각하는 간절한 마음이 태교 속에 들어 있기 때문이다. 태교의 중요성은 아이의 됨됨이를 어머니가 원하는 대로 만들어 주는 어떤 마술적인 힘을 가지고 있기 때문이 아니다. 어머니가 아이를 귀중하게 생각하는 마음과 귀중하게 생각하는 그 마음을 가지고 아이가 태어난 다음에 아이를 귀중하게 대할 수 있다는 것에서 태교의 의미가 지대하다고 할 수 있다.

이러한 측면에서 태교는 아이를 잉태한 어머니가 출산한 후에도 태교를 할 때처럼 정성스럽게 아이를 기를 수 있는 준비를 하는 과정이라는 점에서 그 중요성이 인정된다. 그래서 태교를 열심히 하고 아이를 낳아 기르는 어머니와 태교를 전혀 하지 않고 아이를 낳아 기르는 어머니 사이에는 아이를 기르는 방법과 아이를 생각하는 느낌에서 많은 차이가 있을 것이다(임종렬, 1999).

자기가 임신을 했다는 사실에 대해 자랑스럽게 생각하고 임신 그 자체를 즐거워하는 어머니는 자연스럽게 태교를 할 수 있다. 태교를 하는 어머니는 임신에 대한 불편함이나 불행감이 없는 어머니이다. 이러한 어머니는 임신 중에 일반적으로 갖게 되는 입덧이라고 하는 불편한 신체증을 갖지 않는다. 입덧을 하고 하지 아니하고는 임신을 한 어머니의 정신적인 건강과 밀접한 관계가 있다. 정신적으로 건강한 어머니가 잉태했을 때에는 잉태 자체를 중요하게 생각하고 자녀를 생산할 수 있다는 사실이 여성으로서 최대의 기능을 하고 있다는 사실을 인식하기 때문에 임신을 자랑스럽게 생각한다.

정신적으로 건강하지 않은 어머니가 임신했을 때 임신은 원망스럽고 저주스러운 것이다. 이러한 어머니는 일반적으로 자신이 이 세상에 태어나게 된 것까지를 원망하고 저주하는 어머니이다. 남편과의 관계가 좋지 않은 것은 물론 시어머니와의 관계도 좋지 않다. 그뿐만 아니라 그 어머니가 어린 시절 성장 과정에서 겪었던 친정 어머니와의 관계가 원만하지 못했던 것이 원인이 될 수 있다. 입덧은 하나의 심리적인 유전이기도 하지만 입덧을 갖게 한 임신 당시의 정신적인 분위기가 대부분의 원인이 된다.

임신을 어떻게 생각하는가에 따라서 임신을 한 어머니의 태도가 결정이 되고 그 결정에 따라서 신체적인 반응 또한 결정이 된다. 그러므로 임신을 긍정적으로 받아들일 수 있는 마음의 준비가 되지 않은 여자는 임신을 해서는 아니 된다. 마음의 준비가 되지 않은 상태에서 임신을 하게 되면 임신을 한 당사자는 물론 태어날 자녀의 정신적 건강 또한 허약할 가능성이 크기 때문이다.

이러한 맥락에서 태교를 할 수 있는 어머니와 없는 어머니를 분류해 보았을 때 태교가 갖는 의미는 참으로 의미심장하다. 태교의 효과가 있든 없든 아이를 잉태한 어머니는 태교를 해야 한다. 아이가 태어난 이후에 아이의 인격을 존중하고 생명의 존엄성을 부여하기 위해서 어머니는 필히 태교를 해야 한다. 태교의 중요성이 아이가 출생한 이후의 삶, 그러니까 어머니가 아이를 낳은 다음에 그 아이를 어떻게 생각하고 느끼면서 기르느냐의 질적인 면을 결정하는 요인으로 작용하는 데 있다면 임신한 어머니는 반드시 태교를 해야 한다.

따라서 태아의 정신건강과 관련하여 가장 중요한 것은 어머니의 복중(腹中)에 아이가 자라고 있다는 사실을 즐겁게 생각할 수 있는 어머니 자신의 마음이다. 행복한 임신은 행복한 아이를 낳게 하고 행복하게 태어난 아이는 자라서 행복한 세상을 산다고 믿는다. 그래서 어머니를 행복하게 만들어 주는 태교는 대단한 의미를 갖는 일이 된다고 할 수 있다(임종렬, 1999).

제2절 영 · 유아기 발달과 정신건강

영아기는 생후부터 12~18개월까지를 말하며, 유아기는 12~18개월부터 60~72개월까지를 말한다. 영 · 유아기는 한 인간의 삶에 지대한 영향을 미치는 단계이다. 이 시기는 인격을 형성하고 향후 대인관계 경험의 원형이 자리 잡게 된다는 점에서 중요한 시기라고 할 수 있겠다.

1. 영 · 유아기 발달과 애착이론

갓 태어난 신생아는 아늑하고 따뜻했던 자궁 내의 환경과는 전혀 다른 자극이 많은 세계로 들어가야 한다. 빛 · 소음 · 추위 · 더위 그리고 따스한 요, 차가운 기저귀, 배고픔 등을 경험하기 시작한다. 신생아는 아직 이러한 외계의 낯설고 다양한 자극을 수용할 능력이 불충분하며, 스스로의 감각기 발달도 미비하다. 이와 같이 내외적으로 미분화되어 있는 상태에서 단지 유기체 내부의 자극에 반응할 뿐이다. 배고플 때, 잠이 올 때, 기저귀가 축축할 때 등의 자신의 몸이 불편할 때 본능적으로 반사한다. 그러는 동안에 차차 감각이나 운동기능이 발달됨에 따라 외계를 인지하게 되고 반응이 나타나게 된다. 이러한 외계의 인지는 자신을 직접 보살펴 주는 양육자(대상, object), 즉 어머니와의 관계에서 형성되어 가며, 이렇게 되면 자신과 외계를 구별할 줄 알게 되어 자아의식이 싹트기 시작한다.

이와 같이 외계를 인지하고, 자아의식이 싹트기 시작하는 것은 생후 3개월이 되어야 하므로 그 이전까지를 발달에 있어서 정상적 자폐기라고 한다. 영아기는 젖먹는 시기(0~1세)로 프로이트(Freud)의 구강기(oral-stage)에 해당된다. 출생 초기에 자아의식의 자폐기에서부터 공생단계에 들어서면서 자아의식은 더욱 발달되어 나간다. 생후 1년 동안 인간으로서 심리적 탄생과 발달적 변화는 대단한 의미가 있다. 이 시기 동안에 성취해야 할 심리적 발달과업은 일생의 기초과업으로 자리매김할 수 있기 때문이다.

그것은 바로 특정한 사람, 즉 양육자(어머니)와의 관계 형성이다. 양육자와의 애정 관계, 즉 애착(attachment)을 이루어야 하는데 이러한 애착은 유아의 생존에 절대적인 기초가 되는 중요한 과업이며, 이는 신체발달에 모두 직접 관계된다. 애착을 통해서 유아는 충분한 심리적·신체적 영양공급을 받아 건강한 발육이 가능하며, 어머니와의 애정관계에서 정서적 안정과 건강한 생활을 해낼 수 있기 때문이다. 보울비(Bowlby)의 애착이론과 관련하여 애착반응은 첫째, 낯가림(stranger anxiety) 반응으로 일단 영아가 친숙한 사람에 대한 도식을 형성하게 되면 이를 낯선 사람과 비교하게 되며, 그 차이가 큰 경우에는 혼란스러움을 경험하는 것으로 낯가림은 6~8개월경에 나타나기 시작해서 첫돌 전후에 최고조에 달했다가 서서히 감소한다. 둘째, 분리불안(separation anxiety) 반응으로 영아가 부모나 애착을 느끼는 대상과 분리될 때 느끼는 불안을 말한다. 안정애착을 형성한 영아는 불안정 애착을 형성한 영아보다 분리불안 반응을 덜 보이는 경향이 있다. 그리고 안정애착의 영아는 어머니를 탐색을 위한 기지로 삼아 주변 환경에 대한 탐색 활동을 하게 된다.

에인스워스(Ainsworth, 1983)의 영아 애착 유형은 <표 2-1>과 같이 설명될 수 있다.

〈표 2-1〉 에인스워스(Ainsworth)의 애착유형

애착유형
낯선 상황에서 영아의 탐색 활동, 낯선 사람과 낯선 상황에 대한 반응, 양육자와 분리되었을 때나 다시 만났을 때의 영아의 행동의 특성에 따라 양육자에 대한 영아의 애착을 에인스워스(1983)는 다음 네 가지 유형으로 구분하였다. ① 안정애착(Secure Attachment) * 영아의 특성 – 어머니가 있을 때는 주변을 적극적으로 탐색하고 방 안에 놓인 장난감을 가지고 놀며, 낯선 사람을 두려워하지 않는다. – 어머니를 환경 탐색을 위한 안전기반으로 이용한다. – 어머니와 분리될 때는 떨어지지 않으려고 하며 매우 고통스러워한다. – 어머니와 재결합하면 다정하게 반기면서 안기고 무릎에 올라가는 등 긍정적인 상호작용을 하고 그 후 다시 장난감을 가지고 논다. – 낯선 사람에게도 비교적 사교적이다. * 양육자의 특성 – 영아의 신호에 민감하며 반응적이다. 영아와의 신체 접촉을 즐기며 많은 자극을 제공하고 정서 표현을 자주 한다. – 영아가 주변을 탐색하도록 격려한다. 안정애착은 연구대상의 65% 정도이며((Main & Solomon, 1986), 주위를 탐색하기 위해 어머니로부터 쉽게 떨어지고, 어머니와 분리되었을 때, 능동적으로 위안을 찾고 다시 탐색과정으로 나아가며, 어머니가 돌아오면 반갑게 맞이하며 쉽게 편안해지는 것이 특징이다. ② 회피애착(Avoidant Attachment) * 영아의 특성 – 낯선 상황에서 어머니와 함께 있을 때도 탐색활동을 잘 하지 않는다. – 어머니와 상호작용이 적으며 어머니의 존재 여부에 무관심하다. – 어머니와 분리될 때 불안해하지 않으며, 재결합할 때는 어머니와의 접촉을 시도하지 않고 외면하면서 등을 돌리기도 한다. – 어머니가 안으려고 하면 몸을 뒤로 젖히거나 다른 곳을 쳐다본다. – 낯선 사람에 대해서는 엄마에게 하듯이 무시한다. * 양육자의 특성 – 영아에게 거부적이고 신체 접촉을 거의 하지 않으며 영아와 상호작용할 때 화가 나거나 성가신 듯이 부정적인 감정을 표현하며 자기중심적인 편이다. – 영아가 원하지 않을 때도 끊임없이 자극을 주고 이야기하는 등 지나치게 열성적인 편이다. 회피애착은 연구대상의 20% 정도이고, 어머니와의 관계에서 친밀감을 추구하지 않으며, 낯선 사람과 어머니에게 비슷한 반응을 보이는 것이 특징이다.

③ 저항애착(Resistant Attachment)

* 영아의 특성

- 어머니가 있을 때도 불안해하여 어머니에게 매달려 있거나 가까이 있으려 하고 탐색 활동을 거의 하지 않는다.
- 어머니와 분리되면 매우 불안해하고 큰 소리로 울지만 어머니와 재결합할 때는 양가감정을 보인다.
- 어머니가 안아주려 하면 밀어내면서도 어머니 곁에 남아 있는다.
- 어머니가 있을 때도 낯선 사람을 매우 경계한다.

* 양육자의 특성

- 영아의 요구에 둔감하여 신호를 알아차리지 못하거나 양육방식이 비일관적이다.
- 어머니 자신의 기분에 따라 애정 어린 반응을 보였다가도 관심을 나타내지 않는 등 예측 불가능하게 행동한다.

저항애착은 연구대상의 10~15% 정도이며, 심한 분리불안을 보인다. 어머니가 돌아오면 접촉하려고 시도는 하지만, 안아주어도 안정감을 얻지 못하고 내려달라고 소리를 지르거나 어머니를 밀어내는 양면성을 보이는 것이 특징이다.

④ 혼란애착(Disorganized Attachment)

* 영아의 특성

- 가장 불안정한 유형으로서, 낯선 상황에 대해 큰 스트레스를 받아 혼란스러워하고 불안해서 어쩔 줄 몰라 한다.
- 회피애착과 저항애착의 특성을 공유한다.
- 어머니에게 접근해야 할지 피해야 할지 몰라 갈등하는데 어머니가 있을 때도 극심한 두려움을 보인다.
- 어머니와 재결합할 때도 멍한 상태로 얼어붙은 듯이 행동하거나 어머니 가까이로 다가가도 어머니가 다가오면 갑자기 피한다.
- 무시되거나 신체적으로 학대받았던 과거의 경험 때문에 어머니에게 이끌리면서도 공포를 느끼기도 한다.

* 양육자의 특성

- 어머니가 일상생활에서 겪는 스트레스가 많아 자녀를 돌보는 일을 소홀히 하거나 영아를 신체적으로 학대하거나 어머니 자신이 우울증과 같은 정서적 문제를 가지는 경향이 있다.

혼란애착은 연구대상의 5~10% 정도이며, 불안정애착의 가장 심한 형태로 회피애착과 저항애착이 결합된 형태로 볼 수 있고, 어머니가 돌아왔을 때, 얼어붙은 표정으로 어머니에게 접근하거나 어머니가 안아줘도 먼 곳을 쳐다보는 특징을 보인다.

결국 애착은 양육자가 다정하고 민감하게 영아의 신호에 반응적일 때 보다 잘 형성되며, 두 사람이 함께 보낸 시간의 양보다는 양육의 질이 애착의 강도를 결정한다.

인간의 뇌는 아이가 만으로 세 살이 될 즈음 그 기초 공사가 마무리된다고 한다. 특히 생후 1년은 인간의 뇌에 가장 중요한 시기이다. 기본적인 감정들을 다루는 회로들이 자리를 잡는 시기이기 때문이다. 이 시기에 아이가 필요로 하는 것들을 양육자가 잘 알아내어 아이를 잘 보살펴 주면 아이는 기분이 좋을 것이고, 그렇게 되면 기본적으로 편안한 감정과 관련된 뇌의 회로들이 주도권을 잡은 상태에서 뇌 회로를 설치하는 배선작업이 진행될 것이다. 물론 태교를 잘 해주었다면 더욱더 그러하다.

아이가 기어 다니기 시작하며 낯선 세상을 탐험하려 돌아다니기 시작하면서부터 아이는 양육자의 도움을 받지 않고 스스로 무엇인가를 해보고 세상의 여러 가지 일들에 대해 익숙해지려 한다. 이때 아주 위험하거나 불가능한 일이 아니면 허용해 주고, 잘한다고 칭찬해 주고, 아이가 위험에 처했거나 지쳤을 때 아이를 편안히 쉬게 해주고 보호해 준다면 아이는 양육자를 정말 좋은 사람이라고 생각하게 될 것이며, 아이와 양육자가 싸울 일은 별로 없을 것이다.

또한 그렇게 좋은 양육자에게서 사랑을 받는 자신도 꽤나 좋은 사람일 것이라고 생각하게 된다. 이러한 경우 아이는 마음이 든든하고 편안해질 것이고 자신감은 저절로 생기게 된다. 아이와 양육자와의 관계는 나중에 아이가 크면서 만나게 되는 다른 사람들과의 관계의 기본 틀이 된다. 따라서 이러한 아이는 다른 사람들도 양육자처럼 기본적으로 좋은 사람들이고 자신을 좋아해 주고 칭찬해 주리라는 기대를 가지게 될 것이다.

그리고 자신도 타인들에게 도움이 되고 타인을 인정해 주고 격려해 줄 수 있는 사람으로 성장할 것이다. 반면 양육자가 아이에게 일관적이지 못하고 기분이 내킬 때에만 아이의 요구를 들어주거나, 지나치게 간섭을 하며 정서적으로 안정이 되지 못하여 기분변화가 심하고 변덕이 죽 끓듯 한다면 아이는 양육자에게 짜증이 나고 화가 날 것이다.

아이가 어른처럼 말을 잘 할 수 있다면, “엄마, 도대체 나보고 어쩌란 말이야?”라며 반항을 하고 싶을 것이다. 그러다가 아이는 지나치게 간섭하는 엄마를 조용하게 만들기 위한, 혹은 엄마가 어쩔 수 없이 자신의 편이 되게 만드는 좋은 방법을 우연한 기회에 발견하게 될 것이다. 바로 떼를 쓰고 고집을 부리는 방법이다.

고집을 부리면 자신이 원하는 편안한 상태가 될 수 있다는 것을 깨달은 아이는 그 방법을 되풀이할 것이며, 때로는 그 강도가 지나쳐서 엄마를 위협하거나 공격하게도 될 것이다. 하지만 이 방법에는 한 가지 약점이 있다. 엄마로부터의 더 강한 반격을 받고 궁지에 몰리게 되거나, 엄마가 너무 화가 나고 지쳐서 "그럼 네 마음대로 해봐! 난 네가 어떻게 되든 상관 안 해"라며 외면을 해버릴 수 있는 것이다.

이렇게 되면 엄마의 간섭 속 혹은 일관되지 않은 가르침 때문에 무엇 하나 제대로 할 수 있는 기술을 익히지 못한 아이는 자신이 없어서 어쩔 줄을 모르며 엄마에게 백기를 들고 돌아갈 수밖에 없게 된다. 그리고 패자로서 느낄 수밖에 없는 긴장감을 완화시키기 위해서 엄마에게 아양을 떨며, 원숭이들이 그러하듯 간이라도 빼줄 듯이 충성을 맹세할 것이다.

이러한 아이들은 커가며 온탕 냉탕을 들락날락 하는 듯한 엄마와 매우 흡사한 사람이 되어갈 것이며, 친구들로부터는 '철없는 아이', '독불장군', '떼쓰는 아이' 혹은 '자기 욕구만 채우려는 아이'라는 평가를 받게 될 것이다. 아이는 고집을 부려야만 자신이 원하는 것을 얻을 수 있으며, 타인은 자신을 간섭하고 방해하거나 자신을 억누르려는 사람이라는 생각을 가지게 될 것이다.

불안정한 애착의 중요 원인 중의 하나는 양육자, 즉 어머니 자신의 문제라고 볼 수 있다. 어머니 자신이 정신적으로 불안하고 양육에 일관성과 자신이 없으며 긴장과 불안이 전달되는 경우이다. 정신건강과 관련하여 이러한 애착에 관한 구분은 중요한 의미를 가질 수 있다. 불안정 애착을 이룬 유아는 안전한 애착을 이룬 유아들보다 훨씬 정신적·행동적 문제를 가질 확률이 높고, 또한 정신적으로 분리불안장애, 우울, 자폐증, 행동장애, 분노발작, 식욕부진, 비만증, 거식증 등의 신경증이나 발달장애, 기타 대인관계에 있어 장애가 불안정한 애착을 가진 아이들에게 많다(Bowlby, 1979; Holmes, J., 2014).

2. 영 · 유아기 발달과제와 정신건강

인간이 태어나서 영 · 유아기를 거쳐 청소년까지의 발달은 일련성의 성장(linear growth)이 아니고 단계적으로 이루어지며 그 단계에 따라서 인간이 이루어야 할 발달과제가 있다는 것이 일반적인 견해이다. 이를 이해함은 어떤 개인이 어느 발달단계에 도달하였고 다음의 단계로 발전하기 위해서 어떠한 요소들이 필요한가를 이해하는 데 도움이 된다.

한 개인의 정신건강적 차원에서 볼 때 한 단계의 발달과제가 이루어져야 다음 단계로의 원활한 이전이 가능하다. 즉, 한 단계의 발달과제를 이루기 위해서는 그 전 단계 발달과제의 완성이 전제조건이 된다는 것이다. 따라서 발달심리학적인 입장으로 영 · 유아기의 정신건강적 문제를 살펴보면 다음 세 단계로 나누어 볼 수 있다.

1) 0~1.5세 영 · 유아기 : 기본적 신뢰(Basic Trust)

(1) 발달과제

이 시기 동안의 발달과제는 모성이 따뜻하고 풍부한 보살핌을 통해 유아는 어머니와 애착이 생기고 이를 통해 자기가 태어난 세상이 근본적으로 좋고 세상이 자기를 환영한다는 것을 느낌으로써 자기 자신과 모성에 대한 신뢰감을 형성하여야 한다. 이처럼 어머니와의 충분한 애정관계를 통하여 기본적 신뢰가 이루어지는 시기로서, 그렇지 못하면 어머니와의 관계나 후일의 인간관계에 불신이 강하게 작용한다는 것이다.

(2) 정신건강 유지환경

정신건강을 유지하기 위한 환경은 양육자가 충분한 영양공급을 영아에게 제공해 주어야 한다. 영아는 전염병이나 기타 성장 · 발달을 저해하는 모든 질환으로부터 보호받아야 한다. 양육자의 민감하고 애정에 찬 충분한 자극은 영아의 신체 · 인지 · 사회성 발달에 절대적으로 필요하다. 양육자는 영 · 유아의 신체적 욕구를 충족시키고 풍부한 사랑과 정을 전달하여야 한다. 양보다는 질적인 양육이 중요하며 기계적 보살핌보다는 상호교환의 감성적 사랑이 중요하다. 특히 우리나라의 전통육아가 영아 발달의 애착형성을 촉진함을 알 수 있다. 우리 전통육아는 태어나서부터 어머니 품에 기르며, 잠도 같이 자고, 등에 업고 활동하는 등 신체 접촉을 지속적으로 충분히 제공한다. 영아의 신체・운동 발달에 필요한 놀이(도리도리, 짝짜꿍, 잼잼, 곤지곤지 등)는 양육자와 관계에서 애착 형성을 도와준다(김광호 외, 2012).

2) 1.5~3세 걸음마기 : 자율성(Autonomy)

(1) 발달과제

발달과제로서 영・유아는 걸음마를 시작하고 대소변훈련과 부모와의 힘겨루기 속에서 자아개념을 형성하고 자신도 하나의 독립된 자율적 인간이라는 기본적 자율성을 성취하는 것이 중요한 발달과제이다. 이것이 이루어지지 않을 때 수치심과 자신의 능력에 대한 회의(doubt)를 갖게 된다. 자신이 남과 다르다는 것을 느끼기 시작하고 자기주장을 내세우며 개성을 형성하기 시작하는 동시에 부모의 통제, 감독, 지도를 통해 자기통제의 능력을 획득한다. 이 시기에 옳고 그름, 청결과 불결, 사랑과 미움, 협조와 고집, 자기주장과 자기억제, 법과 질서의 조화적 균형을 배워야 한다. 이 시기에 형제와 경쟁도 시작되며 부모와 형제들과 어떻게 감성적으로 관계를 갖는가를 배우기 시작한다.

(2) 정신건강 유지환경

정신건강을 유지하기 위한 환경은 부모의 확고하고 믿음직한 통제와 지도가 필요하다. 독립성과 자율성을 최대한 길러줌과 동시에 너무 자기주장만을 내세우지 않도록 일관성 있고 적절한 통제를 해야 하며, 자기충동 특히 공격적 충동을 억제할 수 있는 능력을 길러줌이 필요하다. 옳고 그름, 깨끗함과 불결함을 분명히 가르치고 협조의 정신을 길러줌이 중요하다. 무조건의 허용과 과잉통제는 둘 다 해가 되며 칭찬과 애정으로 적절한 훈육태도가 필요하다. 특히 대소변 훈련과정에서 너무 강압적인 방법과 힘겨루기를 피한다. 부모는 다양한 탐색놀이와 운동 및 풍부한 자극과 반응을 해주어야 한다. 유아와의 밀착된 애착을 유지하면서 동시에 개체성을 철저히 존중하여야 한다. 부모의 욕구가 아닌 아이의 욕구에 따른 따뜻하고 애정 있는 태도가 절대적으로 필요한 시기이다.

3) 3~6세 학령전기 : 주도성(Initiative)

(1) 발달과제

발달과제로서 유아는 자기가 원하는 바를 솔선 추구하기 시작한다. 같은 성의 부모와 자기를 동일시함으로써 어떤 것이 남자이고 여자인지를 배우게 된다. 남자 유아는 남성다워지고 여자 유아는 여성다워진다. 동시에 사회라는 개념(가족, 놀이방, 학원, 유치원 등)이 생기고 사회적 풍습과 전통, 가치관을 부모를 통해 흡수하며 동시에 양심, 죄의식 등에 대한 개념도 갖기 시작한다. 유아는 부모와 환경에서 자신이 해야 될 사회적 역할이나 성적 역할, 앞으로의 인생 설계를 이루며 그 속에서 자신이 생을 주도하겠다는 의지를 보인다. 이를 에릭슨은 주도성의 시기라고 보았다. 이 시기의 해소되지 않은 오이디푸스 콤플렉스는 죄책감과 불안을 일으키며 청소년기와 성인기의 여러 가지 대인관계 문제, 특히 남녀관계의 문제를 갖게 한다.

(2) 정신건강 유지환경

정신건강을 유지하기 위한 환경은 부모의 이해성과 변함 없는 친절이 중요하다. 남성, 여성의 성적 정체감을 명확히 해주고 성에 대한 질문을 하면 사실 그대로를 이해할 수 있는 말로 간결하게 설명해 주어야 한다. 양육자는 아이에게 신체적인 자유를 주어 지적 호기심과 운동기능이 충족될 수 있도록 돕는다. 또한 이 시기에는 오이디푸스 콤플렉스를 통해 남아가 아버지를 흉내내고 닮으려 하고, 일렉트라 콤플렉스로 여아는 어머니를 흉내 내고 동일시하게 된다. 이러한 맥락에서 부모들의 건강한 부부관계가 중요한 모델이 된다. 동시에 다양한 사회적 역할과 문화적 경험을 하도록 도와주어야 한다.

3. 영 · 유아기 정신건강 문제

정신건강 전문가들은 다양한 휴먼서비스 현장—지역사회 종합사회복지관, 아동발달 연구소, 청소년상담실, 정신보건센터, 복지관 방과 후 교실, 심리상담센터, 가족상담센터, 생명의 전화, 정신병원—에서 특정 시기에 있는 자녀의 정신건강 문제로 상담을 요청해 오는 부모들을 많이 만나게 된다. 특히 정보산업의 발달로 인터넷상의 상담이 상당히 많은 것으로 보아 자라나는 아이들의 정신건강 문제로 걱정하는 부모들이 의외로 많고 적극적인 해결 의지 또한 강하다. 따라서 휴먼서비스 현장의 전문직들은 영 · 유아기, 아동기 시기의 정신건강 문제에 대한 이해가 필요하고 좋은 상담가로서 지식과 역량을 쌓아야 할 필요성이 대두되고 있다. 영 · 유아 시기에 가장 많이 제기되는 정신건강 문제는 아동학대와 방임, 적대적 반항장애, 반응성 애착장애, 분리불안, 유분증, 유뇨증, 주의력결핍과잉행동장애, 언어발달 지연, 전체발달 지연, 발달성 언어장애 등이 있다. 이 절에서는 반응성 애착장애 관련 내용을 설명하고자 한다.

1) 반응성 애착장애(Reactive Attachment Disorder)

애착장애란 부모와 자녀 사이의 사랑의 끈이라고 할 수 있는 애착에 문제가 생겼다는 하나의 현상일 뿐이다. 애착에 문제가 생기는 원인은 크게 두 가지 중 하나일 것이다. 첫째는 아이 자신이 애착을 형성하는 데 필요한 기능에 어떤 결함이 있는 것이다. 대표적인 것이 자폐증이다. 둘째는 반응성 애착장애이다. 아이에게 문제가 있는 것이 아니고 환경에 어떤 문제나 결함이 있어서 생기는 부적응적 상태다. 그러므로 반응성 애착장애의 경우 열악하고 결핍된 환경이 적절하게 개선되면 아이의 애착문제는 해결될 가능성이 높다.

(1) 개념과 증상

반응성 애착장애는 부모의 학대나 방임과 관련하여 생기는 심각한 장애에 해당하며, 9개월 이상부터 5세 이전의 아동에게 주로 발생한다. 이 장애는 부모를 비롯하여 타인과의 접촉을 두려워하고 회피하며 사회적 관계를 지나치게 경계하고 억제적이고 양가적인 반응을 나타내는 것이 특징이다. 주로 적절한 보살핌을 받지 못한 아이에게 많이 발생하지만, 심한 방임과 학대에도 불구하고 안정된 애착관계를 형성하는 아이도 있다.

대부분 1세 이하 아이의 경우, 반복되는 심한 복통, 섭식의 감소, 먹은 음식을 자주 뱉어내는 증세가 나타나기 때문에 애착에 문제가 있다는 것을 알 수 있다. 이 경우에는 아이가 양육자에게 잘 반응하지 않고, 그 나이에 해당하는 사회적인 상호반응이 나타나지 않는다. 8개월까지는 낯선 사람을 비선별적으로 받아들이는 것이 정상이지만 이 장애를 가진 아이는 그 시기가 지나도 아무에게나 강한 애착을 보이거나 지속적으로 접촉을 거부할 수도 있다. 이러한 아이는 성장이 지연되고 체중이 잘 늘지 않는다. 발육지체, 잦은 병치레의 위험이 높고, 영양실조나 감염 등의 합병증으로 사망하는 경우가 있다. 또한 아동의 신체적·지적·정서적 발달을 지연시키는 원인이 된다.

(2) 진단

DSM-5[1]에 의거한 반응성 애착장애의 진단기준은 <표 2-2>와 같다.

〈표 2-2〉 반응성 애착장애의 진단기준

A. 아동이 성인 양육자에 대해서 거의 항상 정서적으로 억제되고 위축된 행동을 나타낸다. 즉, 괴로움을 느낄 때에도 양육자에게 위안을 구하지 않으며 양육자의 위안에도 반응하지 않는다.
B. 사회적·정서적 장애를 나타낸다. 즉, 다른 사람에 대해 사회적·정서적 반응을 나타내지 않으며 긍정적인 정서를 거의 느끼지 못하고 성인 양육자와 상호작용 중에 이유 없이 갑작스럽게 짜증, 슬픔, 공포를 나타낸다.
C. 아동은 다음 중 한 가지 방식으로 제대로 양육받지 못한 극단적인 경험을 한다. ① 기본적인 정서적 욕구(위로, 자극, 애정)가 성인 양육자에 의해서 충족되지 않은 사회적 방임이나 박탈이 있음 ② 주된 양육자가 자주 바뀜으로 인해 안정된 애착을 형성할 기회가 없었음

1) 정신장애의 진단 및 통계 편람, 제5판(DSM-5 : The Diagnostic and Statistical Manual of Mental Disorders, Fifth Edition)은 미국정신과협회의(APA)의 분류 및 진단 도구이다.

③ 특정한 사람과 선택적인 애착을 형성할 기회가 현저하게 제한된 비정상적인 상황(예 육아원)에서 양육됨

D. 이러한 양육결핍(진단기준 C)이 양육자에 대한 위축된 행동(진단기준 A)을 초래한 것으로 판단되어야 한다. 즉, 양육박탈의 발생에 이어서 아동의 위축행동이 나타나야 한다.

E. 자폐 스펙트럼 장애에 해당하지 않아야 한다.

F. 이러한 장해는 아동의 연령 5세 이전에 나타나야 한다.

G. 아동은 최소한 9개월 이상의 발달 연령이어야 한다.

출처 : American Psychiatric Association(2013). DSM-5.

(3) 원인

반응성 애착장애의 핵심은, 부적절하게 대인관계를 맺는 것으로 만 5세 이전에 나타나며 대부분의 원인은 양육환경문제에 기인한다. 반응성 애착장애는 심리사회적으로 결핍된 환경에서 자란 경우, 부모 중 한 명에 의해서만 양육되는 경우, 가족의 붕괴 또는 심각한 경제적 어려움 등의 상황에서 많이 발생한다. 형제 중에 한 아이에게서만 반응성 애착장애가 발생하기도 한다.

일부 부모들은 자신들이 아이에게 적절한 양육을 제공하고 있다고 믿고 있기도 하지만, 실제로는 아이가 진정으로 무엇을 원하는지를 모르는 경우가 많다. 아이의 고통에 대해 신체적으로 아픈 것으로 오해하기도 한다. 대개의 부모는 아이와 눈 마주침이 적고, 아이의 요구에 대해 반응을 하지 않거나 일관성 없게 반응한다.

반응성 애착장애의 심리사회적 요인은 크게 세 가지로 볼 수 있다.

① **양육자와 관련된 문제** : 학대나 유기 혹은 방임과 같은 부적절한 양육에 대한 반응으로서 발병한다. 양육자에 의한 병적이거나 미숙한 보살핌 – 엄마의 산후 우울증, 출산 후 산모의 장기 입원, 부모가 정신지체인 경우, 부모로서의 양육기술이 부족한 경우, 너무 이른 나이에 부모가 된 경우 등이다.

② **아이와 관련된 문제** : 미숙아, 저체중아, 타고난 기질, 유대관계 형성의 결함, 발달장애 또는 시청각 장애, 아이의 신체적 결함이나 심한 정서적·감각적 박탈, 양육자와 상호작용이 없었거나 매우 부족한 경우 등이다.

③ **양육 환경과 관련된 문제** : 주 양육자의 잦은 교체와 수용 기관의 반복적인 장기 입원, 위탁 혹은 대리 부모의 지나친 변동 등이다.

(4) 경과 및 예후

반응성 애착장애의 유병률은 잘 알려져 있지 않지만 매우 드문 것으로 보고되고 있다. 심각한 방임 상태에서 양육된 아동의 경우에서도 10% 이하의 아동에게서만 이러한 장애가 나타나는 것으로 알려져 있다. 신생아 초기부터 아동은 양육자로부터 부적절한 양육을 받을 수 있지만 반응성 애착장애는 흔히 생후 9개월부터 5년 사이에 비슷한 양상으로 나타난다. 이러한 아동에게 적절한 양육환경이 주어지거나 치료적 개입이 이루어지지 못하면, 반응성 애착장애는 여러 해 동안 지속될 수 있다(권석만, 2013). 반응성 애착장애로 진단된 아동은 출생 첫 달부터 사회적 방임을 경험하였다고 보고되었다. 애착행동이 없거나 최소한으로 나타날 뿐만 아니라 일탈된 정서적 반응을 보인다. 다만 이런 행동은 인지와 운동 능력에 따라 드러나는 양상이 다를 수 있다. 예후는 심각한 방임 이후의 양육환경의 질에 달려 있다고 할 수 있다. 5세 이후 반응성 애착장애가 존재하는지는 알려지지 않고 있으며 5세 이상 아동에게 이 진단을 내릴 때는 매우 신중해야 한다(홍강의, 2014).

(5) 치료적 개입

이 장애는 대개 5세 이전에 시작되며 아동과 양육자의 개인적 요소, 심리사회적 박탈의 정도와 기간, 개입의 특성에 따라 경과가 다양하다. 얼마나 심각한 정도로, 어느 정도의 기간 동안 건강하지 않은 양육환경에 노출되었는가에 따라 그 결과가 달라진다. 그러므로 아동과 양육자의 애착관계를 개선하는 데에 초점을 두어 지지적인 적절한 환경과 치료적 개입이 이루어지면 상당한 호전이 있지만, 정서적인 후유증은 상당 기간 지속될 수 있다.

전체적인 성장 지연, 잦은 신체질환, 감염 등이 동반되는 경우에 심하면 사망에 이를 수도 있기 때문에 상태가 심각하거나 시기가 늦었다고 생각되면 입원치료를 한다. 대부분의 경우 영양상태가 좋아지면 바로 상태가 좋아진다.

일단 아동이 안정되면 양육자가 아이의 건강과 안정에 더 주의를 기울일 수 있는 기술을 익히도록 한다. 적절한 영양공급, 신체적 후유증에 대한 치료, 적절한 자극과 상호작용을 제공하는 것과 환경개선이 치료의 주된 목적이다. 그러므로 가능한 한 치료과정에 양육자가 개입할 수 있도록 하는 것이 좋다. 때로는 놀이치료를 통하여 양육자가 아동과 놀이를 하면서 상호 간에 긍정적인 교류가 일어나도록 하는 방법을 활용한다.

휴먼서비스 영역에서는 지역내의 시설아동이나 빈곤가정, 한부모가족 등에서 의뢰나 개입하게 될 경우 다음과 같은 치료적 도움이 필요하다.

① **정신사회적 지지 서비스** : 양육이나 가사 보조자 고용, 가정의 물리적 환경 개선, 경제적 상태의 호전을 위한 노력, 재가복지서비스, 가족의 고립을 줄이기

② **직접적인 치료상담적 중재나 전문기관으로 의뢰** : 개인정신치료, 약물치료, 부모치료, 가족치료, 부부치료

③ **교육 상담 서비스** : 집단교육, 부모교육, 양육기술 교육

④ **심리지원서비스** : 아이의 정서적 · 신체적 안녕의 개선에 대한 집중적인 관찰 및 놀이치료 및 심리지원

⑤ **부모로부터의 격리** : 입원, 다른 친지에 의한 양육, 위탁 가정, 입양, 수용기관 등 어떤 곳에서 아이를 성장하게 할 것인가에 대한 결정

대개 개입시기가 적절하고 효과적인 치료가 진행된다면 아이는 정상적인 발달 과정을 밟게 되고, 나중에 청소년이나 성인이 된 후에 만족스러운 사회적 관계를 맺을 수 있게 된다.

제3절 아동기 발달과 정신건강

아동기는 주로 6~7세부터 12세경인 초등학교 시기로 보며 심리사회학적으로 학령기, 정신분석학에서는 잠복기라고 한다. 이러한 아동기에 들어서면 신체와 신경계의 급속한 성장과 더불어 심리적 환경의 변화와 함께 현저한 정신적 발달이 이루어진다.

1. 아동기 발달과 심리사회적 이해

이 시기를 정신분석과 심리사회적 관점에서 보면 잠복기 내지는 학령기라고 한다. 잠복기는 남근기(생식기) 때 현저하게 나타났던 유아의 성적인 관심이 누그러지고 그 대신 성적 에너지를 지적 흥미로 돌리게 되는 시기이다. 즉, 성적인 관심이나 사고가 억압된 채 사춘기까지는 출현되지 않으므로 잠복기라고 한다. 이 시기는 아동의 관심이 부모와 가정 밖으로 나아가 동성의 친구나 단체에서 안전감을 추구한다. 또한 또래집단이나 패거리를 만들어 거기에서 그들 나름대로 만든 규칙에 절대적으로 따르고 충성하도록 한다. 그리고 학업에 관심을 쏟고 동성의 친구들이나 교사, 그 밖의 직계가족 이외의 다른 사람들에게 깊은 인간적 관심을 갖기 시작하며 인생에 필요한 기술을 익히고 적응능력을 기른다.

학령기(잠복기)를 성공적으로 잘 보내면 어린이는 적응능력이 높아지고, 학업이나 대인관계의 원만함에서 오는 자신감이 높아진다. 그리고 학교생활을 통한 사회성 발달이 원활하게 이루어진다. 반면에 학령기에 들어서도 학령기 이전의, 즉 남근기(생식기) 때의 행동적 특성들[2)]이 해결되지 아니하고 남아 있을 경우에는 학교생활을 통한 또래관계나 학업에 있어 지장을 받게 될 것이

2) 이성친구를 지나치게 어려워하거나 타인을 지나친 경쟁대상으로 인식하거나 도덕, 양심이 미발달하는 경우

다. 학교에서의 또래관계나 학업성적이 좋지 않을 경우 열등감에 빠질 것이며, 열등감에 젖은 생활은 장차 성인생활에까지 영향을 주게 될 것이다. 열등감에서 벗어나려고 또는 자신의 잘못된 행동적 특성들을 과도하게 제어하려고 하다 보면 오히려 그의 인격발달을 일찍 정체시켜 겉으로 보기에는 조숙한 듯하나 실은 심히 강박적인 인격으로 되어갈 가능성이 크다. 그러므로 교사는 학생들의 개인차를 이해하여 지도해야 하며 건전한 또래관계 형성을 도와주어야 한다.

남자아이들은 이성의 여자아이들을 멀리하고 자기들끼리 모이고 반대로 여자아이들은 남자아이들을 멀리하고 자기들끼리만 모여서 놀기를 좋아한다. 가끔 어떤 어린이가 이성에 대한 적극적인 공상을 즐긴다 해도 실제 학교생활에서는 이성을 무시한다. 이전까지는 아동의 사랑이 자기도취적이었으나 이 시기부터는 처음으로 자신을 벗어난 그 누군가의 필요성을 느끼게 되며, 그의 사랑의 일부를 나눌 수 있는 친구를 찾는다. 그래서 자기와 같은 성의 사람을 찾는 것이 쉬우므로 같은 성의 누군가를 찾는다. 따라서 이 시기를 정상적인 동성애시기(normal homosexual period)라고도 한다(권육상, 2010).

설리번(Sullivan)은 이렇게 처음으로 자신이 아닌 다른 동성에게 강한 애정을 갖게 되는 것을 나중에 만족스러운 이성관계를 수립하는 데 필요한 선행요소라고 하였다. 이 시기에 있어 또래관계의 실패는 아동의 정신건강을 저해하는 가장 일차적인 요인이 될 수 있으므로 가정이나 학교에서의 세심한 배려와 지도가 필요하다. 또래관계는 주로 학교생활을 중심으로 전개되므로 학교생활은 이 시기의 아동의 성격발달에 결정적인 역할을 하게 된다. 학교에서의 계속적인 성공이나 실패 경험은 아동의 정신건강에도 중요한 영향을 미치게 되므로 학업성적을 통한 아동의 바람직한 지도가 요구된다. 학업성적이 불량한 아동은 학급집단에서 소외되고 성격발달에 있어서도 거부・고립・열등감 등 바람직하지 못한 영향을 받게 된다.

한편 교사의 정신건강은 아동의 성격발달에 직접 영향을 주는 요인이므로 매우 중요하다. 특히 교사의 인간 됨됨이는 그의 성격으로서 학생들에게 직접 반영된다. 아동은 정신적으로나 신체적으로 미숙한 존재로서 학교생활에 있어서 그들의 관심의 대상은 교사에 대한 것이 많으므로 교사에 대한 모방이나 동일시 작용은 중요하다. 특히 초등학교 저학년의 경우는 더욱 중요하여 교사는 학교생활을 통해서 하나의 자아이상적 존재로 모델이 된다.

그러나 다음 네 가지 교사유형은 아동의 정신건강에 부정적 영향을 미치게 된다. 첫째, 과민한 교사, 지나치게 변화를 좋아하는 교사, 잔소리가 많고 성가시게 구는 교사 등은 불안정하고 침착성이 없고 무게가 없는 성격을 지닌 교사로서 학생들로 하여금 역시 침착성 없이 흥분하기 쉽고 질서 없는 성격 특성을 만든다. 둘째, 자애롭지 않고 염려와 보살핌이 결핍되어 있는 교사, 매사에 혼란과 불안정한 교사는 아동들을 비굴하고 결단성이 부족하고 방황하게 만든다. 셋째, 매사에 냉담하고 흥미 없는 교사는 무기력하고 목적 없는 학생을 만든다. 네 번째, 지배적 교사는 학생들의 행동이 역시 지나치게 지배적이고 매사에 공격적인 반면 오히려 겁쟁이로 만들게 된다.

반면에 협조적이고 이해심 있는 교사는 어린이에게 자기평화를 위한 긍정적인 토대를 제공해 주며 어떤 경우에는 대인관계의 경험을 수정할 수 있는 기회를 주기도 한다. 그러므로 교사 자신의 정서적 안정과 아동에 대한 이해심은 교사가 갖추어야 할 첫째 조건이다.

우리나라 초・중・고등학생들은 교사와의 인간적인 관계에 따라 교과목에 대한 기호도가 좌우되는 경향이 짙다. 그러므로 아동과 교사와의 인간관계가 건전하고 바람직할 때 학생들에게 만족스러운 학과공부와 바람직한 태도 그리고 즐거운 학교생활을 제공해 줄 수 있다. 아동들은 잘 가르쳐 주고, 친절하고, 인간적이고, 이해심이 있는 교사를 좋아한다. 또한 인격도야에 도움을 주는 교사를 존경한다. 교사가 바로 이러한 자질을 소유하고 있을 때 아동들의 정신건강과 교육효과를 기대할 수 있다. 그러나 우리 교육 현실은 그렇지 못하여 최근 초・중등학교 교사들이 정신건강 상담에 대한 교육의 필요성에 대한 관심이 점차 높아져 가고 있다. 또한 학교 부적응 아동들을 정서적・경제적・환경적인 차원에서 돕는 학교사회사업 제도의 필요성이 강하게 주장되고 있고 일부 학교에서 그 효과성을 인정받아 필요성에 대한 인식이 높아져 가고 있다.

2. 아동기 발달과제와 정신건강

1) 6, 7세~12, 13세 학령기 : 근면성(Industry)

(1) 발달과제

이 시기 동안의 발달과제는 아동들이 열심히 배우고 놀며 친구와 사귐으로써 자신이 근면하면 성취할 수 있는 근면성을 이루게 된다. 이 발달과업이 제대로 이루어지지 않으면 열등의식에 빠지게 된다. 또한 학교 시작, 물질적・사회적 세계에 대한 지식과 이해를 넓히는 것이다. 자기 인정을 받기 위해서 무엇인가를 생산해야 한다는 것을 깨닫고 일을 완성함으로써 오는 즐거움을 체험하여야 한다. 양심과 도덕, 가치관을 자기 안에 형성하면서 자기 자신에 대한 전인적 이해가 시작된다. 학습과 친구와의 관계가 중요해지고 단체의식이 생긴다. 학령기는 아동들이 열심히 배우고 놀며 친구와 사귐으로써 자신이 해냈다는 유능감과 자신감을 얻으며 이때 성취의욕을 높여준다.

(2) 정신건강 유지환경

이 시기 동안의 정신건강을 유지하기 위한 환경은 배움의 중요성을 강조하고 많은 일에 성공을 경험할 수 있는 기회를 마련해 줌으로써 자신감을 길러주고 열등의식에 사로잡히지 않도록 도와주어야 한다. 단순한 지식의 축적이 아니라 지식을 어떻게 습득하는가의 기본 자세와 지식의 습득이 주는 기쁨을 맛보아 스스로 공부할 수 있는 동기가 생기도록 도와주어야 한다. 동시에 지적인 발전뿐 아니라 육체적・감성적・개성적 발전도 강조함으로써 전인적 인간상을 갖게 하고 올바른 도덕관과 가치관을 형성하도록 도와주어야 한다.

3. 아동기 정신건강 문제

아동기에 나타나는 정신건강 문제들은 등교거부증, 학습장애, 무단결석, 적응장애, 적응장애로 인한 정신생리적 장애, 불안장애, 즉 분리불안장애, 회피불안장애, 과잉불안장애 그리고 우울증, 행동장애, 즉 반사회적 공격형, 사회화 결핍형, 사회화 행동장애가 있고 주의력결핍과잉행동장애, 틱장애, 아동기 조현병, 선택적 함구증 등이 있다. 이 시기에 상담센터를 방문하게 되는 가장 많은 원인 중의 하나인 주의력결핍 과잉행동장애를 비롯하여 품행의 문제, 학습장애, 틱 장애, 야뇨증, 말더듬, 불안, 열등감 등이다. 본 절에서는 주의력결핍 과잉행동장애의 문제를 설명하고자 한다.

1) 주의력결핍 과잉행동장애(ADHD : Attention-Deficit Hyperactivity Disorder)

부모들은 담임 선생님으로부터 "아이가 선생님의 말을 잘 듣지 않습니다", 또는 "반에서 문제를 일으킵니다"라는 말을 들었을 때 매우 실망하게 된다. 이런 종류의 행동을 나타내게 되는 원인의 하나가 주의력결핍 과잉행동장애이다.

ADHD가 있는 아이는 스스로는 착하고 얌전한 학생이 되기를 원하는 경우가 많지만, 충동적인 행동과 주의력 저하가 수업을 방해하고 문제를 일으키게 된다. 교사, 부모, 친구들은 아이가 '잘못된 행동'을 하거나 다른 아이들과 무언가 '다르다'는 것은 알지만, 무엇이 잘못되었는지 정확하게 말하기 어려울 수 있다.

여느 아이들도 때때로 부주의, 산만함, 충동성, 또는 과잉행동을 나타낼 수는 있지만, ADHD를 가지고 있는 아이들은 같은 나이나 발달수준에 있는 다른 아이들에 비해 이런 증상과 행동들이 더 자주, 그리고 더 심하게 나타난다. ADHD는 학령기 아동의 3~5%에서 발생한다. ADHD는 만 7세 이전에 시작하며, 성인기까지 계속될 수 있다. ADHD는 가족적인 경향이 있어서, 생물학적 요인으로 부모 중 25%에서 동일한 의학적 상태를 가지고 있다.

(1) 진단 및 증상

ADHD는 매우 산만하고 부주의한 행동을 나타낼 뿐만 아니라 자신의 행동을 적절히 통제하지 못하고 충동적인 과잉행동을 나타내는 경우를 말한다. 또래의 아동에 비해 현저하게 부산한 행동을 보이며 안절부절못하고 충동적인 행동을 나타내기 때문에 가정이나 학교 생활에 커다란 어려움을 겪게 된다.

ADHD의 핵심증상은 과잉행동, 부주의, 충동성이다. 부주의(inattention)는 아동이 주의력을 지속하는 데 곤란함을 느끼거나, 혹은 무시해야 하는 자극에 주의가 산만해진다. 과잉행동(hyperactivity)은 안절부절함・꼬무락거림・불필요한 몸 움직임 등이 흔하게 나타난다. 충동성(impulsivity)은 주의산만함과 같이 다차원적인 성격을 가지며, 그것이 어떤 측면에서 아동에게 문제가 되는지 아직 뚜렷한 연구는 부족한 편이다. 임상적으로는 지시가 끝날때까지 기다리지 않고 재빨리 반응하는 것으로 나타나는데 대개 부주의한 실수를 초래하는 경우가 많다. 또 위험한 결과를 초래할 수도 있고, 자주 불필요한 위험 행동을 하기도 한다. 결과적으로 ADHD 아동은 잘 다치거나, 물건을 잘 망가뜨리거나, 게임에서 차례를 기다리거나 하는 데서 문제를 일으킨다(홍강의, 2014).

(2) 원인

ADHD는 유전적 요인이나 미세한 뇌손상 등의 생물학적 요인과 부모의 성격이나 양육방식과 같은 심리사회적 요인이 복합적으로 작용하여 유발되는 것으로 여겨지고 있다. 그러나 환경적으로 미치는 요인은 비교적 작으며 뇌의 신경생물학적 요인이 더 결정적으로 ADHD를 일으킨다는 것이 학자들의 일치된 견해이다. 한 가지의 어떤 원인이 우리가 ADHD라고 부르는 모든 사례를 설명할 수는 없다는 것이다. ADHD는 다양한 원인으로 인하여 최종적으로 유사한 증세를 보이는 일종의 증후군으로 볼 수 있다.

최신 연구에 의하면 ADHD의 증상은 대뇌의 전두부의 기능 이상에 의한 것이라는 증거들이 밝혀지고 있다. 어떤 경우에는 이러한 기능장해가 유전적인 경우도 있겠고 다른 경우에는 출산 전이나 출산 과정에서의 미세한 뇌손상이 원인이 된다고 한다. 그리고 출산 후, 특히 생후 1년 동안의 뇌손상, 납 중독 등의 결과로 기능장해가 생기는 경우도 있다. 일반적으로는 이 질환에 대한 생물학적 취약성과 다음에서 이야기될 사회심리적인 요인이 상호작용하여 발생한다고 하는 것이 가장 유력하고 설득력 있게 주장되고 있다.

한편, ADHD를 나타내는 아동은 유아기나 학령전기에 신체적으로 건강하지 못하고 운동발달이 더디며, 지나치게 활동적이고, 부모에게 많은 요구를 하는 경향이 있다. 이러한 아동은 부모를 자주 화나게 만들 수 있다. 베틀하임(Bettelheim, 1973)의 취약성-스트레스 이론에서는 아동의 과잉활동적인 기질과 부모의 잘못된 양육방식이 결합되면 ADHD가 발생한다고 보았다. 부모가 인내심을 잃고 화를 잘 내면 아동은 스트레스를 받게 된다. 그러면 아동은 어머니의 지시에 잘 따르지 않게 되고 부모는 자녀에게 더욱 부정적이고 거부적으로 반응하게 되어 점차적으로 관계가 악화된다. 부모가 더 많은 명령을 하고 처벌을 가하게 되면, 오히려 과잉행동이 증가하고 부모에 대해 부정적인 반응을 나타냈다(Barkley, Karlsson, & Pollard, 1985; 권석만, 2014 재인용).

(3) 진단기준

〈표 2-3〉 **주의력결핍 및 과잉행동장애의 진단기준**

A. 부주의, 과잉행동-충동성의 지속적인 패턴이 나타난다. 이러한 양상은 개인의 기능과 발달을 저해하며 아래의 ① 또는 ② 중에서 한 가지 이상이 만족되어야 한다.
  ① **부주의** : 다음 중에서 6개 이상의 증상이 6개월 이상 지속적으로 나타난다. 이러한 증상은 발달수준에 맞지 않으며, 사회적, 학업적/ 직업적으로 부정적인 영향을 미친다.
    ㉠ 학업, 일, 기타 활동에서 세심한 주의를 기울이지 못하거나, 부주의한 실수를 자주 한다.
    ㉡ 일을 하거나 놀이를 할 때 지속적인 주의집중에 어려움이 있다.
    ㉢ 다른 사람이 말을 할 때 경청하지 않는 것처럼 보인다.
    ㉣ 지시를 완수하지 못하고, 학업이나 작업장에서의 임무를 수행하지 못한다(반항적이거나 지시를 이해하지 못해서가 아니다).
    ㉤ 과업이나 활동을 체계적으로 하지 못한다.
    ㉥ 지속적인 정신적 노력을 요구하는 과업(학업이나 숙제)에 참여하기를 피하고, 싫어하며, 저항한다.
    ㉦ 활동하거나 숙제하는 데 필요한 물건(예 장난감, 연필, 책, 도구 등)을 자주 잃어버린다.

ⓞ 외부의 자극에 의해 쉽게 산만해진다.
ⓩ 일상적인 활동을 자주 잊어버린다.

② **과잉행동-충동성** : 다음 중에서 6개 이상의 증상이 6개월 이상 지속적으로 나타난다. 이러한 증상은 발달수준에 맞지 않으며 사회적, 학업적/ 직업적으로 부정적인 영향을 미친다.

과잉행동

㉠ 손 · 발을 가만 두지 못하거나 의자에 앉아서도 몸을 옴지락거린다.
㉡ 앉아 있도록 요구되는 교실이나 기타 상황에서 자리를 떠난다.
㉢ 부적절한 상황에서 지나치게 뛰어다니거나 기어오른다(청소년이나 성인은 좌불안석의 기분만을 갖기도 한다).
㉣ 조용히 놀거나 여가활동에 참여하지 못한다.
㉤ '끊임 없이 활동하거나' 혹은 '마치 무엇인가에 쫓기는 것'처럼 행동한다.
㉥ 지나치게 수다스럽게 말을 한다.

충동성

㉦ 질문이 끝나기도 전에 성급하게 대답한다.
㉧ 차례를 기다리지 못한다.
㉨ 다른 사람의 활동을 방해하고 간섭한다(예 대화나 게임에 참견).

B. 심각한 부주의, 과잉행동-충동성의 증상이 12세 이전에 나타나야 한다.
C. 심각한 부주의, 과잉행동-충동성의 증상이 두 가지 이상의 장면(학교, 직장, 집)에서 나타난다.
D. 이러한 증상들이 사회적, 학업적 또는 직업적 기능을 방해하거나 그 질을 저하시킨다는 명백한 증거가 있다.
E. 이러한 증상들은 조현병이나 기타 정신증적 장애의 경과 중에서만 나타나는 것이 아니며, 다른 정신장애(예 양극성 장애, 불안장애, 해리장애 또는 성격장애)에 의해 더 잘 설명되지 않는다.

출처 : American Psychiatric Association(2013). DSM-5.

(4) 경과 및 예후

예전에는 아이가 성장하면 저절로 없어진다고 생각하였다. 그런데 최근의 많은 연구에 의하면 ADHD의 경과와 예후는 매우 다양하다. 흔히 청소년기에 호전되는 경향이 있으나 성인기까지 지속되는 경우도 있다. 대부분 과잉행동은 개선되지만 부주의와 충동성은 오래 지속되는 경우가 흔하다. ADHD 아동의 종단적 추적 연구에서, 약 31%의 ADHD 아동이 청년기에도 그 증상을 그대로 유지했으며 낮은 자존감과 직업수행의 저조 등 적응의 어려움을 지니는 경우가 많았다. 이 장애가 청소년기까지 지속되는 경우, 품행장애가 발생될 위험성이 높으며 이러한 품행장애를 나타내는 청소년의 약 50%는 성인이 되어 반사회적 성격장애를 나타낸다는 보고가 있다(권석만, 2014).

성인기 경과에 대한 한 연구 결과를 보면, 이사를 더 많이 하고, 평균 수학연한이 짧으며, 낙제를 더 많이 했고, 학점이 낮았다고 한다. 직업에 만족하고 지냈지만 같은 조건의 비교집단에 비해서는 낮은 계층이었고 직업 변동이 많았다고 한다. 또한 법적인 문제에 연루되어 재판정에 출두하는 횟수가 많았다고 보고하고 있다.

ADHD의 예후는 크게 다음의 세 가지 경과를 보이는 것으로 정리할 수 있다.

첫째, 정상군으로 성인기에 잘 보내고 비교집단과 차이를 보이지 않는다. 둘째, 대부분의 경우가 이에 해당되며 상당한 정도의 집중력, 사회적, 정서적, 충동성 문제가 지속되면서 업무상, 대인관계에서 곤란을 겪는다. 또한 자긍심 저하, 자극 민감성, 불안, 정서적 가변성을 보인다. 셋째, 심각한 정신과적·반사회적 문제를 보이는 경우로, 심하게 우울에 빠지거나 자살을 시도하기도 하고 알코올이나 약물 남용을 보이는 경우가 많다.

결국 대부분의 경우에 ADHD로부터 완전히 벗어나지는 못하지만 잘 적응하고 생을 충족시키면서 살아갈 수 있다. 자신을 위해 훌륭한 삶을 살게 되는데, 그것은 치료되어서가 아니라 자신이 가지고 있는 힘을 발전시킬 수 있어서 그렇게 된 것이다. 약과 새로운 기술, 그리고 정서적인 도움을 효과적으로 결합시켜서 자신의 주의력을 조절하고 문제행동을 최소화시키는 방법을 발달시키도록 한다. 그 결과, 과제를 재구성하고 환경을 조절해서 개인적인 목적을 달성하기도 하고, 자신의 과도한 에너지를 쏟을 통로를 운동에서 찾기도 하며, 자신의 장점과 능력을 발휘할 수 있는 터전을 발견하기도 한다.

부모나 전문가의 적절한 도움을 받아가며 성장해서 자신의 부산함을 더 잘 억제할 수 있게 되고 좀 더 용납될 수 있는 방식으로 해소할 수 있다. ADHD를 가진 모든 사람이 자신의 인생을 훌륭하게 이끌 수 있는 나름대로의 재능과 능력을 가지고 있다. 실제로 자신의 행동 양상이 독특한 이점을 주기도 한다는 것을 느끼기도 한다. 대개는 더 개방적이고, 언제든지 행동할 준비가 되어 있다. 열정과 자극에 대한 욕구는 일이나 운동, 대중 연설에서 성공적으로 만들어 주기도 한다. 동시에 여러 가지 일을 생각할 수 있는 능력으로 인해 예술가나 발명가로 갈채를 받기도 한다. 많은 경우에 자유롭게 돌아다닐 수 있고 넘치는 에너지를 쏟을 수 있는 직업을 선택하기도 한다.

(5) 치료적 개입

최근의 연구결과들은 약물치료가 도움이 된다는 것을 명백하게 보여주고 있다. 중추신경자극제(stimulant)가 주의집중력을 높여 학업성취도를 향상시키고 과잉행동, 즉 산만한 행동이나 충동적인 행동을 감소시키는 등 증상을 호전시키는 것으로 보고되었다. 그러나 이러한 약물은 식욕감퇴, 두통, 불면, 틱과 같은 부작용을 초래할 수 있다고 보고되었다. 일부 항우울제 같은 다른 약물도 역시 도움이 된다고 한다. 그러나 부모들이 아동에게 약물을 투여하기를 꺼린다는 점도 약물치료의 제한점이 될 수 있다.

인지-행동치료, 사회기술 훈련, 부모교육, 아이의 교육 프로그램의 조정을 포함한 다른 치료적 접근들을 병행하는 것이 효과가 있다. 행동치료는 토큰 활용, 타임아웃, 행동표 작성 등 여러 기법을 사용하게 되며 부모의 일관된 양육태도를 통해서 공격성을 조절하고, 사회적 행동을 변화시키며, 보다 생산적이 되도록 아동을 도울 수 있다. 행동치료는 아동의 바람직한 행동을 증가시키고 문제행동을 없애거나 줄이기 위해 보상과 처벌을 체계적으로 사용하는 것이다. 부모나 치료자는 아동이 긍정적 행동을 할 때마다 다양한 방식의 보상을 통해 이러한 행동을 증가시키는 반면, 문제행동에 대해서는 바람직한 행동을 가르쳐서 대치시키도록 유도하고 이러한 바람직한 행동에 대해서 보상을 해준다(권석만, 2014).

인지치료는 아이들의 자존심을 높여주고, 부정적인 생각을 줄여주며, 문제해결 기술을 향상시켜 줄 수 있다. 부모교육을 통해 부모들은 동시에 여러 가지를 요구하기보다는 한 번에 한 가지씩 지시하게 하는 것과 같은 행동관리 기술을 배울 수 있다. 교육 프로그램의 조정을 통해 ADHD 증상과 동반되는 학습장애를 교정할 수 있다.

ADHD로 진단받고 적절하게 치료받은 아이들은 생산적이고 성공적인 인생을 살 수 있다. 만약 클라이언트가 ADHD와 비슷한 증상과 행동을 나타내고 부모가 상담을 해온다면 휴먼서비스 전문가들은 ADHD 아동으로 인해 겪는 부모들의 심리, 경제, 교육적인 문제와 이에 파생되는 욕구들을 상담해 주어야 한다. 그뿐만 아니라 집단부모교육이나 집단사회성훈련 프로그램을 제공하고 나아가 의학적 상태를 진단하고 치료할 수 있는 소아-청소년 정신과 의사에게 검사와 진료를 받도록 의뢰하는 연계망을 구축하여야 한다.

제4절 청소년기 발달과 정신건강

1. 청소년기 발달에 대한 이해

1) 청소년기의 개념

청소년의 개념은 법적 개념과 일반적 개념으로 나눌 수 있다. 법적 개념에서는 청소년기의 구분은 아직 논란이 많다. 관계법령에 따라 명칭과 연령을 달리 규정하고 있다. 청소년 기본법의 경우 '청소년'이라는 용어를 사용하고 있고, 연령은 9~24세 이하에 해당한다. 청소년보호법은 '청소년'이라는 용어로 사용하고 있고, 연령은 만 19세 미만에 해당한다. 소년법은 '소년'이라는 용어를 사용하고 있으며 연령은 20세 미만이다. 아동복지법은 '아동'이라는 용어를 사용하고 있으며 연령은 18세 미만이다. 이 같은 양상을 정리하면 <표 2-4>와 같다.

〈표 2-4〉 청소년기의 구분 양상

관계법령	명 칭	연 령
청소년기본법	청소년	9~24세 이하
청소년보호법	청소년	만 19세 미만
소년법	소년	20세 미만
아동복지법	아동	18세 미만

일반적 개념에서는 청소년기는 아동기에서 성인기로 전환하는 과도기이고, 신체적 성장과 성적 성숙이 급격히 이루어지는 시기이며 부모의 권위에 도전하여 잦은 갈등의 시기이다. 또 질풍노도의 시기이고, 부모로부터의 독립을 추구하는 과정에서 부모의 권위에 도전하고 잦은 갈등을 일으키는 경우가 많은 제2의 반항기이며 주변인이라고도 한다.

2) 청소년 발달의 통합적 시각

청소년은 발달과정을 통합적인 시각을 가지고 볼 때 객관적이고 완전한 인격을 이해할 수 있다. 따라서 생물학적, 심리적, 사회적인 측면 모두를 고려해야 한다.

(1) 생물학적 요소(Biological Factors)

청소년기의 시작은 사춘기(puberty)의 변화와 2차적 성징이 나타나는 것을 계기로 시작된다. 여자는 초경(menarche)과 2차 성징으로, 남자는 사정(ejaculation), 목소리의 변화 그리고 2차 성징의 출현이 급속히 이루어져 사춘기 변화를 말해주는데 여자의 경우 사춘기는 1년 내지 2년 빠르고 비교적 빨리 끝난다. 또 사춘기의 시작은 시대가 흐름에 따라 점점 빨라지는 경향이 있어서 한 세기 당 1년 정도 빨라진 것으로 알려져 있다. 실제로 초등학교 5, 6학년때부터 초경을 경험하는 학생이 많아지고 있다. 사춘기의 변화는 물론 성 호르몬 분비의 증가와 신체적인 급성장에 의한다. 특히 7~8세부터 점증하는 안드로겐(androgen)과 에스트로겐(estrogen) 분비는 사춘기에 들어서서 급증하면서 특히 안드로겐(androgen)은 성적인 충동, 그리고 리비도(libido)의 증가를 초래한다.

(2) 심리적 요소(Psychological Factors)

청소년들은 자기의 행동에 대해 자주적인 선택을 하기 위하여 부모의 가치와 규범을 점점 더 나름대로 재평가하게 된다. 따라서 정체감 형성의 과정은 아동기에 그 뿌리를 두고 청소년기를 거쳐 성인기까지 지속되지만 특히 청소년기에 가장 중요한 이슈로 등장하는 심리적 요소이다. 자아정체감을 형성한 사람은 신념, 가치관, 정치적 견해, 직업 등에서 스스로 의사결정을 할 수 있다.

청소년 시기는 에릭슨(Erikson)의 심리발달이론 8단계 중 5단계의 정체성 대 역할혼란에 해당된다. 에릭슨(Erikson)의 심리사회이론은 인간은 발달단계에서 특정한 위기를 겪는다는 것을 가정한다. 각 단계마다 위기에 적절히 적응하면서 다음 위기 단계에 적응할 수 있는 준비를 한다. 위기와 관련이 있는 문제들은 전 생애 동안 지속해서 발생한다(Zastrow & Kirst-Ashman, 1987).

예를 들면, 신뢰와 불신 간의 갈등은 유아기에 특히 중요하다. 그러나 아동기나 성인기에도 사람은 다른 사람을 믿을 것인지 믿지 않을 것인지 고심한다. 각 위기를 완벽히 해결하는 것은 불가능하며 중요한 것은 초기 단계의 위기를 어느 정도 극복했느냐가 이후 단계의 위기를 해결하는 데 영향을 미친다는 것이다. 따라서 각 단계마다의 위기를 최대한 극복하려고 노력하는 것이 중요하다.

청소년기는 생식의 성숙과 빠른 신체성장으로 젊은이들은 자신이 곧 성인이 될 것임을 감지한다. 따라서 성인으로 자신의 미래 역할에 대하여 질문하기 시작한다. 동시에 자아정체감 형성을 위해서는 자신의 신념, 가치관 등에 대한 고통스러운 의문 제시가 선행되어야 하며 일종의 위기를 경험한다. 자신이 경험한 많은 요소들을 모아서 통합된 명확한 자기정의를 내리는 것은 어려운 일이므로 정체성을 형성하는 과정에서 누구나 일시적인 혼동이나 우울증을 경험할 수 있다.

에릭슨(Erikson)에 따르면, 이 시기의 일차적 위험은 역할 혼란에 있음을 강조한다. 이 혼란은 다양한 방식으로 표현될 수 있다. 그중 한 가지는 책임 있고 성인처럼 행동하기를 미루는 것이다. 또 다른 방식은 어설프게 계획한 행동에 자신을 몰입하는 것이다. 또 다른 것은 성인기의 책임을 회피하려고 어린아이의 유치함으로 퇴행하는 것이다. 청소년들은 정체성 혼란을 경험하면서 방어기제를 사용할 수 있는데, 즉 분파성을 갖고 서로 다른 것을 관용하지 않는 것이다. 사랑에 빠지는 것은 정체성 규명의 한 노력으로 보인다. 다른 사람과 친밀한 관계에서 자신의 사고와 감정을 열어 보이면서 청소년은 자신의 정체성에 대해 보다 잘 알게 되는 것이다. 자신의 생각이나 느낌에 대해 사랑하는 사람의 반응을 보면서 청소년은 가치와 믿음을 시험해 보고, 자신을 보다 명료하게 인식한다. 아울러 청소년과 청년기는 자신의 미래 정체성에 많은 가능성이 있는 역할을 실험한다(Zastrow & Kirst-Ashman, 1987).

예를 들어, 학생은 직업적 관심을 시험하고자 어떤 교과목을 수강한다. 또 다양하게 임시직을 경험한다. 이성과의 관계를 시험하려고 데이트도 하고 지속해서 교제도 해본다. 이 시기에 약물(술, 담배, 마리화나, 코카인 등)을 해볼 수도 있다. 많은 사람이 자신의 종교적 믿음에 혼돈을 겪고, 다양한 방식으로 자신에게 맞는 종교적·도덕적 신념을 개발하고자 한다. 또한 여러 가지 조직에 가입하거나 또 탈퇴하는 경향이 있다. 다양한 관심과 취미를 시험한다. 불법이 아닌 이상(그리고 건강을 심각하게 위협하지 않는 한) 우리 문화에서는 십대와 청년들이 자신의 정체성을 발달하기 위해 다양한 방식으로 실험하는 것을 허용할 필요가 있다.

에릭슨(Erikson, 1968)은 최종의 정체성을 성취하기 이전에 일정 기간 자유 시험기를 묘사하기 위하여 '심리사회적 유예(psychosocial moratorium)'라는 용어를 사용하였다. 일반적으로 우리 사회는 청소년과 청년들에게 일상적으로 기대하는 역할을 수행하는 데 자유로움을 허락한다. 이상적으로 이 유예는 젊은이들에게 가치, 믿음, 역할 등을 시험해 볼 자유를 허락하며, 각자의 장점을 극대화하여 사회로부터 긍정적인 인정을 획득함으로써 사회에 최상으로 적응할 수 있게 한다. 정체성 대 역할 혼란의 위기는 과거의 소속, 현재의 가치, 미래의 목표 등 하나의 일관성 있는 자아개념으로 통합하면서 가장 잘 해결할 수 있다. 정체성이란 일련의 질문, 재평가와 시험의 단계를 거쳐야만 성취할 수 있다. 정체성의 문제를 해결하고자 젊은이들은 감정적으로 어려움을 겪거나, 과도하게 몰입하거나, 또 반항, 방황의 길을 경험할지도 모른다.

(3) 사회적 요소(Social Factors)

사춘기는 신체적으로 하나의 완숙된 인간으로서 성장됨을 말해주는데, 비교적 단순한 원시적 사회에 있어서는 소아기로부터 성인기로 넘어가는 이 사춘기는 상당히 짧고 사춘기의 의식(儀式, puberty rite)을 행함으로써 곧바로 성인으로 대우를 받았다. 그러나 복잡해진 현대사회의 청소년은 신체적으로 빨리 원숙하는 데 비하여 정서적으로 그리고 사회적으로 아직도 성인으로서 취급을 받지 못하고 7~8년 이상의 교육이나 직업적인 준비가 더 요구된다.

따라서 청소년기는 사회가 좀 더 산업화, 기계화함에 따라 그 준비기간이 길어지고 어려워짐에 따라 문제점이 더 생긴다고 볼 수 있다. 즉, 청소년기란 신체적 성장과 정서적·사회적 발달의 차이점에서 오는 사회적 현상이라 할 수 있다(Stone & Church, 1989).

우리나라에서도 과거 전통적 유교사회로 사회규범이 잘 짜여져 있었고 비교적 단순한 농경사회였을 당시 청소년기란 큰 의미가 없었고 문제가 되지 않았지만 경제의 급성장, 공업화, 사회화로 이미 청소년들의 행동문제의 증가가 수반되었고 앞으로 더 증가할 것으로 전망된다.

3) 청소년기의 하위단계

(1) 초기 청소년기(Early Adolescence)

청소년기는 한 단계라기보다는 초기, 중기 그리고 말기의 세 단계로 나누어 보는 것이 타당하다. 초기에 있어서는 청소년들이 갑자기 변해가는 신체적 변화에 적응하는 것이 큰 과제이다. 또 남자에 있어서는 신체적 변화뿐만 아니라 갑자기 증가되는 성적인 충동을 어떻게 다루느냐 하는 것이 큰 과제로 대두된다. 이때에 또한 신체적인 변화와 호르몬의 증가에 따라 감정상의 불안정과 우울도 빈번하다.

이러한 성적 충동의 증가와 정서적 불안정을 청소년들은 지성화(intellectualization), 이상주의(idealism), 금욕주의(asceticism), 종교로의 귀의(religious belief) 등으로 다루거나 그 반대로 성적 표출(sexual acting out), 혹은 극심한 쾌락주의(hedonism)로 행동화하기도 한다(A. Freud, 1983).

(2) 중기 청소년기(Middle Adolescence)

초기와 중기의 청소년들은 또한 이제까지 거의 전적으로 의존해 오던 부모들로부터 분리되어 좀 더 독립적인 위치를 얻으려 노력하는데, 이것이 부모에 대한 이유 없는 반항이나 저항으로 나타난다. 따라서 이 시기를 블로스(Blos, 1998)는 제2의 분리개별화시기(second separation-individuation period)라 칭하였다. 이 시기에 또한 친구와의 사귐 또는 이성의 교제가 시작되고 집안을 떠나 집안 외의 사람과 교우관계, 이성관계를 실험하고 연습하는 것은 장차 다가올 사회생활의 첫 경험이 된다.

(3) 후기 청소년기(Late Adolescence)

후기에 들어선 청소년은 이제까지의 경험과 성장 발달을 통해 얻어진 자신에 대한 이해 그리고 사회적인 위치, 장래 직업, 인생의 목적 등을 생각하게 되고 이러한 여러 요소를 포함하여 "나는 무엇인가", 그리고 "내 생의 목적과 의미는 무엇인가"에 대한 질문을 던지게 된다. 이로부터 얻어지는 주체성(personal identity) 확립은 청소년기의 궁극적인 과제이다(Erikson, 1963).

2. 청소년기 발달과제와 정신건강

1) 14~19세 청소년기 : 정체성(Identity)

(1) 발달과제

이 시기 동안의 발달과제로서 청소년의 관심사는 자신이 부모에게서 독립하여 자아를 정립하고 사회로 나아가서 해야 할 자신의 역할을 계획하면서 자신의 정체가 무엇인지 자아정체성(ego-identity)의 수립에 초점이 맞추어진다. 이 발달과제가 제대로 이루어지지 않으면 정체성 혼란에 빠지게 된다.

에릭슨(Erikson)은 인간의 발달이 청소년기에 끝나는 것이 아니고 일생 계속되는 과정이라고 보았다. 청소년은 자신이 대인관계와 사회에서의 입장, 자신의 사회적·인간적 역할, 생에 대한, 사회에 대한 의무 등에 대한 철학적 사고와 가치관과 개체성을 확립하여야 한다. 이성과 교제를 시작하므로 건전한 이성관계에 대한 가치관과 태도, 능력이 필요하다.

(2) 정신건강 유지환경

이 시기 동안의 정신건강을 유지하기 위한 환경은 이해와 신중성이 중요하다. 어느 정도의 위협성이 따르지만 자아정체성을 얻으려는 추구와 실험을 허용하고 확고한 지도가 필요하지만 문제를 직면했을 때 그 문제를 청소년 자신이 풀 수 있도록 상담역할을 하는 것이 중요하다.

3. 청소년기 정신건강 문제

청소년기는 소아기와 성인기 사이의 변천기로서, 한 인간이 생물학적, 심리적, 사회적인 모든 면을 통합하여 인격을 완성해 나가고 사회인으로서 기능을 성취하기 위한 마지막 준비 단계이다. 청소년기는 인간의 발달과정에서 가장 극심한 혼돈과 좌절, 도전과 격동의 시기라고 할 수 있다. 이러한 청소년기에 보여주는 행동들은 무엇이 정상이고 무엇이 비정상인지 불분명한 경우가 많다.

이 시기의 격렬한 행동은 정상적인 것으로 성숙에 꼭 필요한 것이라고 보는 견해도 있다. 청소년기는 기분의 변화가 심하여 우울, 불안 및 절망감을 보이다가도 의기양양하고 정열적인 상태를 보이기도 하며, 어떤 때는 열심히 공부하고 철학에 많은 관심을 보이다가도 주체할 수 없는 외로움, 부모에 대한 압박감, 기성세대에 대한 분노와 적대감정, 자살에 대한 공상, 이성에 대한 관심 등 변화가 극심한 시기로 조명하기도 한다.

이러한 발달과제의 미숙과 관련하여 발생하는 정신건강 문제는 불안과 우울, 청소년 비행 및 반사회적 성격, 신경성 식욕부전증, 학교거부, 약물남용과 중독, 주체성 장애, 지연장애(충동조절장애), 성인정신장애의 초기증상으로서 청소년 정신장애, 즉 조현병, 조울증, 경계선적 성격장애 등이다. 청소년기를 폭풍의 시기라 부르는 이유도 여기에 있다. 청소년기에 주로 발생하는 최근 정신건강 문제 중 사회문제가 되고 있는 품행장애와 이와 관련하여 생각해 볼 수 있는 '약물 오・남용 문제'의 심리적 역동을 간단히 살펴보기로 한다.

1) 약물 오·남용 청소년 정신건강 문제 관련 역동의 이해

(1) 왜 술과 약물이 청소년 정신건강에 해로운가?

알코올은 사람이 살아가면서 겪는 경험 가운데 최초로 감정변화를 경험하게 하는 물질이자 다른 물질남용의 통로 역할을 한다. 우리나라의 음주문화에서 알코올이 주는 영향이나 기능은 긍정적인 것보다 부정적인 면이 훨씬 많은 것이 사실이다. 부정적 영향 중 청소년 시기에 가장 주목할 만한 것은 알코올이 기억력을 포함한 인지능력, 사물에 대한 인식능력, 정보처리 능력에 장해를 초래한다는 것이다. 동시에 자신의 충동을 통제하는 능력을 감퇴시켜서 행동에 문제가 나타나며 궁극적으로 학업활동을 저해하고 가족, 친구관계를 해치며, 자신의 가치관이나 삶의 목적이 황폐되기 때문이다.

(2) 청소년기의 약물 오·남용 및 일탈행동의 심리적 역동에 대한 이해

요즘 신세대들이 보여주는 희망과는 달리 한 측면에서는 극도의 물질만능 현상과 감각주의를 표현하고 있으며 "그냥"("왜"에 대한 대답으로)이라는 단순, 허무주의적 양상을 우리는 종종 볼 수 있다. 이것은 청소년기의 특징과 청소년 약물남용의 역동을 이해하는 데 하나의 통로가 될 수 있다. 이들은 현실에 고착하려는 어떤 힘에도 저항하여 발달의 몸부림을 치고 있으면서도 위의 모든 문제를 고스란히 안고 있다.

청소년기는 일반적으로 '정체성'을 확립하는 시기로 알려져 있다. 정체성이란 한마디로 '내가 누구이며 다른 사람들과 다른 나만의 존재의미는 무엇인가'에 대한 고민이라고 할 수 있다. 이 시기에 이루어지는 발달상의 과제는 개인화, 개성화, 자아실현 이 세 가지로 요약할 수 있을 것이다.

개인화란, 지금까지의 부모 의존적이었던 관계를 독립적인 존재로, 즉 한 개인으로 서려는 과정이요, 개성화란, 동료들과의 관계에서 이루어지는 자신의 차별화 과정일 것이요, 자아실현이란, 미래를 향한 자신의 가능성에 대한 도전이라고 할 수 있다. 이 모든 요소들은 이들에게 엄청난 스트레스로 작용하며 개인에 따라서 이러한 스트레스를 극복하고 발전적인 성숙을 하는지의 여부는 이전의 발달과정, 즉 영아기, 유아기, 학령전기 그리고 학령기의 발달이 얼마나 성공적으로 완수되어 왔는가와 상당히 관련이 있다. 특히 이 과정에서 가장 중요한 것은 부모와의 관계경험이다.

청소년기의 이러한 특징은 필연적으로 분별심의 극대화를 초래한다. 이 점이 청소년들에게는 대단한 스트레스이지만 이 점이 또한 청소년기의 과업을 완성하게 해주는 동기가 되므로 반드시 필요한 도구라고 할 수 있다. 일반적으로 나타나는 현상은 학업성적, 외모, 가정환경 등의 비교에서 비롯된다. 이 과정에서 우월감, 열등감, 그리고 적개심이 생기게 되며 이들은 모두 장단점을 포함한다. 여기에서 우리는 약물남용 및 정신건강 문제와 관련지어 이들의 단점과 그에 따른 부작용을 이해할 필요가 있다.

① 학업성적, 외모, 가정환경에서의 우월감

먼저 우월감을 가지게 되는 경우를 보자. 이들은 공부를 잘하거나 외모가 남들보다 비교적 낫거나 가정환경이 부유한 경우일 것이다. 물론 이 모든 것은 상대적이다. 이들은 이러한 자신들의 비교우위를 통해 청소년기의 스트레스를 극복하려고 할 것이다. 즉, "내가 이러이러한 측면에서 누구보다 낫다"라고 생각하며 이러한 우월감으로 앞서 언급한 청소년기의 발달과제인 개인화, 개성화, 자아실현이 순조롭게 되어가는 것으로 생각한다. 하지만 이것으로 이들의 근본적인 발달의 문제가 해결되는 것은 아니다. 당연히 이들은 우월감을 위협하는 많은 도전에 직면할 것이다. 그 도전은 외부에서 오기도 하고 내부에서 일어나기도 한다. 도전은 이들의 정체성에 심각한 위기의식으로 다가올 것이며 이를 극복하기 위해 대부분은 우월감을 지키기 위한 비교우위에 집착하게 된다. 즉, 오로지 1등을 위해 공부를 하게 되거나, 자신의 외모를 더욱 부각시키기 위해 치장을 하거나 아예 바꿔버리기도 하며, 자신의 부유한 가정환경을 드러내려고 애쓰거나 배타적으로 자기들만의 부류가 모이는 모임(이건 아이들만의 문제는 아니다)을 만들 것이다. 하지만 인간의 존재문제는 그렇게 해서는 해결되지는 않는다. 근본 문제가 해결되지 않으므로 이들 중에는 막연한 불안감이 나타날 수 있다. 사실상 이때의 불안은 하나의 증상이지만 자신을 더 잘 들여다볼 수 있는 하나의 계기가 될 수도 있는 것이다.

이러한 불안감이 나타났을 때 일반적으로 보이게 되는 반응은 세 가지 정도로 요약할 수 있을 것 같다. 먼저, 가장 좋은 방법은 자신의 이전의 생각과 판단의 오류를 깨닫고 이전의 자기(부적절한 우월감에 사로잡힌)를 버리는 것이다. 그 후 진정한 인간의 존재의미를 찾아 삶 속에서 여행을 떠나는 것이다. 이들은 성숙의 길로 들어서는 것이며 소위 '인간 진화'를 계속 진행하게 된다.

두 번째의 경우, 이 불안을 극복하기 위해 비교우위에 더욱 집착하게 되는 경우이다. 이들은 이제 성적지상주의, 외모지상주의, 물질지상주의로 빠지게 된다. 한 가지의 가치가 자신의 전체를 지배하는 마음의 '암'이 자라는 것이다. 이러한 악순환은 결국 강박적 성격으로 진행되며 이것이 성격화되면 결국에는 이유 없는 불안이나 우울감 등의 '증상'에 평생 시달리게 될 것이다. 하지만 이러한 증상이 있는 한, 그에게는 희망이 있다. 앞서 언급한 대로 증상은 언제든지 자기를 향한 여행에 하나의 계기가 될 수 있기 때문이다. 다만, 약물남용이 이러한 증상을 해결하는 방법으로 사용될 수 있다는 것이 문제라면 문제다. 이것은 하나의 도피이며 이것이 청소년기에 학습화된다면 필경 평생 동안 약물 또는 이에 준하는 것(스포츠, 섹스 등)으로 도피를 하게 된다. 그 근본 이유도 모른 채 계속 그렇게 흘러가는 것이다. 마지막으로 집착의 악순환이 없이 바로 도피를 선택할 수도 있다. 문제는 그 도피의 수단이 오늘날 약물남용이라는 최악의 상황으로 가는 경우가 급증한다는 것이다.

동서고금을 막론하고 도피는 있어왔다. 청소년들이 열광하는 연예인, 운동선수에 대한 우상화, 영화, 음악 등의 매니아의 길 등도 우리가 보기에는 도피증상의 하나이기는 하지만 약물남용과는 근본적인 차이가 있다. 그것은 이러한 활동은 대개 일시적이라는 것과 또한 그 활동 자체가 자신의 발달을 위한 하나의 계기가 되기도 한다는 점이다. 하지만 약물남용의 심각성은 그것이 결코 청소년기에 일시적으로 끝나지 않는다는 것과, 진짜 현실(most reality)에서 완벽한 도피를 하게 된다는 것이다. 이들에게는 결국 과거로의 퇴보만 있을 뿐이며 외부와 더 근본적으로 자기의 마음과 완전히 격리되어 버린다. 가장 심각한 것은 그들은 자신에게 일어나는 이러한 진행을 알 수 없다는 것이다.

② 학업성적, 외모, 가정환경에서의 열등감

이번에는 열등감이 일어난 경우이다. 이들에게 나타날 수 있는 첫 번째 반응은 보상행동이다. 열등감의 원인이 되는 요소(성적, 외모, 가정환경 등)를 극복하기 위해 보상행동에 집착하는 것이다. 이들은 어느 정도 노력으로 가능한 성적에 특히 집착하게 되는 것 같다. 그 집착은 앞서 '우월감 → 비교우위집착 → 불안'의 과정과 마찬가지로 결국 불안으로 귀결되며 그 후의 경과는 같은 양상이 될 것이다. 두 번째, 열등감의 반응으로 즉각적인 체념과 회피를 선택하는 경우이다. 이들은 대개 우울성향을 가지게 되며 약물남용으로 가게 될 수도 있다. 이들이 약물남용을 하게 되는 과정은 위의 경우처럼 도피의 방법이지만 이들은 아마도 약물에 의한 환각경험(대개 자신이 주인공이 되고 전지전능한 상태가 되는 것)에 더 집착할 수 있을 것이다.

③ 학업성적, 외모, 가정환경과 관련된 적개심

마지막으로, 직접적으로 적개심이 나타날 수 있다. 우리 사회는 이 세 번째의 경우가 가장 문제가 심각하다고 보는 것 같다. 하지만 필자의 입장에서는 그 반대이다. 필자의 견해로는 이들은 더욱 솔직한 것이며 따라서 변화의 가능성도 가장 크다. 이들은 원초적인 자신의 방어를 하고 있으므로 그 반응도 격렬하며 저항도 크다. 하지만 그것은 한 번 뚫고 넘으면 그들에게는 보다 근본적인 삶의 변화를 유도할 수 있다. 우리는 학창시절에는 문제아였다가 성장한 후에 큰사람이 되는 경우를 종종 보는데 부분적으로 이러한 논리로 설명할 수도 있을 것이다. 사실 문제의 근본을 말하자면 청소년들의 이러한 적개심에 적개심으로 대적하거나 아니면 이들을 교묘하게 이용하는 우리 사회 자체의 조잡한 틀이 문제인 것이다. 청소년들의 적개심의 양상을 세 가지 정도로 나누어 생각해 볼 수 있다.

첫째, 동료를 향한 적개심이다. 이는 요즘 사회적 문제가 되는 '집단따돌림' 현상과 그 맥을 같이한다. 우리가 알다시피 집단따돌림을 당하는 아이들을 살펴보면, 앞서 말한 우월감을 가진 배타적인 아이들도 있고, 그 반대로 열등한 약자인 아이들이 있을 수 있다. 전자는 직접적인 복수심의 발현이요, 후자는 자신이 그런 행위를 함으로써 우월감을 획득할 수 있다고 믿기 때문이다. 양자 모두 문제이지만, 인생 전체를 놓고 보면 후자가 더욱 심각하다. 왜냐하면 이러한 행위는 가해자나 피해자 모두에게 학습효과를 내게 되어 향후 평생 동안 습관화될 가능성이 다분히 있기 때문이다. 청소년기에 이러한 학습을 경험한 사람이 많아질수록 우리 사회는 더욱 비겁하고 유치해질 것이다. 아니면 우리 사회가 지금 이런 상태라서 집단따돌림이 문제가 된다. 여하튼 이런 상황에 처한 가해자, 피해자 모두는 약물남용의 가능성이 높아진다.

둘째, 권위자에 대한 적개심이다. 왜 그럴까? 아이들이 가지는 어른에 대한 적개심? 유교문화적 전통 속의 군사부일체로 대변되는 권위주의 때문인가? 그렇다면 청소년들은 왜 권위주의에 저항하는가? 이유 없는 반항인가? 그 답은 단연코 '아니다'이다. 앞서 설명한 부분에서 우월감과 열등감의 뿌리는 분별심이라고 언급했다. 그렇다면 그 분별심이 지금까지 기술한 청소년 발달의 모든 문제의 근원일까? 부분적으로는 인간발달의 필연적인 모습이라고 볼 수도 있겠지만 상당 부분은 권위주의로 대변되는 이 사회의 체제가 조장한 것이다. 이것은 세계 모든 나라가 다 해당되나 우리나라의 경우가 더욱 심한 것으로 평가한다.

결국 청소년은 '이유 있는 반항'을 하는 것이다. 무슨 말인가? 우리 사회는 극단적인 선악을 강요한다. 즉, 우월적 요소는 선(善)이요, 열등적 요소는 악(惡)으로 간주하고 오로지 성숙과 진화만이 있을 뿐인 인간의 마음을 선악의 두 극단으로 찢어발기는 흑백의 이분법적 논리가 지배한다. 그러나 분명한 것은 선이 없으면 악이 없고 악이 없으면 선도 없다. 선에서 악을 분리시키려면 그 선도 없어진다. 결국 세상은 선악이 함께 공존하기 마련이다.

그러나 극단적인 선악논리에 집착하고 이를 이용하는 사람들은 선악의 공존에 동의하지 않을 것이다. 즉, 일탈하는 나쁜 놈들이나 장애인들, 약물중독자들은 모조리 감옥에 처넣고 우리 주위에 보이지 않게 해야 한다고 생각할 것이다. 하지만 청소년들의 순수한 무의식은 이 시대의 이러한 오류를 알고 있다. 따라서 그들은 자신들을 우월감과 열등감의 두 감옥으로 분리하려는 이 사회에 저항하는 것이다.

사실상 이러한 청소년기의 반항과 저항은 모든 시대에 있어왔다. 아마도 청소년의 이러한 저항을 그 사회의 발전적인 모습으로 받아들이고 변화해 간다면 그 사회는 성숙하고 진화해 나갈 것이다. "청소년은 어른의 스승인 것이다." 하지만 불행히도 오늘날의 우리 사회는 그렇지가 못한 것 같다. "버릇없는 놈들"이라며 물리적 또는 강압적으로 억압하는 구조이다. 물론 청소년들의 버릇없는 행동을 조장하자는 것은 아니다. 여기서 중요한 것은 어떤 현상이 나타나면 그것을 변화시켜 나가는 데는 그 현상의 근본을 찾아서 근본을 변화시켜야 한다는 것이다. 그러면 시간이 좀 걸리더라도 그 현상은 교정된다. 대개 청소년들이 대상으로 삼는 권위자는 교사와 부모들이다. 이들 권위자의 대변인들이 어떻게 대처하는가 하는 점이 청소년의 성장에 그만큼 중요한 것이다. 그들을 억압하고 적대적으로 대할수록 청소년은 더욱 일탈되고 약물남용과 같은 치명적인 도피를 선택할 가능성은 그만큼 높아지는 것이다.

마지막으로 불특정 다수를 향한 적개심이다. 즉, 이 사회에 대한 분노. 그 이유는 권위자에 대한 적개심의 표현과 같은 이유라고 할 수 있겠지만, 여기서 중요한 것은, 이들은 여기서 집단을 조직하거나 그 집단에 편입하며 이 사회의 질서를 위협하는 직접적인 범죄의 형태로 나타난다는 것이다. 청소년기에 집단형성을 잘 하는 이유는 이들이 아직 덜 의식적(less conscious)이고 더 무의식적(more unconscious)이기 때문이다. 이 말은 '너와 나'라는 분리보다 '우리'라는 공감대가 성인보다 훨씬 잘 형성되며, 아직 인생의 가지로 가지 않고 뿌리 바로 위에 있는 상태(미분화)로서 유사한 고민과 의사소통체계를 가지고 있기 때문이다. 자신들을 억압하기만 하고 적대적인 사회에서 이들은 쉽게 집단형성(gang formation)을 하고 세력화하여 동료들에게 영향을 미치거나(첫 번째의 적개심), 권위체계(두 번째의 적개심)에 도전적인 범죄를 저지르게 된다. 이들은 자신들의 공동체 의식을 더욱 공고히 하고 결속을 다지기 위해 대개 약물이라는 매개물질을 사용하는 방법을 택하게 된다.

이상으로 약물남용 및 일탈행동 문제와 관련지어 청소년의 정신역동에 대해 요약해 보았다. 우리 사회의 희망이 될 이들에 대한 진정한 이해가 필요한 시점이다. 따라서 우리 사회의 건강한 한 축으로 자리 잡을 청소년의 이해와 약물남용 및 정신건강 문제의 역동에 대한 통찰을 가질 필요가 있다고 하겠다.

청소년의 특징과 과제

특징 – '정체성'을 확립('내가 누구이며 다른 사람들과 다른 나만의 존재의미는 무엇인가'에 대한 고민)

과제 – 개인화, 개성화, 자아실현

개인화 – 지금까지의 부모 의존적이었던 관계를 독립적인 존재로, 즉 한 개인으로 서려는 과정

개성화 – 동료들과의 관계에서 이루어지는 자신의 차별화 과정

자아실현 – 미래를 향한 자신의 가능성에 대한 도전

청소년기에 영향을 주는 요인
학업성적, 외모, 가정환경 등의 비교

→ 심리적 요소: 우월감, 열등감, 적개심

우월감 → 우월감 위협 → 불안 → 반응 세 가지

1. 가장 좋은 방법은 자신의 이전의 생각과 판단의 오류를 깨닫고 이전의 자기(부적절한 우월감에 사로잡힌)를 버리는 것
2. 비교우위에 더욱 집착하게 되는 경우
3. 집착의 악순환이 없이 바로 도피를 선택(도피 중 연예인, 운동선수에 대한 우상화, 매니아의 길과 약물남용의 차이)

열등감 → 성적 집착 → 불안 → 반응 두 가지

1. 보상행동. 열등감의 원인이 되는 요소(성적, 외모, 가정환경 등)를 극복하기 위해 거기에 집착하는 것. 이들은 어느 정도 노력으로 가능한 성적에 특히 집착하게 되는 것 같다.
2. 즉각적인 체념과 회피를 선택하는 경우. 이들은 대개 우울성향을 가지게 되며 약물남용으로 가게 될 수도 있다.

적개심 – 양상 세 가지

1. 동료를 향한 적개심 → '집단따돌림' 현상
   집단따돌림을 당하는 아이들을 살펴보면, 앞서 말한 우월감을 가진 배타적인 아이들(직접적인 복수심의 발현)도 있고, 그 반대로 열등한 약자인 아이들(자신이 그런 행위를 함으로써 우월감을 획득할 수 있다고 믿기 때문)도 있다.
2. 권위자에 대한 적개심 – 이유 있는 반항 – 우리 사회의 이분법적 논리
3. 불특정 다수를 향한 적개심 – 이 사회에 대한 분노

| 그림 2-1 | 청소년기의 특징과 과제

2) 품행장애(Conduct Disorder)

품행장애가 있는 청소년들은 사람을 잘 믿지 않거나 공감 능력이 떨어지는 모습을 보인다. 또 잘못을 남에게 돌리고 자신의 부정한 행동을 합리화하려는 경향이 있다. 자신이 왜곡 해석한 타인의 행동을 옳은 것처럼 여겨, 공격적인 대응을 합리화하는 식이다.

(1) 개념 및 증상

품행장애(conduct disorders)는 아동 및 청소년기에 가장 흔히 관찰되며 18세 이전에 발생한다. 주로 폭력, 방화, 도둑질, 거짓말, 가출 등과 같이 난폭하고 무책임한 행동을 하거나 타인을 고통스럽게 하는 행위가 반복적으로 나타나는 경우를 말한다. 이 장애는 흔히 여러 형태의 공격적 행동으로 나타난다. 즉, 약자를 괴롭히거나 폭력을 남발하고 잔인한 행동을 한다. 어른에게 반항적이고 적대적이며 복종하지 않는 경향이 있다. 또한 잦은 학교결석, 성적저조, 흡연, 음주, 약물남용과 더불어 거짓말, 잦은 가출, 공공기물 파괴행동을 나타낸다. 자신이 한 잘못된 행동에 대해 죄책감을 느끼거나 후회하지 않으며, 주로 다른 사람의 탓으로 돌린다. 문제행동에 대한 처벌은 그 행동을 감소시키기보다 오히려 반항심과 분노를 증가시켜 문제행동을 더 악화시키는 경향이 있다.

ICD-10[3]에서는 품행장애의 범주를 '가정에 국한된 품행장애', '사회화되지 않은 품행장애', '사회화된 품행장애', '적대적 반항장애', '특정 불능형 품행장애'로 구분한다. 대표적으로 이 장애에는 무단결석, 무단조퇴, 심한 거짓말, 물건 훔치기 등 건전하지 못한 행동을 빈번히 하는 사회화된 품행장애(socialized conduct disorder)가 있고, 폭행, 강간, 무단침입, 방화, 습격, 소매치기, 무장강도 등과 같이 반사회적 성격을 지닌 사람의 행동과 흡사한 행동을 나타내는 사회화가 잘 안 된 품행장애(undersocialized conduct disorder)가 있다.

3) ICD-10(the 10th revision of the International Statistical Classification of Diseases and Related Health Problems)은 질병 및 관련 건강 문제의 국제 통계 분류(ICD) 10차 개정판으로, 세계보건기구에서 질병과 증상 등을 분류해 놓은 것이다.

(2) 품행장애의 원인

이 장애는 유전적·신경생물학적·심리사회적 요인들이 복합적으로 작용하여 발생한다. 유전적 요인으로 반사회적 성격장애나 알코올중독이 있는 부모의 자녀에게 더 빈번하게 발생한다. 신경생물학적 요인으로는 세로토닌 이상이나 성호르몬 이상, 전두엽 활성화 문제가 원인이며, 특히 공격적인 성향의 품행장애에서 이 요인이 뚜렷하다고 보고되었다. 심리사회적 요인은 부모의 강압적이고 폭력적인 양육태도나 무관심하고 방임적인 양육태도가 있다. 또한 부모의 불화, 가정폭력, 아동학대, 결손가정, 부모의 정신장애나 알코올사용장애와 밀접한 관련이 있다. 심리적으로 보면 사회인지능력이나 갈등을 다루는 능력 등이 부족할수록 품행장애 위험이 높아지며 타인의 말이나 행동에 담긴 의도를 왜곡해서 받아들일 가능이 크기 때문이다. 사회경제적 요인으로는 사회경제적 수준이 낮은 도시에 거주하는 가정의 아동 중에서 품행장애가 많다. 이들 가정에서는 빈곤, 가정불화, 가정교육의 부재 등으로 자녀에게 심리적 불만과 공격성을 증대시켜 품행장애를 유발할 가능성이 높다.

(3) 진단기준

이 장애는 발병연령에 따라서 아동기-발병형(10세 이전 발병)과 청소년기-발병형(10세 이후 발병)으로 구분되며, 문제행동의 심각한 정도에 따라서 경미한 정도, 상당한 정도, 심한 정도로 분류된다. 이 장애의 진단기준은 <표 2-5>와 같다.

〈표 2-5〉 **품행장애의 진단기준**

A. 다른 사람의 기본 권리를 침해하고 나이에 맞는 사회적 규범 및 규칙을 위반하는, 지속적이고 반복적인 행동양상으로서 다음 중에 세 개 이상의 항목이 지난 12개월 동안 있어왔고, 적어도 한 개 항목이 지난 6개월 동안 있어왔다.

사람과 동물에 대한 공격성

① 흔히 다른 사람을 괴롭히거나, 위협하거나, 협박한다.
② 흔히 육체적 싸움을 도발한다.
③ 다른 사람에게 심각한 신체적 손상을 일으킬 수 있는 무기를 사용한다(예 곤봉, 벽돌, 깨진 병, 칼 또는 총).

④ 사람에게 신체적으로 잔혹하게 대한다.
⑤ 동물에게 신체적으로 잔혹하게 대한다.
⑥ 피해자와 대면한 상태에서 도둑질을 한다(예 노상강도, 날치기, 강탈, 무장강도).
⑦ 다른 사람에게 성적 행위를 강요한다.

재산의 파괴
⑧ 심각한 손상을 입히려는 의도로 일부러 불을 지른다.
⑨ 다른 사람의 재산을 일부러 파괴한다(방화는 제외).

사기 또는 도둑질
⑩ 다른 사람의 집, 건물, 차를 파괴한다.
⑪ 물건이나 호감을 얻기 위해 또는 의무를 피하기 위해 거짓말을 흔히 한다(예 다른 사람을 속인다).
⑫ 피해자와 대면하지 않은 상황에서 귀중품을 훔친다(예 파괴와 침입이 없는 도둑질, 위조문서).

심각한 규칙위반
⑬ 13세 이전에 부모의 금지에도 불구하고 밤늦게까지 집에 들어오지 않는다.
⑭ 친부모 또는 양부모와 같이 사는 동안 적어도 두 번 가출한다(또는 오랫동안 돌아오지 않는 한 번의 가출).
⑮ 13세 이전에 시작하여 무단결석을 자주 한다.

B. 행동의 장애가 사회적, 학업적 또는 직업적 기능에서 임상적으로 심각한 장애를 일으킨다.
C. 18세 이상일 경우, 반사회성 인격장애의 진단기준에 맞지 않아야 한다. 발병연령에 따라 유형을 세분한다.
- **소아기 발병형** : 10세 이전에 품행장애 특유의 진단기준 가운데 적어도 한 가지가 발생한 경우
- **청소년기 발병형** : 10세 이전에 품행장애의 어떠한 진단기준도 충족시키지 않는 경우
- 심각도의 세부진단
  - 가벼운 정도 : 진단을 내리기 위해 요구되는 정도를 초과하여 나타나는 문제가 매우 적고, 다른 사람에게 단지 가벼운 해를 끼친다.
  - 중간 정도 : 품행문제의 수와 다른 사람에게 끼치는 영향의 정도가 '가벼운 정도'와 '심한 정도'의 중간이다.
  - 심한 정도 : 진단을 내리기 위해 요구되는 정도를 초과하여 나타나는 품행문제가 많거나 또는 다른 사람에게 심각한 해를 끼친다.

출처 : American Psychiatric Association(2013). DSM-5.

(4) 경과 및 예후

품행장애는 갑자기 발병하지 않고, 서서히 진행하다가 다른 사람의 권리를 침해하는 정도로 진행된다. 국가정신건강정보 포털에 따르면 품행장애의 유병률(청소년)은 약 4% 정도며, 아동기에서 청소년기로 성장할수록 증가하는 모습을 보인다. 여자에 비해 남자가 3~4배가량 많은데, 이는 품행문제를 일으킬 수 있는 주의력결핍 과잉행동장애(ADHD)나 자폐스펙트럼장애 등 신경발달장애가 남자에게 더 흔하게 나타나기 때문으로 추정하고 있다. 실제로 18세 이하 남자의 6~16%, 여자의 2~9%에서 나타나며, 남자가 여자보다 4~12배 정도 많다. 주로 남자는 10~12세에 호발하고, 여자는 14~16세 이후에 시작된다. 품행장애의 정도가 경미하고 다른 정신장애가 없으며, 지능이 정상일 경우에는 예후가 좋은 반면에 어린 나이에 증상이 시작되고 문제행동의 수가 많은 경우는 예후가 좋지 않고, 이들 중 약 40%가 성인기에 반사회성 성격장애로 발전될 수 있다.

문제는 품행장애의 증상이 호전되지 않고 지속되면 추후 학업 중단과 범죄, 신체, 정신적 손상으로 이어지는 것은 물론 길게는 성인이 된 후까지도 이어질 수 있다는 점이다. 남에게 피해를 입혀도 죄책감을 느끼지 않다 보니 범죄행위에 대해 심각성이나 문제의식 또한 느끼지 않게 되는데, 이로 인해 지속·반복적으로 범죄를 일으키거나 가담한다. 실제 성인이 된 후 반사회적 성격장애를 비롯해 물질사용장애, 기분장애, 불안장애 등 다른 질환을 동반할 수 있다.

(5) 치료적 개입

이 장애가 있는 사람은 변화에 대한 동기가 낮아서 치료관계를 형성하기 어렵기 때문에 부모, 가족, 교사, 정신건강 전문가의 협력적인 노력이 필요하다. 치료적 관계를 확립한 후, 조기에 꾸준히 치료하는 것이 중요하다. 개인심리치료를 통해 청소년이 적응기술을 습득하고 좌절에 대한 인내력을 키우며, 긍정적인 자아상을 회복하도록 도움을 준다. 보호자는 자녀의 비행을 단순 일탈로 보지 말고 관련 기관에 도움을 요청하여야 한다. 특히 정신건강 전문가나 교사의 개입을 통해 품행장애 청소년에 대한 부모의 태도를 변화시키는 것이 중요하다. 가정불화가 있는 경우, 부부갈등 표현방법을 변화시키도록 돕고, 가정과 학교에서 일관성 있는 통제된 환경을 설정하여 긍정적 행동은 강화하고 반사회적 행동을 감소시키려는 노력이 필요하다. 행동수정개입을 위해서는 표적행동 목록 작성과 지속적인 토큰경제(token economy)기법을 활용할 수 있다. 때로는 공격적 행동과 충동성, 불안을 감소시키기 위해 약물치료가 도움이 된다.

제5절 성인기의 정신건강

1. 성인 초기의 정의와 이해

에릭슨(Erikson)은 성인 초기(20~39세)를 친밀감 대 고립감이라는 발달위기를 선정하였다. 성인기를 청소년기를 지나 맞이하는 때라고 한다면 자연히 법적으로는 심신이 완전히 발달되어 완전한 행위능력이 있다고 간주되는 나이라고 할 수 있겠다(권육상, 2010). 그러나 사회문화적으로는 여전히 이러한 나이에 따른 규정에 관계없이 행위에 대한 책임을 지고 경제적으로도 독립된 상태를 기준으로 삼기 때문에 이보다 훨씬 늦은 시기를 적용하는 경우가 많으며 개개인에 따른 차이 또한 무시할 수 없다.

통상 이 시기는 심신의 기능이 안정되고 활동력이 인생에서 가장 왕성하며 창조력이 현실과 결부되어 작용하고 사회적으로도 독립된 존재로 자타가 공인하게 된다. 또한 결혼을 하여 가정을 이룩하고 자녀의 양육에도 헌신할 때이기도 하다.

2. 성인 초기의 발달과제와 정신건강

1) 20~39세, 성인 초기 : 친밀감(Intimacy)

에릭슨(Erikson)은 발달과제에서 성인 초기는 친밀감(intimacy) 대 고립감(isolation)의 시기로 보았다. 성인 초기는 자신이 좋아하는 사람과 가깝게 지낼 수 있는 친밀감을 가지고, 결혼할 상대자를 고르며 직업을 선택하는 발달과제이다. 성인기는 가정이나 직장에서의 인간관계라든가, 사회적 책임 또는 직장에서의 생산성 향상의 요청 등이 있어 현실생활에 대한 적응성이 요구되므로 청년기의 공상적인 태도에서 보다 더 실제적, 현실적인 태도 형성이 있어야 할 시기이다. 이 시기에서 가장 중요한 과제로는 '사랑과 일'을 잘할 수 있는 것이다. 그러나 성인으로서 성숙된 사랑을 할 수 있는 능력이나 안정된 자존감을 갖추지 못한 경우에 있어서는 배우자와의 안정된 관계는 물론 자녀 양육에도 어려움을 겪게 된다.

성인 초기는 대학교육과 병역의무의 완성, 이성교제를 통한 사랑의 경험과 결혼, 취업과 직장생활의 시작 및 적응, 일을 통한 성취욕구 추구, 맞벌이를 통한 가정경제의 안정을 위한 기반 조성, 올바른 자녀 양육과 교육, 중년기와 노년기의 준비 등으로, 시간의 흐름 속에서 순차적으로 또는 중복되면서 수행해 나가야 할 것들이다.

2) 생활양식의 선택과 정신건강

성인 초기의 개인 생활양식을 선택하는 것은 성인으로서 독립적인 삶에 대한 준비의 선행조건이다. 우리는 책임있는 개인 생활 방식의 다양성을 충분히 인정할 필요가 있다. 결혼을 하든 동거를 하든 독신으로 지내든 자녀를 낳을 것인가 말 것인가, 어떤 직업을 추구할 것인가, 어떤 주택구조에 살 것인가 하는 삶의 방식은 시기에 상관없이 개인의 선택 문제이다.

우리는 여기서 많은 사람들이 생활양식을 선택할 때 실제적으로 경험하는 것은 최상의 선택이기보다는 기회의 결과라는 것을 강조하고자 한다. 즉, 재정적 문제, 개인의 신체 및 정신건강 상태, 다양한 유형의 차별 등이 자유로운 선택을 상당히 방해하거나 바꾸게 만든다는 것이다. 게다가 예기치 못한 생애사건(예를 들어, 계획에 없는 임신, 이혼, 배우자의 사망, 회사의 부도나 구조조정으로 인한 실직 등)이 개인의 생활양식을 크게 바꿀 수 있고 동시에 이는 정신건강에 영향을 준다. 사랑과 관련된 생활양식과 가족유형에 대하여 결혼, 직업 관련 스트레스와 관련된 정신건강을 간략히 살펴보자.

(1) 결혼과 정신건강

결혼은 성인의 남녀가 함께 가정생활을 꾸려나가는 과정이다. 결혼의 이점을 연령에 따라서 보면, 20대에는 사랑하는 사람과 함께 지낼 수 있다는 점과 경제적인 이유를 이점으로 생각하는 경향이 더욱 컸다. 30대와 40대는 새로운 가족이 생긴다는 것을 꼽았다(김은정 외, 2019).

이러한 유익성은 지속적이며 참된 공통의 흥미, 서로의 공감대 형성 능력, 희망에 대한 인식의 상호 이해를 기반으로 할 때 가능하다. 특히 감정의 솔직함을 가지고 자신의 희망, 기쁨, 두려움, 불안, 경험 등을 서로 기탄없이 이야기할 수 있다는 정신건강 상태는 상호 간의 신뢰뿐 아니라 정서적 안정감을 크게 조성한다.

파트너가 서로의 일에 따뜻한 관심을 가진다는 것은 가정의 행복과 결혼생활의 성공에 크게 기여한다. 서로의 공감이 적을수록 마찰이 생기며 함께 있으려는 경향이 줄어 서로 다른 길을 걷게 된다. 그러나 부부가 반드시 공통적인 것에 관심을 가질 필요는 없고 또 그렇게 할 수도 없다. 중요한 것은 서로 다른 활동이나 취미를 가져도 대화의 길을 마련하고 서로 이해하며 수용하는 자세라 하겠다.

결혼의 성공 여부에 각자의 정신적 성숙의 정도가 또한 지대한 영향을 미친다. 매슬로우(Maslow)에 의하면 자기실현을 비교적 잘 수행하는 사람들의 특징은 현실을 효과적으로 인지하고 불확실성을 참을 수 있으며, 자신과 타인을 있는 그대로 받아들이고, 사려 깊은 생각과 행동이 자발적이다. 동시에 자기중심이라기보다 파트너에 대한 배려와 객관적 입장을 잘 유지하고, 유머 감각이 풍부하며 사람들과 깊고 만족스러운 관계를 형성하며 인간의 복지에 관심을 가지는 따뜻한 심성의 소유자라는 것이다.

전통적인 시각에서 결혼은 가족을 이루는 첫 단계이며, 일생 동안 한 번만 경험해야 하는 것이고, 결혼 후에는 그 틀을 깨지 않아야 하는 것이었다. 그런데 최근 결혼에서 다양한 변화 양상이 나타나고 있다. 결혼생활에서 가족의 안정과 유지가 우선되기보다는 개인의 존재와 행복 추구가 존중되는 개인주의화, 탈제도화되면서 과거에 비해 결혼을 유지하지 않는 이혼 결정에 대한 거부감이 덜해지고, 결혼하지 않고 가족생활을 해나가는 생활방식까지 결혼의 모습이 변화되고 있다(변수정 외, 2016; 홍성희, 2020).

미국의 1천 명당 결혼율(재혼 포함)은 1000명당 6.5쌍에 불과하다. 이러한 현상은 비혼동거에 대한 긍정적 인식, 종교적 영향력 감소, 젊은 세대의 경제적 압박으로 해석하고 있다. 우리나라의 경우 2019년 통계청의 인구조사동향을 살펴보면, 젊은 인구 1,000명당 혼인 건수(조혼인율[4])가 4.7건으로 역대 최저로 나타났다. 이는 결혼 적령기 인구가 줄어든 영향도 있지만, 많은 젊은 층이 생활고로 연애, 결혼, 출산, 인간관계, 내 집 마련을 포기한 이른바 '오포세대'로 스스로를 칭하는 현상과도 관계가 있다. 이제는 '칠포세대'라는 말도 등장했는데, 이는 기존의 오포세대에 더해 '취업 포기', '희망 포기'를 더한 말이다.

이러한 시대적·사회적 상황에서 결혼을 하는 다양한 이유와 개인의 정신건강과는 관련이 있다. 즉, 정서적인 지지와 안정감, 애정, 사랑, 동료애, 누군가에게 가치 있는 존재가 되고 싶은 욕구, 자녀에 대한 욕구, 경제적 독립과 안정, 사회적 지위의 획득, 부모의 바람, 원가족으로부터 도피, 모험심이나 저항 등이 이유이며 이는 당시의 '심리적 상태'라고 하는 정신건강과 관련된다는 것이다. 이러한 요인을 고려하여 성공적인 결혼을 원조할 수 있는 사회적 지원이 필요하다.

---

4) 1년간 발생한 총 혼인건수를 당해 연도의 주민등록 연앙(7월 1일)인구로 나눈 수를 1,000분비로 나타낸 것으로 인구 1천명당 혼인건수를 의미한다. 조혼인율 = (연간 혼인건수 ÷ 당해 연도 주민등록 연앙인구) × 1,000

(2) 동거와 정신건강과의 관련성

동거는 법적 결혼 없이 함께 사는 두 성인들 간의 친밀한 관계 형태로 정의할 수 있다(Kobayashi & Kampen, 2015, 김원정 · 김순남, 2018 재인용). 한국사회에서 동거에 대한 인식의 변화는 서서히 관찰되고 있다. 통계청[5] 사회조사에 따르면 '남녀가 결혼을 하지 않더라도 함께 살 수 있다'고 응답한 사람은 2010년 40.5%에서 2016년 48.0%로 증가했다. 젊은 층에서 이러한 변화는 더욱 뚜렷하게 나타나고 있다. 이러한 현상은 동거가 결혼의 실험 역할을 하고 있고 일시적인 혹은 영구적인 대안이 될 수도 있는 현대적 모형으로 인식되어 가고 있음을 보여주는 것이라고 할 수 있겠다.

상대적으로 경제적 자원이 적은 청년 세대, 중년 세대 중 하위계층에 속하는 가족들은 어쩔 수 없이 동거를 선택할 가능성도 높지만 동시에 일정 기간 동거 후 해체나 파국을 경험할 가능성도 높다고 할 수 있다(변수정 외, 2016).

성인 초기에 있는 많은 젊은이들이 결혼이라는 혼례의식 없이 같이 살기로 결정하는 것은 어떠한 정신건강 상태와 관련이 있는가를 검토해 볼 필요가 있다. 동거에 대한 심리적 원인과 역동은 두 가지로 요약될 수 있다.

① 결혼에 따른 재정적이고 장기적인 참여에 대한 준비가 부족한 것이다. 장기적인 의무 없이 우정, 사랑과 성적 관계를 가질 수 있는 편리성의 기저에 역할 불안이 있다. 즉, 배우자와 결혼에서 스스로 무엇을 원하는지를 명료하게 인식하지 못하는 것에서 오는 불안이다.

② 친밀한 관계에서 수반되는 역할에 두려움이 있고 지나친 의존과 독립에 양가적이다. 그래서 언제든 부담과 책임감 없이 관계를 벗어날 수 있는 상태에 머무르며 불안을 잠재우려 한다.

(3) 직업과 관련된 스트레스의 이해와 정신건강

직업을 갖는 것, 즉 일을 하는 것은 심리사회적인 면에서 나름대로 충분한 이유가 있다. 인간에 있어서 중요한 다섯 가지 욕구를 충족시켜 주기 때문이

---

5) 통계청(2016). "2016년 사회조사 결과. 보도자료(2016. 11. 15)."
http://kostat.go.kr/portal/korea/kor_nw/2/1/index.board?bmode=read&aSeq=357457.

다. 독립 욕구의 충족, 자기정체성의 확립, 자존감의 획득, 자아실현과 성취욕구의 충족, 사회적 인정의 획득이 그것이다. 그러나 직업이 이러한 욕구들을 충족시켜 주기도 하지만 고통을 주기도 한다. 여기서는 직업선택과 직무 스트레스 관련 정신건강 문제를 살펴보고자 한다.

① 직업선택과 정신건강

오늘날 많은 젊은이들이 안정된 직장에 취업하는 문제로 많은 스트레스를 받는다. 대학은 학문을 연구하던 상아탑에서 학생을 취업시키는 전초기지로 전락하고 있다. 또한 많은 학생들은 전공이 적성에 맞지 않아 고민하거나 적성에 맞는 직업 선택과 취업준비로 이중고를 겪는다. 성인 초기 직업선택은 성인발달에 중요한 영향을 미친다. 직업에 대한 선호도는 시대적 변화와 인식 그리고 산업구조에 따라서 달라지며, 그 사회의 문화양태와 가치에 따라서 변화한다. 그러므로 자신에게 맞는 직업을 선택하기 위해서는 자신의 흥미나 적성, 지능과 신체적 조건, 소유하고 있는 지식과 능력, 성격과 가치관 등 다양한 요소를 고려하여 결정해야 하며, 직업을 통한 자기개발과 자아실현이 무엇보다 중요하다. 그러나 사람에 따라서는 다양한 직업선택의 변화과정 속에서 수년간 시행착오를 경험한다(전석균, 2021).

성인기는 학교를 벗어나서 사회구성원의 한 사람으로서 사회경제적 성인으로 인정받는 시기이다. 이 시기에 취업에 실패하거나 일자리가 없어 구직기간이 장기화된다는 것은 삶의 만족도와 사회적응 수준을 떨어뜨리고, 우울과 불안 수준을 높이는 등 정신건강에 부정적인 영향을 미친다. 한국경제연구원의 2020년 보도자료에 따르면 OECD 평균 청년 실업률이 2009년 14.9%에서 2019년 10.5%로 4.4%p 개선되는 동안 우리나라는 거꾸로 청년 실업률이 8.0%에서 8.9%로 0.9%p 악화되었다. OECD 내 우리나라 청년 실업률 순위는 5위에서 20위로 15계단이나 급락했다.

실제로 2019년 취업포털 잡코리아와 알바몬에서 조사한 취업스트레스 현황에서 93.8%가 '취업 스트레스를 겪는다'라고 응답하였다. 또한 코로나19 여파로 인해 취준생 5명 중 2명은 '극심한 스트레스'를 겪고 있는 것으로 나타났다.

② 직무 스트레스와 정신건강

직무 스트레스란 직무요건이 근로자의 능력이나 자원, 바람과 일치하지 않을 때 생기는 유해한 신체적·정서적 반응이라고 할 수 있다. 취업하여 일을 하고 있는 직장인이 경험하는 직무 스트레스는 정신건강에 상당한 위협이 될 수 있다.

직무 스트레스를 발생시키는 요인에는 물리적인 근무환경, 작업과 관련된 업무량과 업무내용, 그리고 직장 내 대인관계가 있다. 이 중에서 직장 내에서의 대인관계 문제, 조직변화에 대한 부적응 문제, 직장 내 신체적·정신적 폭력이나 성추행 등의 문제는 심각한 스트레스를 일으키는 주요 원인이다. 직무스트레스는 직장인의 신체건강과 삶의 질을 저해할 뿐 아니라, 우울, 불안 등을 포함한 다양한 정신질환의 위험요인으로 알려져 있다. 2016년 사회조사 결과에 따르면, 인구의 55.2%가 전반적인 일상생활에서 스트레스를 받고 있으며, 그중 직장에서 받는 스트레스가 73.3%로 가장 높게 나타났다. 직무스트레스로 인한 우울증상은 자살사고 혹은 시도의 원인이 될 뿐 아니라, 직무스트레스 자체도 자살사고와 관련되어 있다(정찬현 외, 2017).

사회복지전담 공무원들이 처해있는 직무환경의 특징은 근무환경의 열악함, 승진체계의 불충분, 충분하지 못한 보수체계, 과중한 업무부담, 자율성의 부족 등을 들 수 있다.

따라서 일반적으로 사회복지전담 공무원이 일반행정직 공무원보다 더 큰 스트레스와 좌절을 더 겪고 있는 것으로 알려져 있다. 개인적인 차원에서는 직무스트레스로 인하여 심리적 반응으로 심리적 피로감, 신경질적 태도, 긴장감, 자존감의 저하, 감정적 폭발, 억압감 등이 나타나고, 조직적인 차원에서는 결근율이나 이직률의 증가, 낮은 생산성이 나타난다. 결국 직무스트레스를 야기시키는 요인들은 조직구성원들에게 부정적인 반응을 나타나게 함으로써 조직 전체에까지 부정적인 영향을 미침을 알 수 있다(이정서 외, 2020).

스트레스 해결수단으로 술이나 담배를 습관적으로 사용하면 알코올 남용이나 각종 신체적 질병을 일으키는 원인이 된다. 여성 근로자들은 직장생활과 가정생활의 병행으로 인해 더욱 심각한 스트레스를 경험한다. 육아양육 및 노부모 부양, 자녀교육 등의 문제가 대두되고 있으며, 부부간의 갈등이나 가족해체 등 가정 내 문제는 직장생활에까지 전이되어 심한 스트레스를 유발시킨다.

이러한 직장인들은 정신생리성장애(psychophysiologic disorder)[6]를 갖게 되기도 한다. 다음의 상담사례는 어느 직장인의 정신건강 상태와 고민을 잘 나타내 준다.

사례 1

"당장 때려치우고 싶은 마음이 하루에 열두 번도 더 납니다. 열심히 일 하는 사람은 욕만 얻어먹고, 알짱거리며 요령만 피우는 친구들은 승진도 잘 하고 인정을 받는 세상이니 일할 맛이 나야 말이죠. 치밀어 오르는 분노를 참다 못해 한마디 하면 오히려 불평불만이 많다고 면박만 맞습니다 … 처자(妻子)를 생각하면 그만둘 수도 없고, 있자니 바보가 되어 병만 자꾸 생겨 죽을 지경입니다. 선생님, 이거 정말 어떻게 해야 되지 않겠습니까? 신경이 곤두서서 잠을 잘 수가 없습니다. 짜증만 늘고 일이 손에 잡히질 않아요. 울화를 참기가 어렵고 최근에는 소화도 잘 안되고 궤양성대장염으로 약을 먹고 있는데… 무슨 묘책이 없을까요?"

이유를 말하자면 누구나 할 말이 많을 것은 분명하다. 문제는 유사한 조건에 있음에도 같은 일을 하면서 해석을 달리하고 있다는 사실이다.

사례 2

"월급쟁이가 뼈 빠지게 일할 필요가 없다는 것쯤 저라고 모를 리가 있겠습니까? 성격이 그렇지 못한 것을 어떡합니까? 그게 병일지도 모르겠습니다. 눈에 일이 보이는데 모른 척할 수가 없는 것입니다. 결국 좋은 소리도 못 듣는데 똑같은 짓을 반복하니 병이죠. 그렇죠? 한 말씀 해주십시오. 만날 약만 먹고 살 수도 없는 일이 아니겠습니까?"

인간은 누구나 선천적으로 본능이라는 것을 지니고 있다. 상식적으로 식욕과 성욕이 거기에 해당한다. 동물과 하등의 차이가 없다. 그러나 심리적으로 본능에 가까운 또 다른 욕망이 있다는 것이 여타 동물과는 구분된다. 뭔가를 탐색하여 확인을 거쳐 사람들로부터 '인정'을 받으려는 것이다. 이 시기에 있

---

6) 일상생활에서 겪는 정신적 스트레스에 의해 신체의 생리적 변화(구토, 설사, 혈압상승) 등뿐만 아니라 조직의 변화(궤양, 관절염 등)를 일으키는 여러 질환을 말한다. 이에는 소화성궤양, 궤양성대장염, 기관지천식, 고혈압, 편두통이 주요 질환에 속하고, 그 외에 신경성피부염, 갑상선 기능 항진증, 류마티스양관절염, 비만증, 신경성 식욕부진 등이 포함된다. 치료 시에는 내과나 피부과 같은 해당 과에서 정신과 의사의 도움을 받아가면서 치료해야 효과적이다.

어서 친밀성과 고립은 인간관계 속에서의 '인정'이라는 정서적 관계의 결과와 밀접한 관련이 있다.

'인정'받으려는 인간의 본능 때문에 현기증, 두통, 소화불량, 불안, 초조, 짜증 그리고 극단적으로 과격해지는 자신의 정신건강 상태를 보고 스스로 스트레스 때문이라고 진단하는 어느 영업사원 사례이다. 한마디로 즐겁게 일을 할 수가 없다는 것이다. 그렇다고 직장을 그만둘 형편도 아니니 더더욱 힘든 지경인 셈이다. 특히 자녀양육과 교육비 문제를 비롯하여 가장으로서 가정경제를 책임져야 하는 무거운 책임감은 힘든 상황을 승화시켜 이겨내는 긍정적인 기능을 하기도 하지만 정신건강 문제에 관여하기도 한다.

3. 성인 후기(중년기)의 정의와 이해

성인 후기(중년기)는 40~45세 이후부터 60~65세 이전까지 약 20년을 말한다. 에릭슨(Erikson, 1968)의 발달과제 중 일곱 번째 발달단계로 생산성(generativity) 대 침체(stagnation)라는 발달위기 시기에 해당된다. 성인 후기(중년기)에서 생산성은 자녀 성장기 동안의 부모 역할, 직업적 성취 여가활동, 사회활동 등에 훌륭히 참여할 때 얻어지는 사회의 원동력 같은 것이다. 침체는 성인 후기(중년기)의 정신건강 문제와 밀접한 관련이 있다. 침체란 타인에게 거짓된 친밀성을 갖고 자기에게만 탐닉하는 것으로 자신만을 우선적으로 보호하는 것을 말한다. 생산성의 확립에 실패한 사람은 개인적 욕구나 안위가 주 관심이 되는 자기도취 상태에 빠진다. 이들은 자기탐닉을 위한 것을 제외하고는 어느 누구에게도 그 무엇에 대해서도 관여하지 않는다. 이것은 개인의 젊은 시절의 목표를 결국 달성하지 못했다는 무능력, 그리고 사회에 의미 있는 기여를 못했다는 회의로 인해 침체를 경험하고 자신의 삶이 잘못된 것이라고 인식하여 소위 중년의 위기를 경험한다. 이러한 침체는 주로 직장에서의 승진의 탈락, 나아가 실직, 부모 부양, 부부 갈등과 이혼 등으로 인하여 무능력을 경험할 때 형성되며, 새로운 기술의 발달과 생활양식의 변화도 성인 후기(중년기)의 침체에 이르게 되는 원인이 된다.

4. 성인 후기(중년기)의 발달과제와 정신건강

1) 40~64세, 성인 후기(중년기): 생산성(Generativity)

성인 후기(중년기)는 직장, 결혼, 취미, 주거문제 등 사회적 활동 범위를 확대하여 대인관계 범위를 넓혀가고자 하며 이를 통하여 친밀감과 단결감을 지속적으로 성취하고 이를 확대 재생산해 나가고자 한다. 시간의 연속선상에서 부딪히는 다양한 수행 과제들은 성인기에 있는 개인의 정신건강에 지대한 영향을 미친다. 성인으로서 성숙된 성격과 역량이 준비되지 못했을 경우 수행해야 할 과제에 어려움을 겪거나 실패하기도 한다. 그러나 이러한 과정에서 실패할 경우 소외되고 고립감 속에 정신적 스트레스를 겪게 된다. 이럴 경우 개인은 상황적 위기에 놓이게 되고 이를 잘 극복하지 못할 경우 정신건강 문제를 가지게 되어 적응에 또 다른 어려움을 초래하게 한다.

성인 후기(중년기)에서 침체를 더욱 악화시키는 요인은 신체 기능이 급격히 쇠퇴하고 노화가 본격화되는 것이다. 성인 후기(중년기)에서 신체적 질병은 가정의 경제적 책임, 주부인 경우 가사의 책임 등에 인한 생활상의 불안 등의 심리적 갈등을 일으키기 쉬우며, 이것이 악순환되어 우울증, 정신신체장애(psychosomatic disorder)[7]이라는 상태에 빠지게 된다. 여기서는 성인 후기(중년기) 우울과 자살이라는 정신건강문제를 살펴보고자 한다.

2) 우울증과 정신건강 문제

(1) 개념 및 증상

우울장애는 의욕 저하와 우울감을 주요 증상으로 하여 다양한 인지 및 정

7) 진단기준 : 한 가지 이상의 신체적 이상을 호소(피로, 식욕감퇴, 위장관 또는 비뇨기계의 이상)하나, 적절한 의학적 검사로도 원인을 찾지 못하고, 의학적 검사로 원인이 있어도 증상이 예상보다 과도하게 나타나며, 이로 인해 생활에 장애를 갖게되는 경우를 말한다.
원인 : 남자보다 여자에게 많은 질환으로 내적인 불만이나 갈등이 자연스럽게 해결되지 않고 신체적으로 나타나기 때문이라고 한다. 유전적, 가족적, 환경적 요인이 복합된다.
치료 : 약물치료로는 증상의 완화에 효과적이나, 근본적인 문제의 해결에는 정신치료가 필요하다. 약물치료와 정신치료를 함께 하면 효과적이다.

신 신체적 증상을 일으켜 일상 기능의 저하를 가져오는 질환을 말한다. 우울증은 일시적인 우울감과는 다르며 개인적인 약함의 표현이거나 의지로 없앨 수 있는 것이 아니다. 상당수가 전문가의 도움을 받지 못하고 우울증으로 고생하는 경우가 많아 안타까운 질환이기도 하다.

우울증은 인구 10명 중 1명, 많게는 3명이 일생을 살아가면서 경험할 정도로 흔하며, 남성보다는 여성에게 2배 이상 높게 발생한다. 우울증은 어느 연령에서나 발생할 수 있고, 각 연령별로 증상의 특징이 있다. 아동기 우울증은 등교거부나 공격적 행동이나 비행행동으로 나타나며, 청소년기 우울증은 무기력, 무감각, 약물남용 형태로 나타난다. 성인 초기 취업준비생의 상당수는 불안감, 신체화 증상, 강박증, 대인예민성, 우울감, 적대감 때문에 신경과민과 우울증, 공황장애 등의 정신건강 문제를 겪게 된다.

특히 6개월 이상의 장기실업은 우울증을 유발하고, 이는 재취업 실패율을 증가시켜 악순환이 반복된다. 또한 반복되는 구직실패와 늘어나는 구직기간, 그에 따른 경제적 스트레스, 줄어드는 양질의 일자리와 늘어나는 비정규직 일자리는 미래에 대한 비관적인 기대감을 높이고, 자신의 미래에 바람직한 성과가 일어날 것 같지 않은 무망감(hopelessness)이 생긴다. 이와 관련하여 20~30대부터 시작되는 정신건강 질환의 하나인 공황장애로 반복되는 공황발작과 예기불안 등의 증상이 발현될 수 있다. 최근 학업, 취업 등 사회 초년기 어려움을 겪는 20대에서 스트레스로 인한 공황장애 발병이 증가하는 것으로 보이며 우울증 발병이 증가하고 있는 현상과도 관련이 있을 것으로 추정하고 있다. 공황장애와 우울증이 동반되는 경우가 약 25% 공존한다고 하였다.

국민건강보험공단이 건강보험 진료데이터를 활용해 지난 2014~2018년간 '공황장애' 환자를 분석한 결과 5년간 연평균 14.3% 증가하였다. 여성이 남성보다 1.2배 많았고 남녀 모두 40대(2018년 기준 3만 8825명, 24.4%)가 제일 많은 것으로 나타났다. 30~50대 진료인원이 가장 많지만 최근 5년간 연평균 증가율을 살펴보면 20대 24.5%로 발병률이 증가하는 것으로 나타났다.

2017년 우리나라 직장인 정신건강 관련 연구조사에서는 직무스트레스로 인해 47%가 우울증을 경험하였고, 75%는 회사 우울증에 시달리고 있으며, 스트레스 보유율은 95%로 미국(40%), 일본(61%)을 훨씬 상회하고 있었다. 또한 직무스트레스로 60.9%가 직장생활에 강한 불안과 고민을 호소하였으며, 정신건강 관련 산업재해는 꾸준히 증가 추세라고 나타났다.

성인 후기(중년기)에는 신체적 변화와 더불어 직장에서의 역할 상실과 가정에서의 경제적 부담, 자녀양육과 부모부양에 대한 부담감 등 여러 가지 이유로 스트레스가 증가하고 좌절감과 무망감으로 인하여 우울증을 경험한다. 성인 후기(중년기) 우울증은 불안, 초조, 고민 등의 형태로 나타나지만 대부분 자신은 우울증이 아니라고 말한다. 주로 여성들은 기분이 우울하다는 표현 대신에 몸이 아프다거나 잠이 오지 않는다는 표현을 하는 경우가 많다. 이러한 신체적 현상은 불면, 머리가 무거움, 두통, 어깨결림, 현기증, 빈뇨 등의 증상으로 나타난다. 이러한 신체적인 변화와 동반하는 정서적인 불안정감으로 인해 기분의 조절이 어려워지고, 작은 사건에 대처하는 힘이 약해진다. 또한 사회적으로 위축되고 점점 약해지는 자신을 보면서 상실감과 괴리감에 빠진다. 이로 인해 자신에 대한 평가절하와 비판적 경향이 생기고 갱년기 위기와 더불어 정신병적 우울증의 양상을 보이기도 한다. 반면에 남성들은 자신의 감정상태를 표현하는 것을 남자의 정체성에 배치되는 것으로 인식하여 음주, 약물남용, 도박, 분노, 일에 대한 집착 등으로 우울증을 감추기도 한다.

(2) 원인

우울증을 유발하는 생물학적 원인은 신경전달물질인 세로토닌, 노르에피네프린, 도파민의 감소 때문인 것으로 알려져 있으며, 갑상선 기능장애, 당뇨병, 뇌졸중 등의 신체질환이나 특정 약물로 인해 우울증이 발생한다. 심리사회적 요인으로는 실직, 질병으로 인한 건강의 상실, 이혼이나 배우자의 죽음과 같이 개인이 겪는 특별한 사건들, 부정적인 사고방식이나 의존적이거나 강박적인 성향을 가진 성격 특성 등이 있다. 우울증을 유발하는 사회문화적 요인으로는 성공에 대한 압박감, 지나친 생존경쟁, 명예퇴직, 실직으로 인한 경제적 어려움, 성인자녀의 뒷바라지와 연로한 부모의 부양부담으로 인한 심리사회적 스트레스가 있다. 특히 낙태, 유산, 유방절제술, 자궁적출술, 강간 등 여성만이 경험하는 외상적 생활사건은 여성의 우울증과 밀접한 관련이 있다. 강간과 같은 폭력피해경험은 여성의 생활스타일과 자기인식, 자신에 대한 가치에 영향을 미치고, 자기의심이나 자기비난, 죄의식, 무가치감, 무력감, 두려움 등 전형적인 우울증적 반응을 나타내게 한다.

(3) 자가진단

우울증을 진단하는 우울증 자가진단표(한국자살예방협회, 2012)는 우울상태를 파악하는 데 도움이 된다. 20문항을 합한 점수가 16~24점이면 경도의 우울감이 있는 상태이고, 25점 이상이면 우울증이 의심되므로 전문적인 상담이 필요한 상태이다(부록 참고).

(4) 경과 및 예후

우울증은 약 50%의 환자에서 40세 이전에 발병한다. 가족력이 있는 경우 발병연령이 이른 경향이 있다. 약 10~20%의 우울병 환자는 일생에 한 번만 발병하는 것으로 알려져 있다. 따라서 80~90% 환자는 재발을 경험한다. 우울삽화는 치료받지 않는 경우 6개월에서 12개월 정도 지속된다. 따라서 증상이 호전되어도 6개월 정도 약물치료를 더 유지하게 된다. 대부분의 우울삽화는 완전히 회복되지만 일부에 있어서는 경도의 우울증상이 남아서 만성화되거나 재발이 반복된다. 첫 우울삽화에서 회복된 이후 지속적으로 치료받지 않으면 6개월 이내에 25%, 2년 이내에 50%, 그리고 5년 이내에 75%까지 재발한다고 한다. 항우울제를 장기간 투여하면 이러한 위험을 상당히 줄일 수 있다. 그리고 우울병 환자의 10~15%에서 자살을 시도하기 때문에 항상 환자의 행동을 주의 깊게 살펴 볼 필요가 있다.

(5) 치료적 개입

성인 후기(중년기)에 발생하는 가벼운 우울증상은 규칙적인 운동이나 자신의 가치를 깨우치도록 하는 일이나 취미생활에 몰두해 보는 것도 도움이 되며 남을 위한 봉사활동은 보람과 자신의 가치를 느낄 수 있게 해주므로 특히 효과적이다. 동시에 성인 후기(중년기)의 과제는 신체적 건강을 위해 각별한 노력이 필요하며 여가시간의 건전한 활용이 필요하다.

이러한 제반 방법으로 해결되지 않는 경우에는 신경전달물질의 균형을 찾아주는 약물치료와 같은 의료적 치료가 병행될 필요가 있다. 또한 자녀들을 떠나보내는 것에 대한 심리적 적응 준비를 하는 것은 이 시기의 가장 중요한 정신건강 과제이다. 나아가 부부만 남게 되었을 때 상호 만족할 수 있는 여가 활용법을 개발하거나 함께 의미 있고 보람된 일을 할 수 있는 지혜를 가져야 한다. 아울러 자신의 감정에 영향을 미치는 부정적 사고, 비합리적 신념, 인지적 왜곡을 찾아내어 감정과 행동의 변화를 초래하는 인지행동 상담이 필요하다. 나아가 의사소통 문제, 성격적인 문제로 인한 부부갈등은 정신건강에 악영향을 미치므로 부부상담을 통하여 관계를 개선하고 성인 후기(중년기) 위기에 잘 대처하는 성숙된 자세가 필요하다.

3) 자살과 정신건강 문제

통계청이 발표한 '2019년 사망원인 통계'에 따르면, 2019년 자살 사망자는 1만 3,799명이 자살했고, OECD 회원국의 평균 자살률(인구 10만 명당 자살 사망자 수)은 11.5명이지만 우리나라의 자살률은 26.9명으로 1위를 기록하고 있다(통계청, 2020). 자살공화국이라는 오명이 붙은 이유를 고스란히 보여준다.

2019년 우리나라 자살률은 연령대가 증가할수록 그리고 중년기가 시작되는 40대부터 자살률이 증가하고 특히 2017년 이후부터는 50대의 자살률이 지속적으로 증가하는 것으로 나타나고 있다(중앙자살예방센터, 2020). 자살사망자 수 또한 50대가 2,837명으로 가장 많았다. 성별로는 남자가 70.5%로 여자 29.5%보다 2배 이상 높았다(통계청, 2020).

한국 사회에서 중년기의 자살문제는 중요하게 다루어져야 할 사회문제로 떠오르고 있다.

성인 후기(중년기)에는 우울과 스트레스뿐 아니라 가족기능이 자살충동에 영향을 미친다(김궁자, 2004). 특히 가족기능 중에서 가족관계기능과 가족역할기능이 자살충동에 많은 영향을 주고 있다. 233명의 중년남성을 대상으로 한 직무 스트레스, 가족 스트레스 그리고 인구사회학적 특성과 자살생각과의 관련성에 대한 연구에서는 가족 스트레스 그리고 직무 스트레스 하위영역 중 직장 내 인간관계가 자살생각과의 관련성이 높았다(강모성 외, 2008). 이 외에도 성인 후기(중년기) 남성의 발달적 특성과 관련하여 직업 관련 스트레스와 가족 스트레스가 자살생각의 촉발요인이라는 다양한 연구들이 있다(김효창, 2006). 기혼성인 270명을 대상으로 한 연구에서는 스트레스에 취약한 정서적 안녕감, 단절 및 거절적인 심리도식이 자살생각에 영향을 미친다고 하였다. 또한 스트레스에 취약하거나 심리도식이 부정적일수록 자살생각이 많은 것으로 나타났다(김희연 · 채규만, 2010).

최근 들어 우리나라에서는 성인 후기(중년기) 부모가 자살을 시도하면서 자녀와 함께 죽는 가족동반자살이 많이 발생하고 있다. 일반적으로 가족동반자살이란 어린 자녀가 자살에 동의하여 자신의 의지로 죽음을 선택했다는 것을 의미하는데, 실제로는 자녀들의 선택과 상관없이 부모의 일방적인 판단으로 어린 자녀들을 동반자살의 대상으로 삼아 사회문제가 되고 있다. 어린 자녀와 함께 자살한다고 해서 동반자살이라고 말하지만 엄밀히 말해서 이는 자녀에 대한 부모의 타살이다. 가족동반자살은 한국사회에서 나타나는 독특한 현상이다. 이는 한국사회의 집단문화에 기인된 가족주의와 혈연주의, 집합주의 문화로 인하여 자신의 문제를 가족의 문제로 인식하는 경향 때문이다. 즉, 한국사회는 가족주의와 혈연중심 주의로 인하여 가부장적 의식이 강하고, 자신이 죽는 순간까지 자식을 책임져야 한다는 강박관념으로 인하여 가족동반자살이 나타나고 있다. 부모의 입장에서는 자신이 죽은 이후에 남겨질 자식들이 사회적 안전망이 부족한 상황 속에서 겪을 수 있는 사회적 불이익에 대한 걱정 때문에 자식을 먼저 죽이고 나서 본인이 자살하는 극단적인 행동을 한다. 이외에도 가족동반자살의 원인은 만성적인 생활고를 야기하는 경제적 문제, 심한 우울증과 같은 정신건강 문제, 탈출구를 찾지 못하는 신빈곤층의 증가, 경제위기와 사회양극화로 인한 소외계층의 사회적 박탈감, 부족한 사회보장체계와 사회안전망의 미비 등이 있다. 어떤 측면에서 보면 가족동반자살은 단순히 부모에 의한 '자녀타살'이라기보다는 사회 전체가 책임져야 할 '사회적 타살'로 볼 수 있다(박봉길 · 전석균, 2011).

제6절 노년기의 정신건강

1. 노년기와 심리사회적 특성의 이해

1) 노년기의 정의와 이해

노년기는 인생의 마지막 시기이다. 과학적인 근거나 기타 특별한 이유가 있는 것은 아니지만 일반적으로 65세를 중년기와 노년기를 구분하는 분기점으로 인정한다. 이제 의학의 발달로 노인은 30년 이상의 격차가 존재하는 매우 다양한 집단이 되었다. 노년학자와 건강전문가는 노년기를 두 집단, 즉 65~74세의 젊은 노인집단과 75세 이상의 최고령 노인집단으로 구분한다(Santrock, 1995).

유엔은 한 나라의 전체 인구 중에서 65세 이상 인구비율이 7%를 넘으면 '고령화사회', 14%를 넘으면 '고령사회', 20%를 넘으면 '초고령사회'로 규정하고 있다<표 2-6 참조>.

우리나라의 2020년 65세 이상 고령인구는 우리나라 인구의 15.7%로, 향후에도 계속 증가하여 2025년에는 20.3%에 이르러 우리나라가 초고령사회로 진입할 것으로 전망된다. 이후에도 계속 증가하여 2036년에는 30%를 넘어서고, 40년 후인 2060년에는 43.9%에 이를 것으로 보인다.

〈표 2-6〉 노인인구 비율 구분

구 분	의 미	우리나라 시기
고령화사회	65세 이상 인구 비율 7% 이상	2000년
고령사회	65세 이상 인구 비율 15.7% 이상	2020년
초고령사회	65세 이상 인구 비율 20.3% 이상	2025년(예상)

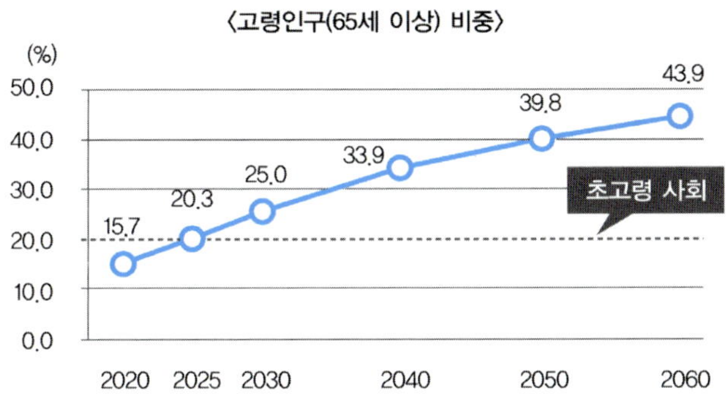

❙그림 2-2❙ 국내 고령화 추이

출처 : 통계청(2020).

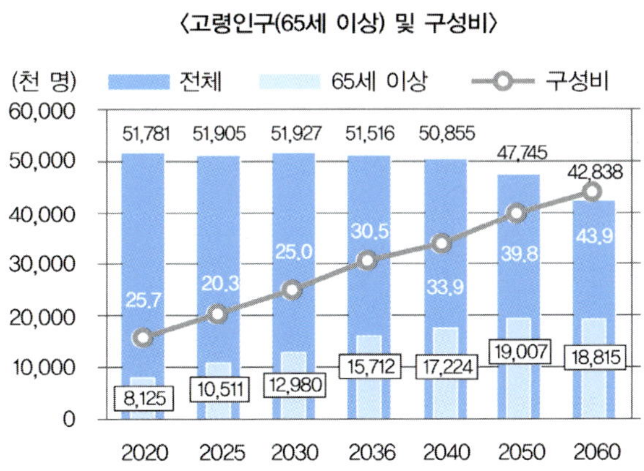

❙그림 2-3❙ 장래인구 특별추계 : 2017~2067

이러한 고령화 속도는 어느 선진국에서도 경험해 보지 못한 빠른 추세로서 복지 기반이 취약한 우리나라로서는 사회적으로 여러 방면에 걸쳐 부담이 되고 있다.

이렇듯 노인인구의 증가는 경제적 빈곤 문제, 신체적 노화와 만성질환으로 인한 건강 및 의료보호 문제, 사회적 지위와 역할 상실의 문제, 심리·사회적인 갈등으로 인한 소외와 고립문제로 노인성 정신장애나 정신건강 문제들이 생겨나고 있으며, 급속한 고령화사회의 초래는 노인복지나 의료 등의 문제에 관련된 많은 사회문제를 이미 초래하고 있다. 특히 고령화 속도가 다른 어느 나라보다도 빠르게 진행되고 있어 노인문제가 더욱 다양해지고 심각해질 것으로 예상된다.

2) 노인의 심리사회적 특성

심리사회적 특성으로 노인이 되면 머리가 빠지고 주름살이 늘고 허리가 굽어지는 등 자신의 신체적 변화에 따른 우울증과 비관적인 생각을 갖게 되며, 뇌의 노화로 기억력이 쇠퇴하고, 융통성 없이 고집이 세고 완고하며 독단적으로 되기 쉽다. 그리고 모든 일에 흥미나 열의도 줄어들고 주변의 모든 일들에 불평과 불만이 많아져 비관적이고 체념적인 생각을 많이 하게 된다. 흥미의 범위나 방향도 매우 좁아지게 되고 고독감을 느낀다. 특히 노인의 고독감은 핵가족화되면서 더욱 심해지고 있다. 배우자의 사망이나 주위의 친지, 친구들의 죽음은 노인에게 커다란 충격과 함께 고독함과 쓸쓸함을 한층 더 가중시켜 준다. 배우자를 비롯한 주위 사람들의 죽음은 곧 다가올 자신의 죽음에 대한 실감과 현실적 상황을 체험하게 한다. 배우자와의 사별은 특히 노인의 정신건강을 해치는 치명적인 요인이 된다.

또한 노인들의 경제적 빈곤이나 경제적 불안은 노인들을 더욱 우울하게 하며 경제적으로 안정되어 있느냐 아니냐는 노인의 정신건강과 적응에 막대한 영향을 준다. 실제로 경제적으로 곤경에 빠져 있는 사람에게 있어서 노인성 정신장애가 더욱 빈번하다. 노인이 되면 성기능 및 성적 흥미도 많이 상실됨은 당연하다 하겠으나 그렇다고 해서 성생활을 전혀 할 수 없다는 것은 아니다. 노인도 각자 개인차가 있으나 80대까지 성생활이 가능한 노인도 있다. 국내에서 논란 속에 개봉한 노인들의 성을 다룬 영화들은 노인들의 노화와 성문화를 단적으로 보여주었다. 즉, 그들은 이미 많이 늙었지만 그 누구보다도 젊은 사랑을 하며 그들의 사랑은 평범한 듯 보이지만 아주 특별하고 아름답다. 마음은 전혀 늙지 않았는데도 자꾸 몸만 늙어간다는 사실이 슬프긴 하지만, 그래서 그들에게 있어 섹스는 꼭 삶이고 인생이며 지금, 살아있다는 가장 확실한 증거이다.

2. 노년기의 발달과제와 정신건강

1) 65세 이상, 노년기 : 자아통합(Intergrity)

에릭슨(Erikson, 1968)은 65세 이상을 노년기로 정의하였으며 심리사회적 위기를 자아통합 대 절망이라고 선정하였다. 에릭슨은 통합성은 자기 일생의 의미를 오랫동안 숙고한 이후에만 획득된다고 하며, 통합성은 일생 동안 일어났던 사실들을 두려워하지 않고 그대로 수용하며 죽음에 직면할 수 있는 능력으로 정의하였다. 통합성을 느끼는 노인은 현재 상황과 과거사의 통합을 그리고 결과에 대한 만족감을 가지며 죽음을 잘 수용한다고 한다. 반면에 통합성의 반대 축을 절망이라고 하며 절망은 자신의 과거에 대한 후회로 특징지어지며, 그때 다르게 했더라면 하면서 계속 후회하는 것을 의미한다. 절망감을 느끼는 사람 대부분은 자신의 인생을 불완전하고 충족되지 못한 삶으로 간수하기 때문에 죽음을 수용하기가 어렵다. 죽음을 비참한 인생을 끝내는 한 방법으로 생각하든지, 아니면 죽음으로 인해 과거의 실패가 더 이상 보상될 수 없기 때문에 죽음을 두려워한다. 절망을 경험하는 노인 중 일부는 심지어 자살하기도 한다. 노인은 고립된 계층으로서 취급되기보다는 지역사회 내에서 활동적 역할을 하는 노인으로서 대접받기를 원하므로 자기가 살던 지역으로부터 사회적·경제적으로 계속적인 참여를 하면서 살기를 원한다. 노년기의 발달과제는 건강에 적응하며 은퇴 후의 경제적인 면에 적응을 강조한다. 노인이 수행해야 할 발달과업은 대부분 본질적으로 심리적인 것이다. 다음은 통상적인 노년기의 발달과업(김규수 외 공역, 2012)을 설명하고 이에 따른 정신건강 문제를 생각해 보게 할 것이다.

(1) 퇴직과 소득감소에 적응하기

엘리 스털링(Ellie Stirling, 2010)의 연구에 의하면 퇴직자들은 스스로 더 이상의 선택이나 목표를 이룰 수 없을 것이고, 권리를 옹호할 에너지나 동기가 없을 것이고, 아무것도 할 수 없는 사람으로 가치 절하되어 구식 인간일 뿐이라는 느낌을 갖는다고 하였다. 또한 생산적인 사회풍토는 은퇴한 사람을 재정적, 사회적 짐으로 볼 것이라고 여기며 나이, 신체적인 기동성과 같은 이유로 사회집단에서 거절당하거나 평가절하될 것이라고 보고하였다.

인간에게 있어서 퇴직, 즉 일의 상실은 삶에 많은 변화를 강요하고 선택하게 만든다. 특히 노화가 진행되고 인생의 황혼기에 있는 노년기에 있어서 퇴직은 삶에 많은 변화를 초래한다. 가장 심각한 것이 시간관리이다. 즉, 갑자기 많아진 시간을 주체하지 못하고 당황하게 되는 것이다. 특히 그동안 직업에 굉장한 열정을 가진 경우 직업은 인생의 전부나 다름없기 때문에 퇴직은 상당한 상실감을 안겨준다. 설사 비록 마음의 준비는 하였다 하더라도 현실을 받아들이기는 간단하지 않다. 더구나 일로 인해 평소 친구들도 잘 만나지 않았고 별다른 취미나 관심거리가 없었다면 적응의 문제는 좀 더 심각해진다. 이러한 의미에서 펙(Peck, 1968)은 노년기를 의미 있고 만족스럽게 보내기 위해서는 직업 역할에 몰두하는 것으로부터 자기분화로 전환되는 과정에서 심리적 적응이 매우 중요하다고 강조하였다.

설상가상으로 소득의 감소는 이러한 심리적 상실감과 위축을 더욱 얼어붙게 만든다. 주된 소득원이 사회보장급여와 연금, 자녀들이 주는 용돈이 전부라면 그동안의 소비패턴 또한 여기에 맞추어야 한다. 이러한 상황은 자신이 저소득층으로 전락했다는 느낌을 갖게 하여 심리적으로 우울한 기분에 젖어든다. 그나마 퇴직금이 있는 경우는 상황이 조금 나을지 모른다. 그러나 이러한 경우도 자신의 시간을 이제부터 어떻게 사용하며 살아갈 것인가에 고민하게 된다.

한편, 퇴직에 수반되는 긍정적 해석은 은퇴를 다른 종류의 일을 할 기회로 생각하는 것일 수 있다. 즉, 풀타임 유급 직장이 아니어도 자발적인 파트타임

일로 대체하여 심리사회적 욕구를 만족시켜 줄 수 있다. 또한 가족과 사회에 기여하는 효율적이고 가치 있는 일을 통해서 성공적인 은퇴는 커다란 만족을 줄 수 있고, 후손을 돌보며 기쁨을 갖거나 배우자와 정서적으로 교류하는 관계로 발전하면 건설적이고 낙관적일 수 있다(양의주, 2018).

이러한 점들을 감안하여 휴먼서비스 전문가들은 이들 노인과 어떻게 관계 맺고 어떠한 원조를 해줄 수 있을 것인가를 충분히 인식하여야 할 것이다.

(2) 퇴직한 배우자와 함께 살기

아마도 전통적인 가족이 아니라도 대부분의 경우는 부인이 가사일을 하고 남편이 일을 하다가 퇴직을 하고 집에서 함께 시간을 보내게 된다. 맞벌이 부부라도 여성 배우자가 먼저 퇴직을 하는 경우가 많고 남성 배우자가 늦게 퇴직을 한다. 어떤 경우든 문제는 이제까지는 각자가 자신만의 일뿐만 아니라 동료 직원들과 더 많은 시간을 보냈기 때문에 부부가 함께 시간을 신나고 재미있게 보내는 것에 미숙한 경우가 많다는 것이다. 비록 이들이 그동안 간혹 짧은 시간 동안, 즉 휴가나 연휴 공휴일 정도에 평소 함께하지 못했다는 미안한 마음으로 성의를 다했다 하더라도 그때와 퇴직한 지금의 상황은 다를 수밖에 없고 분명 그때와는 또 다른 마음가짐과 여가를 보내는 방법이 요구된다.

종종 이러한 상황이 벌어진 것에 익숙하지 못하기 때문에 남편은 아내의 집안일에 간섭하고 잔소리를 하여 서로의 신경을 건드리게 되고 사소한 것이 싸움의 발단이 되어 마음의 상처를 주게 된다. 만약 부인이 결혼 후 많은 시간을 남편과 잘 지내지 못했거나 자식들도 자신의 그동안의 공적을 알아주지 않는 상황에서 이러한 경우가 발생하면 몸이 마음의 아픔을 대신하게 한다. 즉, 특별한 의학적 소견이 없음에도 불구하고 괜히 몸이 아픈 것이다. 소위 '화병'이라는 것이다.

시간이 지나면서 노인부부는 각자의 시간을 갖게 됨으로써 집에서 다투는 일이 줄어듦을 인식하기 시작할 것이다. 지역사회는 이러한 노인들을 위한 많은 교육 프로그램과 취미나 여가활동 나아가 보람된 일에 참여할 수 있는 기회를 제공한다. 평생교육의 관점에서 노인대학이나 여가클럽은 이들에게 유익한 장소가 된다. 그러나 이곳의 프로그램이 다양하게 준비되어 있어도 노인들에게 요구되는 것이 있다. 즉, '동년배나 다른 노인들과 관계 맺기'이다. 과거에는 함께 시간을 보내는 사람이 직장동료였으나 이제는 전혀 모르는 동년배나 이웃과 관계를 새롭게 맺어나가야 하는 과업이 생긴 것이다. 만약 이들과 함께 즐겁게 지내는 인간관계 맺는 기술이 부족하지 않다면 유쾌하고 즐거운 곳이 되며 시간을 재미있게 보낼 것임에 틀림없다.

동시에 노인부부가 이전의 직장 친구를 만나고 즐겁게 대화하는 과정에서 노년기의 적응에 대한 다양하고도 새로운 사실을 알게 된다. 동시에 이전과는 달리 자녀들 가족에게 관심을 더욱 가져주고 함께하는 시간이 많아지면서 관계가 더욱 좋아지고 손자들을 자주 볼 수 있게 되기도 한다. 그래서 '친구와 가족에 대한 관심 유지하기'라는 과업이 필요하다는 것을 인식한다.

노인의 생활만족도 변화에 영향을 미치는 요인에 관한 연구 결과, 교육수준이 높을수록 생활만족도가 높은 것으로 나타났으나 시간이 경과할수록 유의하지 않은 것으로 나타났다. 배우자 유무에 따른 생활만족은 배우자 있는 노인이 높게 나타났으며, 경제활동상태에 있는 노인이 생활만족도가 높은 것으로 나타났다. 노인의 건강만족도가 높을수록, 심리만족도가 안정될수록 삶의 만족도가 높은 것으로 나타났다(김미영, 2017; 김진훈, 2019).

또한 노인들은 각자가 지역사회에 일손이 필요한 곳을 찾아 자원봉사를 하고, 부부가 함께 교회 활동에 적극적으로 참여하며 '생활만족과 사회적 책임 그리고 시민으로서 책임을 지속하기'라는 과업을 잘 수행함으로써 훨씬 만족감을 느끼게 된다.

이러한 점들을 감안하여 휴먼서비스 전문가들은 이들 노인들이 어떻게 시간을 보내고 또 효율적으로 보낼 것인가에 대해 어떠한 원조를 해줄 수 있을 것인가를 충분히 인식하여야 할 것이다.

(3) 질병과 배우자, 친구 상실에 대처하기

노년기에 있어서 질병은 이들의 생활에 커다란 생활사건이다. 특히 이들이 노화과정에 있기 때문에 늘 많은 관심이 가는 부분이다. 만약 노인부부 중 한

쪽이 신체적으로나 정신적으로 심각한 질병에 걸릴 경우 생활은 커다란 변화를 맞게 된다. 한쪽의 배우자가 지속적인 간병을 맡게 되는 경우가 많기 때문이다. 간병인이나 자식, 며느리가 와서 돌보아 주더라도 주된 부담은 배우자가 안게 된다. 그럴 경우 평소 생활 활동이 위축될 수밖에 없다. 문제는 짧은 시간이 아니라 오랫동안 그렇게 될 경우가 문제다. 그동안 주된 부담을 안고 간병한 배우자의 건강문제와 심리적 문제가 또 다른 문제가 될 수 있기 때문이다. 몸이 많이 지치고 생활이 위축되며 간병 동안 심하게 고생하는데 이를 배우자는 물론 다른 가족들도 몰라줄 때면 배우자가 죽어버렸으면 하는 생각도 하게 되고 때로는 무관심으로 유기를 하기도 하며 우울한 상태에 빠지기도 한다.

시간이 지나 만약 배우자가 사망할 경우 남은 배우자의 삶은 또 다른 질곡에 빠지게 된다. 배우자 사망은 어떤 경우든 가장 큰 심리적 스트레스가 된다. '남편이 죽었으면' 하고 생각한 것이나 간병이 너무 힘들어 방치하거나 학대한 것 때문에 심한 죄책감을 느끼고 '혼자'라는 생각에서 오는 '외로움'은 우울증이라는 정신건강 문제를 갖기도 한다. 일반적으로 시간은 이러한 슬픔을 희석시키고 점차 이전의 삶을 되찾게 만든다. 남은 배우자는 시간이 흐를수록 점차 예전의 사회 활동들을 하게 되고 친구들과 슬픔을 공유하며 도움을 주고받는다. 이러는 동안 오랜 친구들도 한 사람씩 죽게 되고 장례식에 참여하는 일이 늘어나면서 슬픈 생활 사건으로 인한 '반복되는 슬픔'을 자주 겪게 되며 이러한 것이 삶을 허무하게 느끼는 데 영향을 준다.

이러한 점들을 감안하여 휴먼서비스 전문가들은 이들 노인들의 심리적 문제를 어떻게 이해하고 어떠한 원조를 해줄 수 있을 것인가를 충분히 인식하여야 할 것이다.

(4) 만족스러운 생활공간 찾기와 건강과 신체의 변화에 적응하기

독거노인들이 갖는 남은 여생 동안 갖는 각 하위단계가 있다. 즉, 배우자와 친구들의 사망으로 삶의 회의와 우울증이 생기고 기력이 현저히 떨어진다. 몸과 마음이 쇠진해진다. 자식들이 위로와 지지를 하지만 이들도 자신들이 돌보아야 할 가정과 전념해야 할 직장이 있다. 무기력하게 혼자 집에 지내는 것이 걱정되고 자주 돌보아 드리지 못하는 마음에 자식들은 노인집단거주시설로 이사할 것을 권유하기 시작한다. 우리의 경우 많은 노인이 이를 선뜻 받아들이지 않는다. '자신이 자식에게 버림받았다'는 자괴감과 다른 사람에게는 수치심이 들기 때문이다.

만약 혼자 사는 노인이 계단에서 미끄러져 다리가 부러지거나 길에서 넘어져 다칠 경우 생활환경의 변화가 일어난다. 즉, 병원에서 퇴원할 때, 수발해주는 사람이 필요하게 되고, 보통 처음에는 자식이 그러한 역할을 맡는다. 그리하여 자식의 집으로 거처를 옮기게 된다. 자신이 살던 집을 떠나는 것은 배우자가 죽었을 때만큼 상실감이 크게 작용한다. 갑자기 자식과 함께 생활한다는 것도 보통의 적응문제가 아니다. 고부간의 관계, 다른 생활방식과 아이들 교육방식 등에서 어려움이 발생하기 때문이다. 만족스러운 생활 공간을 모색해 보기 시작하고 노인아파트, 유료 양로원 중에서 한 곳으로 이사를 하게 된다. 이렇게 노인들의 집단주거시설 같은 곳으로 옮겨 사는 것은 지금까지 소중하게 간직했던 많은 것들을 버려야 함을 의미한다. 가족과의 정서적 이별, 친구와 친한 이웃과의 멀어짐, 정이 들고 기억에 남는 소중한 물건들을 버리게 되는 것 등은 삶의 회한과 고독감이 짙게 들 것이다.

동시에 노인들은 점차 변화되는 외모와 신체 – 흰머리, 깊어진 주름살, 휘어지는 허리, 관절염으로 인한 통증과 거동불편, 기력쇠진 – 등의 변화에 익숙하고 초월해질 필요가 있다. 자신의 노화에 지나치게 몰두할 경우 더욱 우울해질 수 있고, 자신의 노화를 받아들이며 건강과 신체의 변화에 적응해야 하는 것이 또 하나의 과업이기 때문이다. 따라서 이러한 시설의 인적 환경이 중요한 역할을 할 수 있다. 시설직원의 친절함, 함께 지내는 노인들의 배려 등이 이러한 노인들의 적응을 잘 도울 수 있다.

이러한 점들을 감안하여 휴먼서비스 전문가들은 시설 노인들의 심리적 문제를 어떻게 이해하고 어떠한 원조를 해줄 수 있을 것인가를 충분히 인식하여야 할 것이다.

(5) 자기존중감을 재평가하기

자기존중감(자기 자신을 존중하는 방식)은 인생에서의 행복과 적응에 중요한 요인이다. 주위에서 노인을 구식이고, 노망나고, 의존적이고 무능력하다고 여긴다면, 노인 자신도 스스로를 똑같은 방식으로 바라보기가 쉽다. 친구나 친척의 사망, 직업의 상실, 외모와 신체적인 능력의 감소 등으로 노인은 낮은 자기존중감을 갖는다. 노인이 자신에 대해 좋게 느끼기 위해서는 가치 있고, 능력 있으며, 존중받을 만하다는 사실을 다른 사람에게서 피드백 받을 필요가 있다. 이것은 노인의 정신건강에 매우 중요한 요소이다. 다른 연령대의 사람들처럼 노인도 자신의 능력을 입증하고 싶어 한다. 인간은 자기 자신의 삶을 통제할 수 있게 될 때 능력을 맛보는 경향이 있다. 자기 자신이 더 많은 대안을 가질수록, 더 많은 통제력을 갖게 되고, 자존감도 더 높아진다. 사생활은 능력과 자존감에 영향을 줄 수 있는 요인이다. 개인적으로 쉴 공간이 있는 사람은 다른 사람과 함께 있고 싶을 때와 혼자 있고 싶을 때를 결정할 수 있다. 요양원에서 개인 방이 있는 노인은 기분이 좋지 않거나 너무 시끄럽거나 쉬고 싶을 때 자기 방으로 돌아갈 수 있다. 개인 방은 노인에게 환경을 통제할 수 있는 방법을 제공해 주는 셈이다.

이러한 점들을 감안하여 휴먼서비스 전문가들은 노인들의 생애검토 과정에서 겪는 어려움을 어떻게 이해하고 어떠한 원조를 해줄 수 있을 것인가를 충분히 인식하여야 할 것이다.

(6) 죽음을 수용하기

펙(Peck, 1968)은 죽음을 수용하는 것이 노년기에서 세 가지 주요한 심리적 적응의 하나로 보았다. 에릭슨(Erikson, 1963)은 죽음과 관련하여 인생의 마지막 단계에 경험하는 통합성 대 절망이라는 심리적 위기를 설명하였다. 죽음은 우울한 미래이고 인간은 이러한 미지의 미래를 잘 받아들이지 못한다. 인간의 죽음에 대한 태도는 아동기에 시작하여 노년기에 이르기까지 오랜 시간에 걸쳐 형성되는데 노년기에 있어 죽음에 대한 태도는 자아통합의 성취수준에 따라 차이를 보인다.

펙(Peck, 1968)은 '불쌍한 나'라는 생각을, '인생을 보다 의미 있고 행복하게 만들기 위해 내가 할 수 있는 일은 과연 무엇인가'라는 생각으로 바꿈으로써 죽음을 긍정적으로 수용할 수 있다고 하였다. 노년기의 주된 과업은 자신의 생애를 검토하면서 과거의 삶을 평가하고 언젠가는 죽는다는 사실을 받아들이는 것이다. 프렌클과 브룬스위크(Frenkel-Brunswik, 1970)는 생애검토를 통해 인생의 균형을 이끌어 낸다고 보았다. 삶을 검토하는 동안 자신의 실패와 성취, 실망과 만족을 반성하게 되고 자신의 삶이 가치 있었다는 긍정적인 관점을 갖게 된다. 중요한 요소는 과거가 의미 있었다고 결론 내리는 것과, 죽음의 불가피성을 수용하는 것이다. 심리적으로 이를 잘 받아들인 사람은 만족스러워하고 남은 노년기도 보다 편안하게 받아들일 수 있다.

그러나 노인의 역할을 낮게 평가하는 사회의 일반적 분위기 때문에 이러한 통합을 달성하기란 사실 어렵다. 일반적으로 대부분의 사회에서 노인은 무능력하고 의존적이며 구식이라는 부정적인 태도에 직면한다. 친한 친구나 친척의 죽음, 점진적인 신체적 악화 또한 노인들이 통합성을 경험하는 것을 어렵게 한다.

이러한 점들을 감안하여 휴먼서비스 전문가들은 노인들의 죽음에 대한 수용 과정에서 겪는 어려움을 어떻게 이해하고 어떠한 원조를 해줄 수 있을 것인가를 충분히 인식하여야 할 것이다.

3. 노년기 정신건강 문제

인생이란 공허하다고 결론짓고 아직 죽음을 수용하지 못하거나 이 과정에서 자신이 긍정적인 관점을 갖지 못할 때 절망, 우울증, 자살, 노인성 정신병 등의 정신건강 문제를 경험하기도 한다. 노년기에도 여러 가지 노인성 정신장애를 볼 수 있다. 그러나 이들 노인성 정신장애는 노인이 되었기에 새로 시작되는 일은 드물고, 대부분 중년기에 생산성 대 침체의 위기를 어느 정도 극복했는가에 따라 영향을 받는 경우가 많은 것으로 본다. 여기에서는 노인성 정신건강 문제와 최근 사회문제화되고 있는 노인 정신건강 문제와 관련된 자살을 살펴보고자 한다.

1) 노인성 정신건강 문제

이러한 노인성 정신건강 문제로는 첫째, 화병과 같은 신체화 증상, 둘째, 뇌동맥경화증(뇌경색)과 노인성 정신병 같은 만성 뇌증후군과, 셋째, 노인성 치매가 가장 많다. 치매에는 뇌세포들이 죽어가는 퇴행성 치매(알츠하이머)와 뇌혈관 질환(뇌졸중)에 의한 혈관성 치매 그리고 이 양자를 함께 갖고 있는 경우가 있다. 혈관성 치매는 조기치료와 예방이 가능하나 퇴행성 치매(알츠하이머형 치매)는 아직 원인과 치료법이 불분명하고 치료의 한계가 있으나 최근 지속적인 연구에 의해 점차 밝혀져 가고 있으며 약물이나 치료방법도 진전을 보이고 있다. 서양에서는 퇴행성 치매가 더 많은 반면 동양에서는 혈관성 치매가 많다고 조사되고 있으며, 성별 발생 양상을 보면 퇴행성 치매는 여자에게 더 높고, 혈관성 치매는 남자에게 더 높다고 한다.

한편 알츠하이머라는 말은 1907년 독일의 정신과 의사 알츠하이머(Alois Alzheimer)가 치매증상을 보이는 환자의 뇌에서 특징적인 신경병리적 소견을 발견한 이후 그의 이름을 따서 붙여진 것이다. 노인성 정신장애의 네 번째 예로는 우울증 같은 정동장애(affective disorder)를 들 수 있으며, 다섯 번째는 신경증적 장애, 끝으로 알코올이나 약물 의존 등에 따른 장애를 들 수 있다.

2) 자살문제의 이해

세계보건기구의 통계에 의하면 대부분의 나라에서 노인들의 자살률이 젊은 성인에 비해 높으며, 일반적으로 평생 동안 자살위험 정도와 자살생각은 연령이 증가함에 따라 같이 증가하는 것으로 알려져 왔다(임 혁 · 채인숙, 2015).

보건복지부(2021) 실태조사에 따르면, 2012년부터 2019년까지 OECD 주요 회원국의 노인 자살률 추이를 보면, 한국이 가장 높은 자살률을 유지하고 있고, 2015년과 2018년에 소폭 증가를 제외하고 매년 감소하고 있어 다른 OECD 주요 회원국 자살률과의 차이가 점차 감소하고 있다.

한국에 이어 노인 자살률이 높았던 슬로베니아는 2016년에 31.6명까지 감소하였으나 2017년부터 증감을 반복하며 최근 2019년에는 36.9명으로 증가하였고, 리투아니아는 2014년 이후 감소 추세이다가 2018년에 37.0명으로 다시 증가하였으나 2019년에 34.3명으로 다시 감소하였다. 이 밖에 헝가리는 2016년부터 감소 추세로 2018년에 증가하였으나 2019년에 다시 28.8명으로 감소하였고, 오스트리아는 감소하는 추세이다가 2017년에 다시 증가하였으나 이후 다시 감소하고 있다. 라트비아는 2013년 이후 증가 추세였으나 2016년부터는 지속해서 감소하고 있고, 일본은 2013년에 소폭 증가를 제외하고 꾸준히 감소하여 2012년에 25.7명이었으나 2018년에 18.6명으로 2012년 대비 7.1명(-27.5%) 감소하였다. 핀란드는 15.1~17.3명으로 증감을 반복하고 있으며, 영국은 5.7~7.0명으로 점차 증가 추세이다. 【그림 2-4】와 같이 OECD 주요 회원국 노인 자살률을 비교하여 살펴보았다.

(단위 : 명/인구 10만 명)

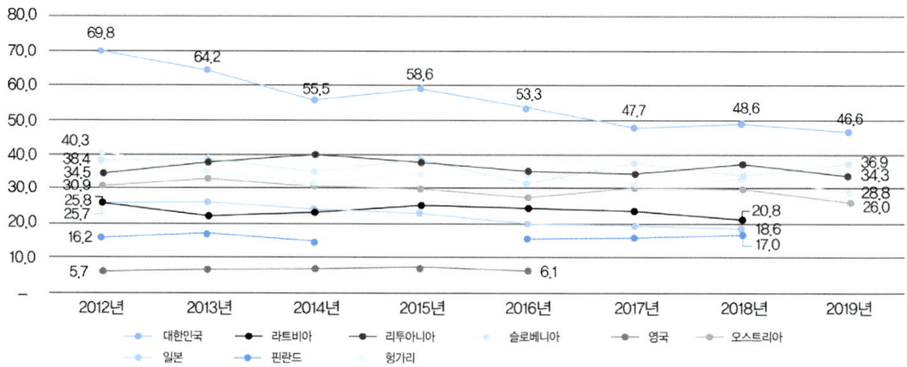

【그림 2-4】 **OECD 주요 가입국가의 노인 자살률 비교**

출처 : 보건복지부(2021). WHO의 2021 Mortality data base를 활용하여 한국생명존중희망재단에서 산출.

2019년 노인 자살자 수는 3,600명으로 전년 대비 7명(0.2%) 증가하였고, 자살률(인구 10만 명당 명)은 46.6명으로 전년 대비 2.0명(-4.1%) 감소하였다. 최근 5년간 노인 자살률은 2015년에 58.6명으로 가장 높았고, 이후 2018년에 소폭 증가를 제외하고는 전반적으로 감소 추세이며, 5년간 자살률은 연평균 -5.5% 감소하였다. ❙그림 2-5❙와 같이 노인 자살률의 변화 추이를 살펴보았다.

(단위 : 명/인구 10만 명)

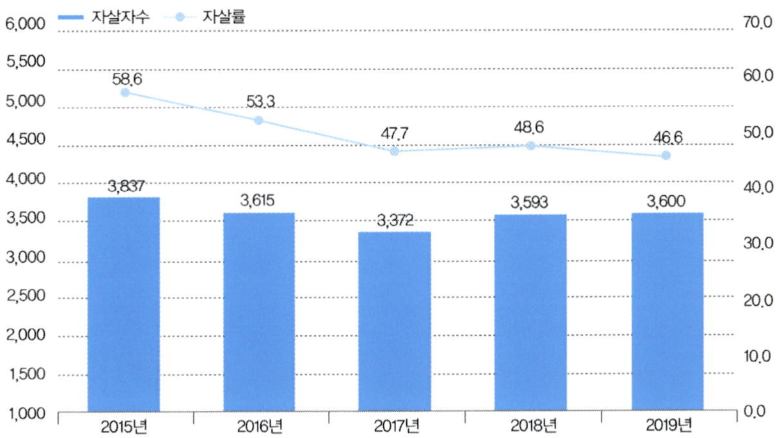

❙그림 2-5❙ **2015~2019년 노인(65세 이상) 자살 현황 추이**

출처 : 보건복지부(2021). 자살예방백서.

❙그림 2-6❙ 2015~2019년 연령대별 자살률 추이를 보면 최근 5년간 연령별 자살률은 80세 이상이 가장 높은 자살률을 보이고 있고, 2017~2018년에는 50대의 자살률이 60대보다 약간 높은 양상을 보였으나 2019년에는 60대의 자살률이 증가하면서 연령대가 높을수록 자살률이 증가하는 경향을 보였다. 9세 이하 자살률은 5년간 0.0명을 유지하고 있고, 10대는 2017년까지 4.2~4.9명이었으나 2018년에는 5.8명, 2019년에는 5.9명으로 증가 추세이다. 20대는 2015년부터 16.4명으로 유지하다가 2018년부터 증가 추세이고, 30대~50대는 2017년까지 지속해서 감소하다가 2018년에 증가하였으나 2019년에 다시 감소하였다. 60대는 2017년까지 감소 추세였으나 2018년부터 다시 증가하였고, 70대는 2018년에 소폭 0.1명 증가하였으나 전반적으로 감소하는 추세이며, 80세 이상도 최근 5년간 지속해서 감소하였다.

(단위 : 명/인구 10만 명)

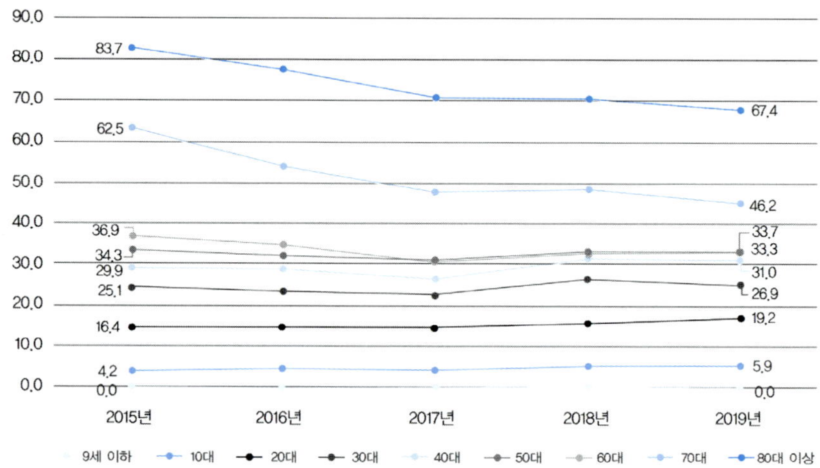

❙그림 2-6❙ 2015~2019년 연령대별 자살률 추이

출처 : 보건복지부(2021). 자살예방백서.

❙그림 2-7❙ 2019년 수단별 노인 자살 비율을 살펴보면 2019년 노인의 자살수단은 목맴이 1,835명(51.0%)으로 가장 많고, 뒤이어 추락 648명(18.0%), 농약 음독 578명(16.1%) 순으로 많으며, 농약 음독으로 인한 자살 비율이 전체 연령(5.7%)보다 10.4%p 높았다. 전년 대비 자살률 증감률이 증가한 수단은 분신(72.3%), 기타(67.5%), 자동차/ 기차(43.6%), 가스 중독(30.6%), 둔기/ 예기(12.0%), 약물 음독(10.8%)이고, 총화기(-100.0%), 익사(-17.3%), 기타 화학물질(-15.6%), 목맴(-7.2%), 추락(-4.3%), 농약 음독(-1.7%)으로 인한 자살률은 감소하였다.

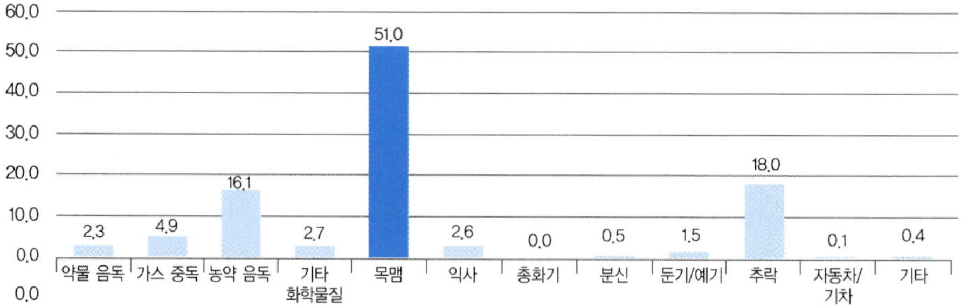

❙그림 2-7❙ 2019년 수단별 노인 자살 비율

출처 : 보건복지부(2021). 자살예방백서.

(1) 원인

통계청(2018)이 발표한 사망원인통계에서 노인들이 자살 충동에서 벗어나게 하기 위해서는 그 원인을 제거해 주는 게 무엇보다 중요하다. 자살을 생각하는 이유 중 1위가 바로 경제적 어려움이다. 자살을 생각해 본 적 있는 65세 이상 노인 가운데 27.7%가 바로 생활비 문제를 꼽았다. 이 같은 조사 결과는 노인들뿐 아니라 노인이 될 중장년층에게도 슬픈 현실이다. 인생의 말년에 돈이 없어서 죽음을 생각해야 하는 현실, 그리고 몸이 아파 더이상 정신적으로 버티기 힘든 현실이 고령층에게 큰 고통이라는 얘기다. 무엇보다 주변의 가족과 친구들이 버팀목이 되어주어야 하겠지만 국가와 사회가 할 수 있는 일을 찾아야 한다. 2019년 61세 이상은 육체적 질병 문제가 42.2%로 가장 높았고, 뒤이어 정신적·정신과적 문제, 경제생활 문제 순으로 특히 다른 연령대보다 육체적 질병 문제와 사별 문제로 인한 자살 비율이 높았다.

그러나 이러한 자살요인들은 특정 요인에 의해서라기보다 여러 가지 복합적인 요인이 얽혀 유발한다. 그러므로 노인의 자살은 하나의 문제나 사건으로 개입하기보다는 경제적, 신체적 건강 문제와 가족관련 관계 문제, 지지 네트웍 등 총체적인 삶의 상황을 반영한 예방과 개입방법을 강구하여야 한다.

노년기 자살과 관련된 요인은 **|그림 2-8|** 에서 보는 바와 같이 임상적 요인, 경제적 요인, 가족적 요인, 사회적 요인이 있으며, 각 요인들은 상호 간에 영향을 미친다.

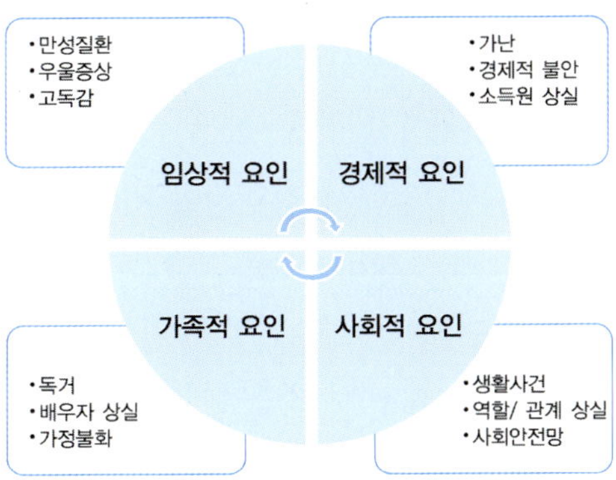

|그림 2-8| 노년기 자살 관련 요인

다음은 노인들의 자살의 위험징후와 관련된 일상생활의 단면들로서 세심한 관심이 요구된다(전석균, 2021).

〈표 2-7〉 노인의 자살 징후 관련 생활 상황

	일상생활의 단면
1	과거에 자살시도를 한 경력이 있을 때
2	극도로 우울해하고 불안해하면서 지쳐 있을 때
3	주위에 자살을 시도할 수 있는 도구나 여건이 마련되어 있을 때
4	자신의 죽음이 가족들에게 미칠 영향에 대하여 관심을 보일 때
5	자살할 생각이 있다고 자주 말할 때
6	많이 초조해하고 불안해하다가 갑자기 차분해지고 편안해할 때
7	최근에 가족의 죽음이나 건강의 상실 등 삶의 어려운 일을 당하였을 때
8	죽은 가족에 대한 죄의식이나 재결합과 관련된 표현을 많이 할 때
9	자신의 실수나 잘못에 대해 벌 받기를 강력히 원할 때
10	생물학적 욕구(음식, 성, 수면, 일상활동)가 현저히 줄어들었을 때
11	알코올중독 상태일 때
12	별거, 이혼, 사별로 인해 혼자 살고 있을 때
13	평소와 다른 행동들을 보일 때
14	가족 중에 자살하여 사망한 사람이 있을 때
15	자신의 삶의 무가치성을 강조하며 의기소침할 때

(2) 노년기 자살의 특징

노인의 자살은 다른 연령군의 자살과 비교할 때 몇 가지 측면에서 다른 특징을 보인다. 그러므로 노인자살에 대한 접근은 이들의 특징을 감안하여 일반 인구군의 자살과는 다른 시각에서 접근해야 하며 예방에 중점을 둔 관리가 필요하다(Conwell, 1997, 전석균, 2021 재인용).

① 젊은 인구 집단에서 자살시도 대 수행의 비율이 200 : 1인 반면에, 노인의 자살은 4 : 1에 이를 정도로 치명적이다. 노인군에서는 자살시도 비율이 상대적으로 낮지만 치명적인 방법을 선택한다.

② 자살의 동기가 일반적인 자살과 다르다. 노인 자살자의 대부분은 과거에 자살시도력이 없는 경우가 흔하기 때문에 자살을 예방하기 위해서는 자살을 조기에 발견하고 개입하는 것이 중요하다.

③ 노인의 자살은 오랫동안 그 결과의 장단점에 대하여 신중하게 생각해오다가 결행을 하기 때문에 자살행동이 합리적으로 생각되는 경향마저 있다. 즉, 노인의 자살시도는 청소년의 자살시도에 비해 실제로 자살성공과의 연관성이 상당히 높다(De Leo & Meneghel, 2001, 전석균, 2021 재인용). 그 이유는 노년기에는 생존의 기대가치가 죽음으로 얻게 되는 가치(고통과 고독으로부터의 탈출 등)보다 적은 경우가 많기 때문에 '합리적으로 선택'하는 유형의 자살이 많다(서동우, 2013).

④ 노인들은 다양한 상실을 경험했기 때문에 다소 우울하다고 해도 노인자신이나 주변 사람들은 노인의 우울감이 당연하다고 생각하기 쉽고, 이것이 조기개입을 어렵게 만드는 요인이다.

⑤ 노인이 될 때까지 사회적응을 잘 해온 경우라면, 노년기에 이르러서도 계속해서 잘 유지할 것이라고 주위 사람들이 기대하기 때문에 위기상황에서조차도 적절한 개입을 하지 않는 경향이 있다.

⑥ 노년기 우울증은 주로 신체적 특징이나 심기가 불편한 증상으로 표현되기 때문에 정신건강 영역이 아닌 다른 의료기관에서 신체증상을 호소하는 것으로 끝나버리는 경우가 많다. 아울러 노인의 우울과 관련된 다양한 원인에 대해 충분히 훈련받지 못한 일반 의사는 노인의 신체증상에 대해서만 주의를 기울이는 경향이 있어서 우울증상에 대한 치료의 기회를 놓치게 되어 우울증이 자살행동으로 이어질 수 있다.

(3) 치료적 개입

노년층의 자살 문제는 비단 경제적 위기 이외에도 도시화, 핵가족화, 고령화, 독거노인, 이혼율 증가 등 포괄적인 사회 문제와 맥락을 같이함을 의미하는 것으로도 해석할 수 있다(남호진 · 이석구, 2017). 자살의 문제는 개인의 신체 및 심리적 · 경제적 지위에 따른 편차 이외에도 사회적 관계나 지역의 맥락에 따라서도 차이가 나타난다는 점을 어렵지 않게 확인할 수 있다(노법래, 2017; 신수민, 2020).

노년기에는 경제적으로 은퇴를 경험하고, 자녀들을 출가시키면서 노인 부부만 남게 되며 사회적으로도 사망하는 친구나 지인이 발생함에 따라 주변과의 관계에서 점차적으로 멀어져 가기 쉽다. 자살 사고와 관련된 위험을 반영하는 급성 요인으로 의욕상실, 소외감, 고립감, 인간관계의 상실과 같은 경고 징후들은 적극적인 개입을 필요로 하는 실천적 의미를 가지고 있다(황정우 외, 2017; 신수민, 2020).

노인의 자살에 대한 연구는 주로 정신건강 영역에서 다루어져 왔으며, 주로 자살 관련 변수로서 우울증에 대한 치료에 초점을 두고 있는 실정이다. 그러나 자살이 생물학적 요인, 성격적 특성, 인지적 특성, 인구사회학적 요인, 가족관계, 사회환경적 요인 등 다양한 원인으로 인하여 발생하는 복합적인 현상이라고 볼 때, 자살을 단지 생물학적인 요인에만 초점을 두고 사정하고 치료적 개입을 하는 것은 한계가 있다. 그러므로 노인의 자살예방을 위해서는 다각적인 자살예방적 접근이 필요하다. 노인자살에 대한 연구(박봉길 · 전석균, 2006)에서는 자살예방을 위한 사정과 개입에 대해 세 가지 차원을 제안하고 있다.

① 임상적 차원

㉠ **우울증 사정 및 개입** : 우울증은 자살과 관련된 가장 강력한 매개변수이다. 노년기 우울증은 까닭 모를 울적함이나 의욕상실, 무력감, 고독감, 이유 없는 슬픔이나 불면, 식욕저하, 허무감, 지나친 걱정 등의 증상이 대표적인데, 이는 자살이라는 그릇된 판단으로 이어질 수 있다. 특히 노인들이 우울증상을 보여도 대부분 적극적인 치료가 필요하지 않은 질병으로 인식할 뿐 아니라 경제적인 어려움 때문에 병원을 찾는 경우가 극히 드물며, 가족들의 관심 부족도 우울증을 부추기는 한 요인이 된다. 노인의 우울감은 그 자체로 표현되기보다는 신체적 증상이나 다른 양상으로 나타나기 쉽기 때문에 잘 드러나지 않는 특징이 있다. 그러므로 임상현장에서 우울증을 선별하는 사정도구의

활용이 필요하다. 특히 정신건강 영역 이외의 일반 1차 의료기관에서 노인의 신체호소와 관련하여 신체적 문제에 감추어져 있는 우울의 상태를 사정해 내는 과정이 중요하다. 우울을 측정하기 위한 사정도구로는 노인우울 척도를 활용할 수 있다. 노인우울 위험군에 대한 조기발견과 개입이 중요하다.

㉡ 신체적 질환 사정 및 개입 : 노인의 신체적 문제는 단지 노화에 따르는 자연스러운 결과라고 인식하는 경향이 있어서 관심을 덜 가지는 경우가 많다. 노인에게 있어서 만성적인 신체질환 자체가 자살을 유발하지 않는다는 의견이 지배적이지만, 이러한 신체질환으로 인하여 우울증상이나 다른 정신병리가 유발되어 자살에 큰 영향을 미친다. 신체적 문제에 대한 사정영역으로는 일상생활수행능력(ADL)과 도구적 일상수행능력(IADL)에 의한 기능장해 여부, 식욕의 정도, 수면, 복약 여부, 과거 입원력, 흡연연수, 음주연수, 건강에 대한 자기인식, 시각 및 청각 장해 여부, 기타 다양한 신체질병 등이 포함될 수 있다.

② 심리적·상황적·가족적 차원

㉠ 자아존중감 사정 및 개입 : 자아존중감은 자신의 존재와 본질에 대한 신뢰를 나타내고, 정신건강과 질적인 삶을 유지시켜 주는 기초가 된다. 낮은 자아존중감은 무가치감과 자기학대로 이어지고 이는 우울증을 유발하여 자살생각을 불러일으킨다. 그러므로 자존감에 초점을 둔 사정과 자존감 증진을 위한 심리상담적 개입이 필요하다. 이를 위해 노인복지관이나 노인상담소, 가족상담기관 등에서 노인의 자존감 향상과 자기통합을 위한 프로그램 개발과 개입을 할 수 있다.

㉡ 생활사건에 대한 사정과 개입 : 노인들이 겪는 생활사건은 자살생각과 관련이 있다. 자살에 영향을 주는 스트레스 생활사건이란 자신이나 가까운 가족의 심각한 질병이나 상해, 부모나 배우자, 자녀 등 가족원의 죽음, 이혼, 안정적인 관계의 붕괴, 가까운 친구나 이웃과의 갈등, 무직, 직업의 상실, 심각한 경제적 위기, 법적인 문제, 중요한 것

의 상실 등이다. 노인을 중심으로 가족을 포함한 주변 환경에서의 상실이나 생활의 변화에 대한 사정이 중요하다. 특히 가족이나 친구의 상실을 경험하는 생활사건이 노인 당사자에게 어떤 영향을 미치는지에 대한 세밀한 사정과 관찰이 필요하다. 생활사건 중에서 배우자와의 사별이 가장 큰 영향을 주게 되므로 남아 있는 노인에 대한 위기 개입과 사별에 대처하는 비탄치료(grief therapy)가 필요하다.

㉢ **가족 간 의사소통에 대한 사정과 개입** : 노인에게 있어서 가족은 보호적인 관계로서 1차적으로 중요한 환경이다. 노인들은 가족과의 의사소통이나 결속력이 낮을 경우에 외로움을 느끼고, 가족 간의 의사소통 단절과 불화는 자살과 관련이 있다. 가족 내 의사소통을 향상시키고 대화를 원활하게 하는 것은 자살생각을 감소시키는 매개역할을 할 수 있다. 그러므로 노인 당사자에 대한 개입뿐 아니라 가족을 대상으로 한 가족상담 및 치료적 개입이 필요하다. 특히 노인이 현실생활의 상실에서 오는 비애감을 극복하고 과거 잘못된 인간관계로 인한 갈등을 해결하도록 돕고 죽음에 대한 두려움을 극복할 수 있도록 관심을 가지는 가족들의 노력이 필요하다.

③ 사회환경적 · 제도적 차원

㉠ **노인자살 예방 및 문제해결을 위한 지역사회 인프라 구축의 필요성** : 지역사회 내에 있는 기존의 포괄적인 자살예방 프로그램은 노인들에게 그렇게 효과적이지 못하다. 대부분의 노인자살자들은 자살예방센터에 전화를 하거나 도움을 요청하지 않으며, 자살위험성이 높은 노인들을 파악하고 평가할 만한 효과적인 프로그램이 없는 실정이다. 그러므로 다른 인구집단과는 다르게 자살위험군에 있는 노인들을 위한 별도의 자살예방접근법이 필요하다. 이를 위해서는 자살위험이 높은 노인들을 위한 지속적인 평가뿐 아니라, 적극적인 치료와 집중적인 사례관리를 통하여 자살을 예방해야 한다. 또한 의료기관 응급실을 방문한 자살시도자에게는 정신과적 치료기관이나 지역정신보건시설

과 연계시킴으로써 추후 자살예방을 위한 안전망을 구축해야 한다. 노인자살예방사업의 효과성을 고려할 때 선진 외국의 예는 우리에게 시사하는 바가 크다. 이탈리아는 위기에 처한 노인이 즉각적으로 도움을 요청할 수 있는 경보시스템인 '텔레 헬프(tele-help : 전화도우미)' 프로그램[8)]이 있고, 미국은 세인트루이스에서 시행하고 있는 전화를 통한 위기개입모델인 Link-Plus 모델[9)]과 샌프란시스코 노인자살예방센터의 24시간 전화와 방문 프로그램[10)]이 있다. 또한 우리나라에서도 시행되고 있는 워싱턴 스포켄 지역정신건강센터(Spokane Community Mental Health Center)의 게이트키퍼(gatekeeper) 프로그램이 있다. 이는 지역사회에서 노인을 자주 접하는 경찰관, 소방관, 약사, 은행원들에게 노인자살에 대한 교육을 실시하고 위험도가 높은 노인을 전문기관에 의뢰하는 '생명사랑지킴이' 역할을 맡게 한다. 이 프로그램을 운영한 결과, 노인자살률이 감소하였다(Raschko, 1991; Salvatore, 2000, 전석균, 2021 재인용).

우리나라는 아직 지역사회 내 유관 기관 간의 연계망 구축은 미비한 실정이다. 노인의 특성상 본인이 직접 도움을 요청하는 경우가 많지 않기 때문에 지역사회 내 기관 간 연계망 구축을 통하여 노인의 자살위험군에 대한 사정뿐 아니라 자살에 효율적으로 대처하는 인프라를 구축해야 한다. 노인자살을 예방할 수 있는 지역사회시설로는 노인자살예방센터, 지역사회병원 및 정신의료기관, 지역정신건강증진센터, 긴급전화 상담기관, 노인상담소, 노인사회복지관, 동사무소 사회복지전담공무원, 가족상담기관, 소방서, 경찰서 등이 있다. 또한 전문기관이나 전문가뿐 아니라 시민, 종교기관, 학교 등 지역사회 전체가 자살예방의 중요성을 인식하고 생명존중의 문화를 만들어 가는 협력적인 노력이 필요하다.

---

8) 노인자살 예방교육을 받은 인력이 자살위험도가 높다고 판정된 노인에게 일주일에 2~3회 전화를 걸어 정기적인 면담을 시행한다. 노인들은 주로 자신의 장애, 사회적 고립감, 정신적인 문제, 외래진료의 어려움, 공공 및 민간 의료기관의 이용 등에 대한 서비스를 많이 요청한다.

9) 가족이나 친구 또는 전문가가 의뢰한 환자에게 전화를 통하여 다차원적인 평가와 서비스, 지지적 상담을 제공한다.

10) 전화와 방문 프로그램을 운영하고 있다. 장시간 전화를 통하여 정서적 지지와 위기개입서비스, 정보제공 및 의뢰서비스를 제공한다. 종사원들은 계획에 따라 노인과 전화통화를 하고 자살위험성이 있다고 판단될 경우에는 가정방문을 실시한다.

㉡ **사회복지 제도적 차원의 자살예방정책의 필요성** : 노인들의 건강과 재정을 위한 복지제도가 미흡할 경우, 노인의 자살률이 높게 나타난다는 연구가 있다(Kastenbaum, 2001, 전석균, 2021 재인용). 노인들은 노화에 따르는 신체적 질병에 취약한 계층이므로 신체적인 문제가 있을 때 의료자원에 쉽게 접근할 수 있는 제도적 장치가 마련된다면 그만큼 건강문제로 인한 스트레스가 경감될 수 있다. 현재 제도적으로 운영되고 있는 노인장기요양보호제도의 확대와 내실을 통하여 노인들이 의료서비스 자원에 접근이 용이하도록 하는 것은 신체적 건강문제로 인한 우울증과 자살생각을 감소시키는 효과를 가져올 수 있을 것이다.

학•습•문•제

1. 인간의 발달주기별 발달과제와 정신건강 문제와의 상호 관련성을 설명할 수 있어야 한다.
2. 인간의 발달주기별 발생하는 정신건강 문제를 이해하고 설명할 수 있어야 한다.

뜨거운 가슴과 냉철한 사고의 point

1. 휴먼서비스의 효과적인 제공을 위해서 인간의 발달주기별 정신건강 문제를 이해하는 것은 어떤 함의를 가지는가?
2. 인간의 발달주기마다 일어날 수 있는 정신건강 문제를 신체 · 심리 · 사회환경 · 제도적 시각으로 보는 것은 어떤 함의를 가지는가?

[부록]

❐ 소아의 정상발달 이정표 ❐

연 령	운 동	적 응	언 어	개인-사회적 행동
4주	손은 주먹을 쥔 상태	중앙선까지 쫓아 볼 수 있다.	보고 웃는다. 옹알이를 한다.	얼굴을 빤히 쳐다본다. 소리에 반응한다.
16주	엎어 놓으면 머리를 수직으로 든다. 머리를 가눈다.	물체를 쥘 수 있다.	큰 소리로 웃는다. 짧게 재잘거린다.	낯선 환경을 알아차린다. 음식을 보면 좋아한다.
28주	앞으로 기울이고 앉는다. 뒤집는다.	다른 손으로 장난감을 옮겨 쥔다. 장난감을 흔든다.	"마", "바" 소리를 낸다.	발을 입에 가져간다. 낯선 사람에게 부끄럼을 탄다.
40주	혼자 앉는다. 기어 다닌다. 붙잡고 일어선다.	숨겨진 장난감을 찾는다. 엄지와 집게 손가락을 사용한다.	이름을 부르면 반응한다. "엄마", "아빠"를 말한다.	"까꿍", "짜짜꿍", "빠이빠이"를 한다.
12개월	혼자 선다. 손잡고 걷는다.	엄지와 집게 손가락으로 정확히 집는다. 달라고 하면 장난감을 준다.	"엄마", "아빠"의 단어를 말한다.	옷을 입을 때 협조한다. 컵으로 마신다.
15개월	혼자 걷는다. 계단을 기어 올라간다. 공을 발로 찬다.	그리는 시늉을 한다. 2개의 정육면체를 쌓는다.	3~5개의 단어를 말한다. 신체 부위를 말한다.	손가락질을 한다. 집안일을 돕는다.
18개월	한 손을 잡고 층계를 올라간다. 뒤뚱거리며 뛴다.	3개의 정육면체를 쌓는다. 자의로 그림을 그린다.	그림을 보고 이야기하는 흉내를 낸다. 10개의 단어를 말한다.	흘리면서 혼자 먹는다. 소변을 보고 알려준다.
2년	잘 뛴다. 계단을 오르내린다.	6개의 정육면체를 쌓는다. 수평선을 그린다.	짧은 문장을 말한다. 그림을 보고 이름을 말한다.	숟가락질을 한다.
3년	세발자전거를 탄다. 한쪽 발로 잠깐 선다.	원과 십자가를 보고 그린다.	자신의 성별, 이름을 말하다. 셋까지 센다.	양말과 신발을 신는다. 손을 씻는다.
4년	가위질을 한다. 한쪽 발로 뛴다.	사각형을 보고 그린다. 몸의 세 부분을 그린다.	의사대로 이야기한다. 전치사를 안다. 반대말을 안다.	양치질, 세수를 한다. 다른 아이와 협조적으로 논다.
5년	한 발을 번갈아 올리고 뛴다. 줄넘기를 한다.	몸의 여섯 부분을 그린다. 열까지 센다. 삼각형을 보고 그린다.	기본 색을 안다. 단어의 의미를 물어본다.	다른 아이와 경쟁적 놀이를 한다.

❏ 한국어판 ADHD평정척도(K-ARS : Korean ADHD Rating Scale) ❐

번호	문 항	전혀 그렇지 않다	그렇지 않다	그렇다	매우 그렇다
1	학교수업이나 다른 활동을 할 때 주의를 기울이지 못하여 실수를 많이 한다.	⓪	①	②	③
2	가만히 앉아 있지 못하고 손발을 계속 움직이거나 몸을 꿈틀거린다.	⓪	①	②	③
3	과제나 놀이를 할 때 지속적으로 주의를 집중하는 데 어려움이 있다.	⓪	①	②	③
4	수업시간이나 자리에 앉아 있어야 할 상황에서 자리에서 일어나 돌아다닌다.	⓪	①	②	③
5	다른 사람이 마주보고 이야기할 때 귀 기울여 듣지 않는 것처럼 보인다.	⓪	①	②	③
6	상황에 맞지 않게 과도하게 뛰어다니거나 기어 오른다.	⓪	①	②	③
7	지시에 따라서 학업이나 자신이 해야 할 일을 끝마치지 못한다.	⓪	①	②	③
8	조용히 하는 놀이나 오락활동에 참여하기가 어렵다.	⓪	①	②	③
9	과제와 활동을 체계적으로 하는 데 어려움이 있다.	⓪	①	②	③
10	항상 '끊임없이 움직이거나' 마치 '모터가 달려서 움직이는 것처럼' 행동한다.	⓪	①	②	③
11	공부나 숙제 등 지속적으로 정신적 노력이 필요한 일이나 활동을 피하거나 싫어하거나 또는 하기를 꺼려한다.	⓪	①	②	③
12	말을 너무 많이 한다.	⓪	①	②	③
13	과제나 활동을 하는 데 필요한 물건들(장난감, 숙제, 연필 등)을 잃어버린다.	⓪	①	②	③
14	질문을 끝까지 듣지 않고 대답한다.	⓪	①	②	③
15	외부자극에 의해 쉽게 산만해진다.	⓪	①	②	③
16	자기 순서를 기다리지 못한다.	⓪	①	②	③
17	일상적인 활동을 잊어버린다(예 학교 숙제를 잊어버리거나 도시락을 두고 학교에 간다).	⓪	①	②	③
18	다른 사람을 방해하고 간섭한다.	⓪	①	②	③

- 홀수문항의 총점 : 부주의성, 짝수문항의 총점 : 과잉행동과 충동성
- 절단점 기준 – 부모용 : 19점, 교사용 : 17점

출처 : 소유경 외(2002). 한국어판 부모, 교사 DHD 평가척도의 신뢰도와 타당도 연구. 신경정신의학, 41(2), 283-289.

❑ 유아동 인터넷 중독 관찰자 척도 ❑

번 호	문 항	전혀 그렇지 않다	그렇지 않다	그렇다	매우 그렇다
1	식사나 휴식 없이 화장실도 가지 않고 인터넷을 한다.	1	2	3	4
2	인터넷을 하다가 그만두면 또 하고 싶어서 조를 때가 많다.	1	2	3	4
3	인터넷을 못하게 되면 초조하고 안절부절 못한다.	1	2	3	4
4	인터넷을 하고 있을 때만, 흥미진진해 보이고 생생해 보인다.	1	2	3	4
5	인터넷을 안 할 때, 다른 것에 집중하지 못하고 불안해 보인다.	1	2	3	4
6	다른 할 일이 있을 때도 인터넷을 사용한다.	1	2	3	4
7	인터넷을 못하게 되면 지루하고 재미없어 한다.	1	2	3	4
8	인터넷을 하는 시간이 하루 중 가장 편안해 보인다.	1	2	3	4
9	과다한 인터넷 사용으로 인해 공부에 집중하지 못하고 산만해 보인다.	1	2	3	4
10	게임에서 빨간 피가 튀는 장면을 볼 때에 무덤덤하게 반응한다.	1	2	3	4
11	인터넷 사용으로 인해 불규칙한 생활을 하는 것 같다.	1	2	3	4
12	정해진 사용을 하겠다고 약속하지만 대부분은 약속을 지키지 않는다.	1	2	3	4
13	인터넷을 오래 하느라 아이 체중이 변한 것 같다.	1	2	3	4
14	인터넷을 하지 못하게 하면 화를 내거나 짜증을 부린다.	1	2	3	4
15	정해진 사용 시간을 잘 지킨다.	1	2	3	4

출처 : 고영삼(2012), p.316.

❑ 유아동 인터넷 중독 관찰자 척도 해석 ❑

<table>
<tr><td rowspan="2">채점 방법</td><td>[1단계] 1점 전혀 그렇지 않다 2점 때때로 그렇다 3점 자주 그렇다 4점 항상 그렇다
문항별
※ 단, 문항 15번은 다음과 같이 역채점 실시
4점 전혀 그렇지 않다 3점 때때로 그렇다 2점 자주 그렇다 1점 항상 그렇다</td></tr>
<tr><td>[2단계] 총 점 ① 1~15번 합계
총점 및 요인별 합계 ② 1요인 (3, 5, 6, 12, 14번) 합계 ③ 3요인 (31, 32, 33, 39번) 합계
요인별 ④ 4요인 (42, 43, 44, 45번) 합계</td></tr>
<tr><td rowspan="3">고위험 사용자군</td><td>유아동 총 점 ① 44점 이상
요인별 ② 1요인 14점 이상 ③ 3요인 12점 이상 ④ 4요인 14점 이상</td></tr>
<tr><td>판 정 ①에 해당하거나, ②~④ 모두 해당되는 경우</td></tr>
<tr><td>인터넷 사용으로 인하여 일상생활에서 심각한 장애를 보이면서 내성 및 금단 현상이 나타난다. 대인관계는 대부분 사이버 공간에서 이루어지며, 오프라인에서 만남보다는 온라인에서 만남을 더 편하게 여긴다. 대개 자신이 인터넷 중독이라고 느끼며, 학업이나 집중 활동에 곤란을 겪는다. 또한 심리적으로 불안정감 및 우울한 기분을 느끼는 경우가 흔하며, 성격적으로 충동성, 공격성도 높은 편이다. 현실세계에서 대인관계에 문제를 겪거나, 외로움을 느끼는 경우도 많다.
▸ 인터넷 중독 성향이 매우 높으므로 관련 기관의 전문적인 지원과 도움이 요청된다.</td></tr>
<tr><td rowspan="3">잠재적 위험 사용자군</td><td>유아동 총 점 ① 40점 이상 43점 이하
요인별 ② 1요인 13점 이상 ③ 3요인 11점 이상 ④ 4요인 13점 이상</td></tr>
<tr><td>판 정 ①~④ 중 한 가지라도 해당되는 경우</td></tr>
<tr><td>고위험 사용자에 비해 보다 경미한 수준이지만, 일상생활에서 장애를 보이며, 인터넷 사용시간이 늘어나고 집착을 하게 된다. 학업에 어려움이 나타날 수 있으며, 심리적 불안정감을 보이지만 절반 정도의 학생은 자신이 아무 문제가 없다고 느낀다. 대체로 계획적이지 못하고 자기조절에 어려움을 보이며, 자신감도 낮은 경향이 있다.
▸ 인터넷 과다사용의 위험을 깨닫고 스스로 조절하고 계획적으로 사용하도록 노력한다. 인터넷중독에 대한 주의가 요망되며, 학교 및 유치원 등 관련 기관에서 제공하는 건전한 인터넷 활용 지침을 따른다.</td></tr>
<tr><td rowspan="3">일반 사용자군</td><td>유아동 총 점 ① 40점 이하
요인별 ② 1요인 13점 이하 ③ 3요인 11점 이하 ④ 4요인 13점 이하</td></tr>
<tr><td>판 정 ①~④ 모두 해당되는 경우</td></tr>
<tr><td>대부분 인터넷 중독 문제가 없다고 느낀다. 심리적 정서문제나 성격적 특성에서도 특이한 문제를 보이지 않으며, 자기행동을 잘 관리한다고 생각한다. 주변 사람들과의 대인관계에서도 스스로 충분한 지원을 얻을 수 있다고 느끼며, 심각한 외로움이나 곤란함을 느끼지 않는다.
▸ 인터넷의 건전한 활용에 대하여 자기 점검을 지속적으로 수행한다.</td></tr>
</table>

출처 : 고영삼(2012), p.318.

❑ 청소년 인터넷 중독 관찰자 척도 ❑

번 호	문 항	전혀 그렇지 않다	그렇지 않다	그렇다	매우 그렇다
1	인터넷문제로 가족들과 자주 싸운다.	1	2	3	4
2	평소와는 달리, 인터넷을 할 때만 할 말을 다하고 자신감이 있어 보인다.	1	2	3	4
3	인터넷에 빠진 이후로, 폭력(언어적, 신체적)적으로 변했다.	1	2	3	4
4	하루에 4시간 이상 움직이지 않고 한 곳에서 인터넷을 한다.	1	2	3	4
5	식사나 휴식 없이 화장실도 가지 않고 인터넷을 한다.	1	2	3	4
6	인터넷 사용으로 인해 주변 사람들의 시선이나 반응에 무관심하다.	1	2	3	4
7	인터넷 하는 데 건드리면 화내거나 짜증을 낸다.	1	2	3	4
8	하루 이상을 밤을 새우면서 인터넷을 한다.	1	2	3	4
9	인터넷 사용으로 학교 성적이 떨어졌다.	1	2	3	4
10	인터넷 하는 데 건드려도 화내거나 짜증내지 않는다.	1	2	3	4
11	밤새워서 인터넷을 하지는 않는다.	1	2	3	4
12	인터넷 사용 때문에 피곤해서 수업시간에 잔다.(혹은 잔다고 한다)	1	2	3	4
13	인터넷을 안 할 때, 다른 것에 집중하지 못하고, 불안해 보인다.	1	2	3	4
14	점점 더 많은 시간 동안 인터넷을 사용한다.	1	2	3	4
15	인터넷 사용으로 인해 약속을 지키지 않고 거짓말을 자주 한다.	1	2	3	4

출처 : 고영삼(2012), p.319.

❑ 청소년 인터넷 중독 관찰자 척도 해석 ❑

채점 방법	[1단계] 1점 전혀 그렇지 않다 2점 그렇지 않다 3점 그렇다 4점 매우 그렇다 문항별 ※ 단, 문항 10번, 11번은 다음과 같이 역채점 실시 4점 전혀 그렇지 않다 3점 그렇지 않다 2점 그렇다 1점 매우 그렇다
	[2단계] 총 점 ① 1~15번 합계 총점 및 요인별 합계 ② 1요인 (1, 5, 9, 12, 15번) 합계 ③ 3요인 (3, 7, 10, 13번) 합계 요인별 ④ 4요인 (4, 8, 11, 14번) 합계
고위험 사용자군	중고교생 총 점 ① 35점 이상 요인별 ② 1요인 14점 이상 ③ 3요인 12점 이상 ④ 4요인 14점 이상
	초등학생 총 점 ① 30점 이상 요인별 ② 1요인 14점 이상 ③ 3요인 12점 이상 ④ 4요인 14점 이상
	판 정 ①에 해당하거나, ②~④ 모두 해당되는 경우
	인터넷 사용으로 인하여 일상생활에서 심각한 장애를 보이면서 내성 및 금단 현상이 나타난다. 대인관계는 대부분 사이버 공간에서 이루어지며, 오프라인에서 만남보다는 온라인에서 만남을 더 편하게 여긴다. 인터넷 접속시간은 중·고생의 경우 1일 약 5시간 이상, 초등생 약 2시간 이상이며, 중·고생은 수면시간도 6시간 내외로 줄어든다. 대개 자신이 인터넷 중독이라고 느끼며, 학업에 곤란을 겪는다. 또한 심리적으로 불안정감 및 우울한 기분을 느끼는 경우가 흔하며, 성격적으로 충동성, 공격성도 높은 편이다. 현실세계에서 대인관계에 문제를 겪거나, 외로움을 느끼는 경우도 많다. ▸ 인터넷 중독 성향이 매우 높으므로 관련 기관의 전문적인 지원과 도움이 요청된다.
잠재적 위험 사용자군	중고교생 총 점 ① 32점 이상~34점 이하 요인별 ② 1요인 13점 이상 ③ 3요인 11점 이상 ④ 4요인 10점 이상
	초등학생 총 점 ① 28점 이상~29점 이하 요인별 ② 1요인 13점 이상 ③ 3요인 11점 이상 ④ 4요인 10점 이상
	판 정 ①~④ 중 한 가지라도 해당되는 경우
	고위험 사용자에 비해 보다 경미한 수준이지만, 일상생활에서 장애를 보이며, 인터넷 사용시간이 늘어나고 집착을 하게 된다. 학업에 어려움이 나타날 수 있으며, 심리적 불안정감을 보이지만 절반 정도의 학생은 자신이 아무 문제가 없다고 느낀다. 대체로 중·고생은 1일 약 3시간 정도 초등생은 2시간 정도의 접속시간을 보이며, 다분히 계획적이지 못하고 자기조절에 어려움을 보이며, 자신감도 낮은 경향이 있다. ▸ 인터넷 과다사용의 위험을 깨닫고 스스로 조절하고 계획적으로 사용하도록 노력한다. 인터넷 중독에 대한 주의가 요망되며, 학교 및 유치원 등 관련 기관에서 제공하는 건전한 인터넷 활용 지침을 따른다.
일반 사용자군	중고교생 총 점 ① 31점 이하 요인별 ② 1요인 12점 이하 ③ 3요인 10점 이하 ④ 4요인 9점 이하
	초등학생 총 점 ① 27점 이하 요인별 ② 1요인 12점 이하 ③ 3요인 10점 이하 ④ 4요인 9점 이하
	판 정 ①~④ 모두 해당되는 경우
	중·고생의 경우 1일 약 2시간, 초등생 약 1시간 정도의 접속시간을 보이며, 대부분 인터넷 중독 문제가 없다고 느낀다. 심리적 정서문제나 성격적 특성에서도 특이한 문제를 보이지 않으며, 자기행동을 잘 관리한다고 생각한다. 주변 사람들과의 대인관계에서도 스스로 충분한 지원을 얻을 수 있다고 느끼며, 심각한 외로움이나 곤란함을 느끼지 않는다. ▸ 인터넷의 건전한 활용에 대하여 자기 점검을 지속적으로 수행한다.

출처 : 고영삼(2012), pp.320-321.

❑ 청소년 인터넷 중독 자가진단 척도 ❑

번호	문항	전혀 그렇지 않다	그렇지 않다	그렇다	매우 그렇다
1	인터넷 사용으로 건강이 이전보다 나빠진 것 같다.	1	2	3	4
2	오프라인에서보다 온라인에서 나를 인정해 주는 사람이 더 많다.	1	2	3	4
3	인터넷을 하지 못하면 생활이 지루하고 재미가 없다.	1	2	3	4
4	인터넷을 하다가 그만두면 또 하고 싶다.	1	2	3	4
5	인터넷을 너무 사용해서 머리가 아프다.	1	2	3	4
6	실제에서보다 인터넷에서 만난 사람들을 더 잘 이해하게 된다.	1	2	3	4
7	인터넷을 하지 못하면 안절부절못하고 초조해진다.	1	2	3	4
8	인터넷 사용 시간을 줄이려고 해보지만 실패한다.	1	2	3	4
9	인터넷을 하다가 계획한 일들을 제대로 못한 적이 있다.	1	2	3	4
10	인터넷을 하지 못해도 불안하지 않다.	1	2	3	4
11	인터넷 사용을 줄여야 한다는 생각이 끊임없이 들곤 한다.	1	2	3	4
12	인터넷 사용시간을 속이려고 한 적이 있다.	1	2	3	4
13	인터넷을 하고 있지 않을 때는 인터넷이 생각나지 않는다.	1	2	3	4
14	주위 사람들이 내가 인터넷을 너무 많이 한다고 지적한다.	1	2	3	4
15	인터넷 때문에 돈을 더 많이 쓰게 된다.	1	2	3	4

출처 : 고영삼(2012), p.322.

❑ 청소년 인터넷 중독 자가진단 척도 해석 ❑

구분	내용
채점 방법	[1단계] 문항별 1점 전혀 그렇지 않다 2점 때때로 그렇다 3점 자주 그렇다 4점 항상 그렇다 ※ 단, 문항 10번, 13번은 다음과 같이 역채점 실시 4점 전혀 그렇지 않다 3점 때때로 그렇다 2점 자주 그렇다 1점 항상 그렇다
	[2단계] 총점 및 요인별 합계 총 점 ① 1~15번 합계 요인별 ② 1요인 (3, 5, 9, 12, 14번) 합계 ③ 3요인 (31, 32, 33, 39번) 합계 ④ 4요인 (42, 43, 44, 45번) 합계
고위험 사용자군	중고교생 총 점 ① 44점 이상 요인별 ② 1요인 15점 이상 ③ 3요인 13점 이상 ④ 4요인 14점 이상
	초등학생 총 점 ① 42점 이상 요인별 ② 1요인 14점 이상 ③ 3요인 13점 이상 ④ 4요인 13점 이상
	판 정 ①에 해당하거나, ②~④ 모두 해당되는 경우
	인터넷 사용으로 인하여 일상생활에서 심각한 장애를 보이면서 내성 및 금단 현상이 나타난다. 대인관계는 대부분 사이버 공간에서 이루어지며, 오프라인에서 만남보다는 온라인에서 만남을 더 편하게 여긴다. 인터넷 접속시간은 중·고생의 경우 1일 약 5시간 이상, 초등생 약 2시간 이상이며, 중·고생은 수면시간도 6시간 내외로 줄어든다. 대개 자신이 인터넷 중독이라고 느끼며, 학업에 곤란을 겪는다. 또한 심리적으로 불안정감 및 우울한 기분을 느끼는 경우가 흔하며, 성격적으로 충동성, 공격성도 높은 편이다. 현실세계에서 대인관계에 문제를 겪거나, 외로움을 느끼는 경우도 많다. ▸ 인터넷 중독 성향이 매우 높으므로 관련 기관의 전문적인 지원과 도움이 요청된다.
잠재적 위험 사용자군	중고교생 총 점 ① 41점 이상~43점 이하 요인별 ② 1요인 14점 이상 ③ 3요인 12점 이상 ④ 4요인 12점 이상
	초등학생 총 점 ① 39점 이상~41점 이하 요인별 ② 1요인 13점 이상 ③ 3요인 12점 이상 ④ 4요인 12점 이상
	판 정 ①~④ 중 한 가지라도 해당되는 경우
	고위험 사용자에 비해 보다 경미한 수준이지만, 일상생활에서 장애를 보이며, 인터넷 사용시간이 늘어나고 집착을 하게 된다. 학업에 어려움이 나타날 수 있으며, 심리적 불안정감을 보이지만 절반 정도의 학생은 자신이 아무 문제가 없다고 느낀다. 대체로 중·고생은 1일 약 3시간 정도 초등생은 2시간 정도의 접속시간을 보이며, 다분히 계획적이지 못하고 자기조절에 어려움을 보이며, 자신감도 낮은 경향이 있다. ▸ 인터넷 과다사용의 위험을 깨닫고 스스로 조절하고 계획적으로 사용하도록 노력한다. 인터넷 중독에 대한 주의가 요망되며, 학교 및 유치원 등 관련 기관에서 제공하는 건전한 인터넷 활용 지침을 따른다.
일반 사용자군	중고교생 총 점 ① 40점 이하 요인별 ② 1요인 13점 이하 ③ 3요인 11점 이하 ④ 4요인 11점 이하
	초등학생 총 점 ① 38점 이하 요인별 ② 1요인 12점 이하 ③ 3요인 11점 이하 ④ 4요인 11점 이하
	판 정 ①~④ 모두 해당되는 경우
	중·고생의 경우 1일 약 2시간, 초등생 약 1시간 정도의 접속시간을 보이며, 대부분 인터넷 중독 문제가 없다고 느낀다. 심리적 정서문제나 성격적 특성에서도 특이한 문제를 보이지 않으며, 자기행동을 잘 관리한다고 생각한다. 주변 사람들과의 대인관계에서도 스스로 충분한 지원을 얻을 수 있다고 느끼며, 심각한 외로움이나 곤란함을 느끼지 않는다. ▸ 인터넷의 건전한 활용에 대하여 자기 점검을 지속적으로 수행한다.

출처 : 고영삼(2012), pp.323-324.

❑ 성인 인터넷 중독 관찰자 척도 ❑

번 호	문 항	전혀 그렇지 않다	그렇지 않다	그렇다	매우 그렇다
1	누가 봐도 인터넷에 중독된 것을 단번에 알 수 있다.	1	2	3	4
2	인터넷을 사용하더라도 주변 사람들의 시선이나 반응에 무관심하지 않다.	1	2	3	4
3	인터넷 때문에 폭력(언어적, 신체적)을 휘두른다.	1	2	3	4
4	하루에 12시간 이상 움직이지 않고 한 곳에서 인터넷을 한다.	1	2	3	4
5	식사나 휴식 없이 화장실도 가지 않고 인터넷을 한다.	1	2	3	4
6	인터넷 하느라 주변사람들에게 무관심하다.	1	2	3	4
7	인터넷 때문에 폭력(언어적, 신체적)을 휘두르지 않는다.	1	2	3	4
8	인터넷을 하느라 학교나 회사를 무단으로 빠진다.	1	2	3	4
9	인터넷을 하느라 연락 없이 하루 이상 외박을 한다.	1	2	3	4
10	인터넷을 하는데 건드리면 화낸다.	1	2	3	4
11	인터넷을 하느라 학교나 회사를 무단으로 빠지지 않는다.	1	2	3	4
12	인터넷을 하는 장소에서 잠을 자고 끼니를 때운다.	1	2	3	4
13	인터넷을 하느라 눈빛이 흐릿하고 멍하다.	1	2	3	4
14	하루 이상 밤을 새우면서 인터넷을 한다.	1	2	3	4
15	인터넷을 하느라 씻거나 머리를 감지 않고 이틀 이상을 보낸다.	1	2	3	4

출처 : 고영삼(2012), p.325.

❏ 성인 인터넷 중독 관찰자 척도 해석 ❏

채점 방법	[1단계] 1점 전혀 그렇지 않다 2점 때때로 그렇다 3점 자주 그렇다 4점 항상 그렇다 문항별 ※ 단, 문항 2번, 7번, 11번은 다음과 같이 역채점 실시 4점 전혀 그렇지 않다 3점 때때로 그렇다 2점 자주 그렇다 1점 항상 그렇다
	[2단계] 총 점 ① 1~15번 합계 총점 및 요인별 합계 ② 1요인 (1, 5, 9, 12, 13번) 합계 ③ 3요인 (3, 7, 10, 14번) 합계 요인별 ④ 4요인 (4, 8, 11, 15번) 합계
고위험 사용자군	총 점 ① 39점 이상 요인별 ② 1요인 14점 이상 ③ 3요인 11점 이상 ④ 4요인 11점 이상
	판 정 ①에 해당하거나, ②~④ 모두 해당되는 경우
	인터넷 사용을 자기의 의도대로 적절하게 조절할 수 없는 상태에 이른 경우로, 대부분의 시간을 인터넷에서 보낸다. 식음을 전폐하고 씻지도 않고 인터넷에 몰두하고 며칠씩 외박을 하기도 하며, 심지어 현실과 사이버 세상을 구분하지 못해 혼란을 경험한다. 인터넷을 하지 못하게 되면 심각한 불안, 초조, 짜증, 분노를 경험하고 폭력적인 말과 행동을 보이는 등, 감정 조절에 어려움이 있다. 가족갈등이나 대인관계 문제가 빈번하게 발생하고 학사경고를 받거나 직장에서 쫓겨나는 등, 사회생활에 뚜렷한 장애가 있다. 현실생활보다는 인터넷이 생활의 중심이 되어, 가족이나 주변사람들을 전혀 고려하지 않고 사회적인 역할을 수행하지 못하며 하루 종일 인터넷에 빠져 있는 상태로 전문적인 치료가 시급한 단계이다. ▶ 치료적 접근 : 집중치료 요망 전문 치료기관에서 인터넷 병적 사용에 대한 집중적인 치료가 필요합니다.
잠재적 위험 사용자군	총 점 ① 37점 이상~38점 이하 요인별 ② 1요인 13점 이상
	판 정 ①~④ 중 한 가지라도 해당되는 경우
	목적 외에 인터넷 사용시간이 늘어나기 시작하면서 잠재적인 문제가 발생 할 수 있는 가능성을 지니고 있기는 하나 현재 뚜렷한 문제없이 일상생활을 유지하는 경우로, 인터넷을 사용할 수 없는 상황에서 궁금함, 답답함, 약간의 짜증을 경험한다. 꼭 필요하지 않아도 습관적으로 인터넷에 접속하여 수시로 메일/ 방명록을 확인하고 속도가 느리면 기다리지 못하고 재접속하거나 반복 클릭을 하는 등 인내심이 부족해진다. 인터넷을 사용하느라 업무에 지장을 초래할 정도는 아니지만 다소간의 문제가 발생될 수 있다. (예 해야 할 일을 미루게 되어 늦어지거나 퇴근 후 남아서 일을 하게 되는 등) 혼자 보내는 시간의 대부분을 인터넷을 통해 해결하려는 경향을 보이게 된다. 인터넷이 생활의 중요한 부분을 차지하는 단계이다. ▶ 치료적 접근 : 관리 요망 건강한 인터넷 사용과 사회적, 직업적 기능 수행을 위해 효율적인 시간관리가 필요합니다.
일반 사용자군	총 점 ① 36점 이하 요인별 ② 1요인 12점 이하 ③ 3요인 10점 이하 ④ 4요인 10점 이하
	판 정 ①~④ 모두 해당되는 경우
	인터넷을 자신의 흥미와 욕구, 목적에 맞게 사용하는 경우로, 인터넷 사용 시간을 적절하게 조절할 수 있다. 원하는 목적을 이루고 나면 지체 없이 인터넷 접속을 종료한다. 필요에 의해서 인터넷에 접속하고 당장 인터넷을 사용할 수 없어도, 그다지 불편을 느끼지 않고 참고 기다릴 수 있으며, 인터넷 사용으로 인한 정서, 행동, 직업, 대인관계에 별다른 영향을 받지 않는 건전한 사용자들이 속하는 유형이다. ▶ 치료적 접근 : 불필요

출처 : 고영삼(2012), pp.326-327.

❑ 성인 인터넷 중독 자가진단 척도 ❑

번 호	문 항	전혀 그렇지 않다	그렇지 않다	그렇다	매우 그렇다
1	인터넷 사용으로 인해 학교 성적(업무 실적)이 떨어 졌다.	1	2	3	4
2	인터넷을 하는 동안 더욱 자신감이 생긴다.	1	2	3	4
3	인터넷을 하지 못하면 무슨 일이 일어났는지 궁금해서 다른 일을 할 수가 없다.	1	2	3	4
4	"그만 해야지" 하면서도 번번이 인터넷을 계속하게 된다.	1	2	3	4
5	인터넷 사용 때문에 피곤해서 수업(업무)시간에 잔다.	1	2	3	4
6	인터넷을 하다가 계획한 일을 제대로 못한 적이 있다.	1	2	3	4
7	인터넷을 하면 기분이 좋아지고 쉽게 흥분한다.	1	2	3	4
8	인터넷을 할 때 마음대로 되지 않으면 짜증이 난다.	1	2	3	4
9	인터넷 사용 시간을 스스로 조절할 수 있다.	1	2	3	4
10	피곤할 만큼 인터넷을 하지 않는다.	1	2	3	4
11	인터넷을 하지 못하면 안절부절 못하고 초조해진다.	1	2	3	4
12	일단 인터넷을 시작하면 처음에 마음먹었던 것보다 오랜 시간 인터넷을 하게 된다.	1	2	3	4
13	인터넷을 하더라도 계획한 일들을 제대로 한다.	1	2	3	4
14	인터넷을 하지 못해도 불안하지 않다.	1	2	3	4
15	인터넷 사용을 줄여야 한다는 생각을 끊임없이 한다.	1	2	3	4

출처 : 고영삼(2012), p.328.

❑ 성인 인터넷 중독 자가진단 척도 해석 ❑

채점 방법	[1단계] 문항별 1점 전혀 그렇지 않다 2점 때때로 그렇다 3점 자주 그렇다 4점 항상 그렇다 ※ 단, 문항 9번, 10번, 13번, 14번은 다음과 같이 역채점 실시 4점 전혀 그렇지 않다 3점 때때로 그렇다 2점 자주 그렇다 1점 항상 그렇다
	[2단계] 총점 및 요인별 합계 총 점 ① 1~15번 합계 요인별 ② 1요인 (1, 5, 9, 12, 13번) 합계 ③ 3요인 (3, 7, 10, 14번) 합계 ④ 4요인 (4, 8, 11, 15번) 합계
고위험 사용자군	총 점 ① 42점 이상 요인별 ② 1요인 14점 이상 ③ 3요인 12점 이상 ④ 4요인 13점 이상
	판 정 ①에 해당하거나, ②~④ 모두 해당되는 경우
	인터넷 사용으로 인하여 일상생활에서 심각한 장애를 보이면서 내성 및 금단 현상이 나타난다. 인터넷으로 이루어지는 대인관계가 대부분이며, 비도덕적 행위와 막연한 긍정적 기대가 있고 일상생활에서도 인터넷에 접속하고 있는 듯한 착각을 하기도 한다. 현실 생활에서도 습관적으로 사용하게 되며 인터넷 없이는 한순간도 견디기 힘들다고 느낀다. 따라서 인터넷 사용으로 인하여 학업이나 업무, 대인관계를 제대로 수행할 수 없으며 자신이 인터넷 중독이라고 느낀다. 또한, 심리적으로 불안정감 및 대인관계 곤란, 우울한 기분 등이 흔하며, 성격적으로 자기조절에 심각한 어려움을 보이며 무계획적인 충동성도 높은 편이다. 현실세계에서 사회적 관계에 문제가 있으며, 외로움을 느끼는 경우도 많다. ▸ 인터넷 중독 경향성이 매우 높으므로 관련 기관의 전문적 지원과 도움이 요청된다.
잠재적 위험 사용자군	총 점 ① 39점 이상~41점 이하 요인별 ② 1요인 13점 이상
	판 정 ①~② 중 한 가지라도 해당되는 경우
	고위험사용자군에 비해 경미한 수준이지만 일상생활에서 장애를 보이며, 필요 이상으로 인터넷 사용시간이 늘어나고 집착을 하게 된다. 학업과 업무 등에 어려움이 나타날 수 있으며, 심리적 불안정감을 보이지만 절반 정도는 자신이 아무 문제가 없다고 느낀다. 다분히 계획적이지 못하고 자기조절에 어려움을 보이며 자신감도 낮게 된다. ▸ 인터넷 과다 사용의 위험을 깨닫고 스스로 조절하고 계획적인 사용을 하도록 노력한다. 인터넷 중독에 대한 주의가 요망된다.
일반 사용자군	총 점 ① 38점 이하 요인별 ② 1요인 12점 이하 ③ 3요인 11점 이하 ④ 4요인 12점 이하
	판 정 ①~④ 모두 해당되는 경우
	대부분이 인터넷 중독문제가 없다고 느낀다. 심리적 정서문제나 성격적 특성에서도 특이한 문제를 보이지 않으며, 자기행동을 잘 관리한다고 생각한다. 주변사람들과의 대인관계에서도 스스로 충분한 지원을 얻을 수 있다고 느끼며, 심각한 외로움이나 곤란을 느끼지 않는다. ▸ 때때로 인터넷의 건전한 활용에 대하여 자기 점검을 지속적으로 수행한다.

출처 : 고영삼(2012), pp.329-330.

❑ 청소년 스마트폰중독 자가진단 척도 ❑

번 호	문 항	전혀 그렇지 않다	그렇지 않다	그렇다	매우 그렇다
1	스마트폰의 지나친 사용으로 학교성적이 떨어졌다.	1	2	3	4
2	가족이나 친구들과 함께 있는 것보다 스마트폰을 사용하고 있는 것이 더 즐겁다.	1	2	3	4
3	스마트폰을 사용할 수 없게 된다면 견디기 힘들 것이다.	1	2	3	4
4	스마트폰 사용시간을 줄이려고 해보지만 실패한다.	1	2	3	4
5	스마트폰 사용으로 계획한 일(공부, 숙제, 학원수강 등)을 하기 어렵다.	1	2	3	4
6	스마트폰을 사용하지 못하면 온 세상을 잃은 것 같은 생각이 든다.	1	2	3	4
7	스마트폰이 없으면 안절부절 못하고 초조해진다.	1	2	3	4
8	스마트폰 사용시간을 스스로 조절할 수 있다.	1	2	3	4
9	수시로 스마트폰을 사용하다가 지적을 받은 적이 있다.	1	2	3	4
10	스마트폰이 없어도 불안하지 않다.	1	2	3	4
11	스마트폰을 사용할 때 그만해야지라고 생각은 하면서도 계속한다.	1	2	3	4
12	스마트폰을 너무 자주 또는 오래한다고 가족이나 친구들로부터 불평을 들은 적이 있다.	1	2	3	4
13	스마트폰 사용이 지금 하고 있는 공부에 방해가 되지 않는다.	1	2	3	4
14	스마트폰을 사용할 수 없을 때 패닉상태에 빠진다.	1	2	3	4
15	스마트폰 사용에 많은 시간을 보내는 것이 습관화되었다.	1	2	3	4

출처 : 고영삼(2012), p.331.

❑ 청소년 스마트폰중독 자가진단 척도 해석 ❑

채점 방법	[1단계] 1점 전혀 그렇지 않다 2점 때때로 그렇다 3점 자주 그렇다 4점 항상 그렇다 문항별 ※ 단, 문항 8번, 10번, 13번은 다음과 같이 역채점 실시 4점 전혀 그렇지 않다 3점 때때로 그렇다 2점 자주 그렇다 1점 항상 그렇다
	[2단계] 총 점 ① 1~15번 합계 총점 및 요인별 합계 ② 1요인 (1, 5, 9, 12, 13번) 합계 ③ 3요인 (3, 7, 10, 14번) 합계 요인별 ④ 4요인 (4, 8, 11, 15번) 합계
고위험 사용자군	총 점 ① 45점 이상 요인별 ② 1요인 16점 이상 ③ 3요인 13점 이상 ④ 4요인 14점 이상
	판 정 ①에 해당하거나, ②~④ 모두 해당되는 경우
	스마트폰 사용으로 인하여 일상생활에서 심각한 장애를 보이면서 내성 및 금단 현상이 나타난다. 스마트폰으로 이루어지는 대인관계가 대부분이며, 비도덕적 행위와 막연한 긍정적 기대가 있고 특정 앱이나 기능에 집착하기도 한다. 일상생활에서도 습관적으로 사용하게 되며 스마트폰 없이는 한순간도 견디기 힘들다고 느낀다. 따라서 스마트폰 사용으로 인하여 학업이나 대인관계를 제대로 수행할 수 없으며 자신이 스마트폰 중독이라고 느낀다. 또한 심리적으로 불안정감 및 대인관계 곤란, 우울한 기분 등이 흔하며, 성격적으로 자기조절에 심각한 어려움을 보이고 무계획적인 충동성도 높은 편이다. 현실세계에서 사회적 관계에 문제가 있으며, 외로움을 느끼는 경우도 많다. ▸ 스마트폰중독 경향성이 매우 높으므로 관련 기관의 전문적 지원과 도움이 요청된다.
잠재적 위험 사용자군	총 점 ① 42점 이상~44점 이하 요인별 ② 1요인 14점 이상 ③ 3요인 12점 이상 ④ 4요인 13점 이상
	판 정 ①~④ 중 한 가지라도 해당되는 경우
	고위험 사용자군에 비해 경미한 수준이지만 일상생활에서 장애를 보이며, 필요 이상으로 스마트폰 사용시간이 늘어나고 집착을 하게 된다. 학업에 어려움이 나타날 수 있으며, 심리적 불안정감을 보이지만 절반 정도는 자신이 아무 문제가 없다고 느낀다. 다분히 계획적이지 못하고 자기조절에 어려움을 보이며, 자신감도 낮게 된다. ▸ 스마트폰 과다사용의 위험을 깨닫고 스스로 조절하고 계획적으로 사용을 하도록 노력한다. 스마트폰 중독에 대한 주의가 요망된다.
일반 사용자군	총 점 ① 41점 이하 요인별 ② 1요인 13점 이하 ③ 3요인 11점 이하 ④ 4요인 12점 이하
	판 정 ①~④ 모두 해당되는 경우
	대부분이 스마트폰 중독문제가 없다고 느낀다. 심리적 정서문제나 성격적 특성에서도 특이한 문제를 보이지 않으며, 자기행동을 관리한다고 생각한다. 주변 사람들과의 대인관계에서도 스스로 충분한 지원을 얻을 수 있다고 느끼며, 심각한 외로움이나 곤란을 느끼지 않는다. ▸ 때때로 스마트폰의 건전한 활용에 대하여 자기 점검을 지속적으로 수행한다.

출처 : 고영삼(2012), pp.332-333.

❑ 성인 스마트폰중독 자가진단 척도 ❑

번호	문항	전혀 그렇지 않다	그렇지 않다	그렇다	매우 그렇다
1	스마트폰의 지나친 사용으로 학교성적이나 업무능률이 떨어진다.	1	2	3	4
2	스마트폰을 사용하지 못하면 온 세상을 잃을 것 같은 생각이 든다.	1	2	3	4
3	스마트폰을 사용할 때 그만해야지라고 생각은 하면서도 계속한다.	1	2	3	4
4	스마트폰이 없어도 불안하지 않다.	1	2	3	4
5	수시로 스마트폰을 사용하다가 지적을 받은 적이 있다.	1	2	3	4
6	가족이나 친구들과 함께 있는 것보다 스마트폰을 사용하고 있는 것이 더 즐겁다.	1	2	3	4
7	스마트폰 사용시간을 줄이려고 해보지만 실패한다.	1	2	3	4
8	스마트폰을 사용할 수 없게 된다면 견디기 힘들 것이다.	1	2	3	4
9	스마트폰을 너무 자주 또는 오래한다고 가족이나 친구들로부터 불평을 들은 적이 있다.	1	2	3	4
10	스마트폰 사용에 많은 시간을 보내지 않는다.	1	2	3	4
11	스마트폰이 옆에 없으면, 하루 종일 일(또는 공부)이 손에 안 잡힌다.	1	2	3	4
12	스마트폰을 사용하느라 지금 하고 있는 일(공부)에 집중이 안 된적이 있다.	1	2	3	4
13	스마트폰 사용에 많은 시간을 보내는 것이 습관화되었다.	1	2	3	4
14	스마트폰이 없으면 안절부절못하고 초조해진다.	1	2	3	4
15	스마트폰 사용이 지금 하고 있는 일(공부)에 방해가 되지 않는다.	1	2	3	4

출처 : 고영삼(2012), p.334.

❏ 성인 스마트폰중독 자가진단 척도 해석 ❏

채점 방법	[1단계] 문항별 1점 전혀 그렇지 않다 2점 때때로 그렇다 3점 자주 그렇다 4점 항상 그렇다 ※ 단, 문항 4번, 10번, 15번은 다음과 같이 역채점 실시 4점 전혀 그렇지 않다 3점 때때로 그렇다 2점 자주 그렇다 1점 항상 그렇다
	[2단계] 총점 및 요인별 합계 총 점 ① 1~15번 합계 요인별 ② 1요인 (1, 5, 9, 12, 15번) 합계 ③ 3요인 (4, 8, 12, 14번) 합계 ④ 4요인 (3, 7, 10, 13번) 합계
고위험 사용자군	총 점 ① 44점 이상 요인별 ② 1요인 15점 이상 ③ 3요인 13점 이상 ④ 4요인 13점 이상
	판 정 ①에 해당하거나, ②~④ 모두 해당되는 경우
	스마트폰 사용으로 인하여 일상생활에서 심각한 장애를 보이면서 내성 및 금단 현상이 나타난다. 스마트폰으로 이루어지는 대인관계가 대부분이며, 비도덕적 행위와 막연한 긍정적 기대가 있고 특정 앱이나 기능에 집착하기도 한다. 현실 생활에서도 습관적으로 사용하게 되며 스마트폰 없이는 한순간도 견디기 힘들다고 느낀다. 따라서 스마트폰 사용으로 인하여 학업이나 대인관계를 제대로 수행할 수 없으며 자신이 스마트폰 중독이라고 느낀다. 또한 심리적으로 불안정감 및 대인관계 곤란, 우울한 기분 등이 흔하며, 성격적으로 자기조절에 심각한 어려움을 보이며 무계획적인 충동성도 높은 편이다. 현실세계에서 사회적 관계에 문제가 있으며, 외로움을 느끼는 경우도 많다. ▸ 스마트폰중독 경향성이 매우 높으므로 관련 기관의 전문적 지원과 도움이 요청된다.
잠재적 위험 사용자군	총 점 ① 40점 이상~43점 이하 요인별 ② 1요인 14점 이상
	판 정 ①~② 중 한 가지라도 해당되는 경우
	고위험 사용자군에 비해 경미한 수준이지만 일상생활에서 장애를 보이며, 필요이상으로 스마트폰 사용시간이 늘어나고 집착을 하게 된다. 학업에 어려움이 나타날 수 있으며, 심리적 불안정감을 보이지만 절반 정도는 자신이 아무 문제가 없다고 느낀다. 다분히 계획적이지 못하고 자기조절에 어려움을 보이며, 자신감도 낮게 된다. ▸ 스마트폰 과다사용의 위험을 깨닫고 스스로 조절하고 계획적으로 사용을 하도록 노력한다. 스마트폰 중독에 대한 주의가 요망된다.
일반 사용자군	총 점 ① 39점 이하 요인별 ② 1요인 13점 이하 ③ 3요인 12점 이하 ④ 4요인 12점 이하
	판 정 ①~④ 모두 해당되거나 고위험 및 잠재적위험군에 속하지 않는 경우
	대부분이 스마트폰 중독문제가 없다고 느낀다. 심리적 정서문제나 성격적 특성에서도 특이한 문제를 보이지 않으며, 자기행동을 관리한다고 생각한다. 주변 사람들과의 대인관계에서도 스스로 충분한 지원을 얻을 수 있다고 느끼며, 심각한 외로움이나 곤란을 느끼지 않는다. ▸ 때때로 스마트폰의 건전한 활용에 대하여 자기 점검을 지속적으로 수행한다.

출처 : 고영삼(2012), pp.335-336.

❑ 성인 우울증 자가진단표(CES-D) ❑

번 호	지난 일주일간 나는	전혀 그렇지 않다	1~2일 있었다	3~4일 있었다	5일 이상 있었다
1	평소에 아무렇지도 않던 일들이 괴롭고 귀찮게 느껴졌다.	0	1	2	3
2	먹고 싶지 않고 식욕이 없다.	0	1	2	3
3	어느 누가 도와준다 하더라도 나의 울적한 기분을 떨쳐버릴 수 없을 것 같다.	0	1	2	3
4	무슨 일을 하든지 정신을 집중하기가 힘들었다.	0	1	2	3
5	비교적 잘 지냈다.	3	2	1	0
6	상당히 우울했다.	0	1	2	3
7	모든 일들이 힘들게 느껴졌다.	0	1	2	3
8	앞일이 암담하게 느껴졌다.	0	1	2	3
9	지금까지의 내 인생은 실패작이라는 생각이 들었다.	0	1	2	3
10	적어도 보통 사람들만큼의 능력은 있었다고 생각한다.	3	2	1	0
11	잠을 설쳤다(잠을 이루지 못했다).	0	1	2	3
12	두려움을 느꼈다.	0	1	2	3
13	평소에 비해 말수가 적었다.	0	1	2	3
14	세상에 홀로 있는 듯한 외로움을 느꼈다.	0	1	2	3
15	큰 불만 없이 생활했다.	3	2	1	0
16	사람들이 나에게 차갑게 대하는 것 같았다.	0	1	2	3
17	갑자기 울음이 나왔다.	0	1	2	3
18	마음이 슬펐다.	0	1	2	3
19	사람들이 나를 싫어하는 것 같았다.	0	1	2	3
20	도무지 뭘 해나갈 엄두가 나지 않았다.	0	1	2	3

* 16~24점 : 경도의 우울감(상담 필요), 25점 이상 : 우울증(전문적인 상담 필요)

출처 : 한국자살예방협회 홈페이지. www.suicideprevention.or.kr

❑ 한국형 노인우울검사(K-GDS) ❑

번 호	지난 일주일간 나는	예	아니요
1	쓸데없는 생각들이 자꾸 떠올라 괴롭다.		
2	아무것도 할 수 없을 것처럼 무기력하게 느낀다.		
3	안절부절못하고 초조할 때가 자주 있다.		
4	밖에 나가기보다는 주로 집에 있으려 한다.		
5	앞날에 대해 걱정할 때가 많다.		
6	지금 내가 살아 있다는 것이 참 기쁘다.*		
7	인생은 즐거운 것이다.*		
8	아침에 기분 좋게 일어난다.*		
9	예전처럼 정신이 맑다.*		
10	건강에 대해 걱정하는 일이 별로 없다.*		
11	내 판단력은 여전히 좋다.*		
12	내 나이의 다른 사람들 못지않게 건강하다.*		
13	사람들과 잘 어울린다.*		
14	정말 자신이 없다.		
15	즐겁고 행복하다.*		
16	내 기억력은 괜찮은 것 같다.*		
17	미쳐버리지 않을까 걱정된다.		
18	별일 없이 얼굴이 화끈거리고 진땀이 날 때가 있다.		
19	농담을 들어도 재미가 없다.		
20	예전에 좋아하던 일들을 여전히 즐긴다.*		
21	기분이 좋은 편이다.*		
22	앞날에 대해 희망적으로 느낀다.*		
23	사람들이 나를 싫어한다고 느낀다.		
24	나의 잘못에 대해 항상 나 자신을 탓한다.		
25	전보다 화가 나고 짜증이 날 때가 많다.		
26	전보다 내 모습(용모)이 추해졌다고 생각한다.		
27	어떤 일을 시작하려면 예전보다 힘이 많이 든다.		
28	무슨 일을 하든지 곧 피곤해진다.		
29	요즈음 몸무게가 많이 줄었다.		
30	이성에 대해 여전히 관심이 있다.*		

■ **평가기준 – 14~18점 : 경도, 19~21점 : 중등도, 22점 이상 : 심한 정도(단, *는 역채점 실시)**

출처 : 정인과 · 곽동일 · 조숙행 · 이현수(1997). 한국형 노인우울검사(Korean Form of Geriatric Depression Scale : KGDS) 표준화연구. 노인정신의학, 1(1), 61-72.

C·H·A·P·T·E·R

03

현대 사회문제와 정신건강 이슈

제1절 스트레스와 정신건강

제2절 재난과 정신건강

제3절 폭력과 정신건강

제4절 중독과 정신건강

CHAPTER

03 현대 사회문제와 정신건강 이슈

토론의 관점

1. 자신의 정신건강을 위협하는 최근의 스트레스는 어떤 것이며 자신은 이러한 스트레스에 어떻게 대처하고 있는가?
2. 전 세계적으로 사회문제화되고 있는 재난과 폭력, 중독이슈는 정신건강 문제와 어떻게 연관되는가?

제1절 스트레스와 정신건강

갈수록 첨단화되어 가는 물질문명, 정보화, 자유시장경제 체제하에서 치열한 생존 경쟁의 사회구조 속에서 오늘의 현대인들은 여러 가지 원인에서 비롯된 스트레스를 경험하며 살고 있다. 불과 10~20여 년 전까지 스트레스는 대체로 중년기에 겪는 현상쯤으로만 여겨져 왔으나, 요즈음은 연령에 관계없이 스트레스를 경험하여 스트레스는 이미 우리의 일상생활의 일부분이 되어 버렸다.

우리는 지금 다양한 사회 영역에서 스트레스를 겪게 만드는 요소들이 혼재되어 있는 삶 속에 살고 있다. 좋은 대학 입학, 취업, 불안정한 고용구조, 직장에서 살아남기, 직장인과 가족구성원으로서 역할 갈등, 가정해체, 폭력문제,

퇴직문제, 노후문제, 건강문제 등은 인생주기별 스트레스 요인으로 작용하고 있다. 이러한 현상 속에 최근 들어 급증하고 있는 각종 폭력, 자살, 각종 재난, 다양한 매체와 행위 중독, 이주여성과 이주노동자의 인권문제와 적응문제, 노인학대 등의 문제들은 우리 사회의 역기능적 단면을 보여주고 있다.

이처럼 개인의 정신건강을 위협하는 다양한 사회문제들 속에 정신건강 영역은 정신질환자의 치료와 재활뿐 아니라 정신질환의 조기발견과 조기개입 및 예방, 자살예방, 알코올·도박·물질·행위중독 등의 예방과 치료, 가족폭력 및 성폭력의 정신건강 이슈에 대한 개입 등 국민 일반의 정신건강의 질 증진으로 관심과 노력이 확대되어야 할 것이다. 이에 3장에서는 현대사회의 역기능적 이슈인 스트레스와 정신건강 문제를 포함하여 전 세계적으로 사회문제화되고 있는 재난과 폭력, 중독 이슈를 중심으로 정신건강 문제를 살펴보고자 한다.

1. 스트레스의 이해

1) 스트레스의 개념

스트레스란 용어의 기원은 개체에 가해지는 압력이나 물리적인 힘을 칭하는 물리학적 용어로 교량공사에서 사용되던 개념이다. 이것이 인체에 적용되면서 '심리적인 압박감이나 근육의 긴장과 같은 신체적인 반응처럼 정신과 신체 간에 예측할 수 있는 흥분상태'를 의미하게 되었다.

스트레스는 '스트레스 인자(stressors)에 대한 생리적·정서적 반응'이다. 스트레스 인자는 개인의 평형상태(내적 균형상태)를 깨뜨리고 스트레스 반응을 초래하는 외적 요인, 상황, 환경이다. 스트레스 인자는 매우 다양하다. 직업상실, 큰 소음, 유독물질, 은퇴, 논쟁, 배우자 사망, 요양원 입소, 중증의 질병, 인생목표의 상실, 시험 등이 있다.

스트레스는 불안, 아동학대, 배우자 학대, 울화증, 열등의식, 공격성, 분노의 폭발적 표현, 적대감, 참을성 없음, 말더듬, 자살기도, 우울증 등과 같은 정서적 행동상의 문제를 야기한다(Romas & Shama, 1995).

이러한 스트레스의 개념은 개인에게 스트레스가 된다는 것이 사건 자체보다는 사건에 대한 개인의 주관적 해석에 의해 좌우된다는 점을 강조하고 있다. 즉, 어떤 일에 대해 모든 사람이 똑같이 스트레스를 느끼는 것은 아니라는 것이며 그 사건을 어떻게 받아들이느냐에 따라 더 많이 스트레스를 느끼기도 하고, 오히려 즐기는 사람도 있을 수 있다. 즉, 스트레스를 받아들이는 사람의 주관적 해석에 따라 많은 차이가 있을 수 있다. 따라서 같은 사건이라 하더라도 이에 대한 반응은 사람마다 다를 수가 있다.

다음의 예는 긍정적인 사건에 관한 사고가 어떻게 부정적인 스트레스의 출처가 되는지를 보여준다(김규수 외, 2002).

스트레스 인자

사건 : 80세 된 김용갑 씨는 손녀로부터 "할아버진 기억력도 참 좋아!"라는 말을 들었다.

↓

사건에 대한 용갑 씨의 생각 : 이것이 정말 칭찬인지! 이 아이는 내가 노망이 들어야 하는데 아직 그렇지 못해 놀랍다는 것일 게야. 요즘 젊은 애들은 참 경솔해. 그렇지만 그 아이의 말 속에는 진실이 담겨 있을 수도 있을 거야. 노망나면 여생을 내 집 또는 요양원 중 어디에서 보내야 할까? 요즈음은 예전보다 건망증이 더 자주 생기는 것 같아.

↓

스트레스

정서 : 분노, 불안, 근심, 우울

↓

생리적 반응 : 호르몬은 아드레날린 분비, 호흡 및 심장박동률 증가, 혈압 상승 등

일반적으로 스트레스 하면 나쁜 것으로만 생각하는데 사실은 그렇지 않다. 만약에 일상생활에서 전혀 변화나 자극이 없다면 너무 권태롭고 지루할 것이다. 그래서 적당한 자극과 변화는 우리의 삶의 활력소이며 스트레스가 긍정

적인 측면도 있다는 것이다.

동시에 최근에는 스트레스에 대해서 낙천적으로 대처하는가 혹은 염세적으로 대처하는가 하는, 개체가 스트레스를 어떻게 규정하는가가 중요한 문제로 제기되어 스트레스의 주관적인 대처에 관한 측면이 병 발생에 중요한 영향을 미친다고 언급하고 있다.

2) 스트레스의 원인

생활속에서 일어나고 있는 많은 사건들이 어느 정도는 우리에게 스트레스를 느끼게 한다. 사람들은 심한 스트레스를 느끼지 않는 상황에는 쉽게 적응하나, 너무나 많은 압박감에 동시에 적응해야만 하거나 계속적인 갈등과 좌절의 연속을 경험해야 할 경우에는 스트레스가 심각한 신체적·정신건강적 문제로 발전될 수 있다. 일반적으로 같은 유형, 혹은 같은 강도의 스트레스라 할지라도 그것에 대한 개인의 반응은 어릴 때의 초기 경험의 양상, 인지양식, 삶의 패턴 등에 따라 각기 다른 모습을 나타낸다.

스트레스의 원인을 유기체 내의 생리적 반응에 따른 결과의 차이를 통해 찾아볼 수도 있겠으나, 여기에서는 대표적인 원인을 좌절, 압박감, 갈등, 인간관계, 생활사건, 그리고 외상적 사건으로 국한하여 살펴보고자 한다.

(1) 좌절

자신이 원하는 욕구나 목표가 어떤 방해요인으로 인해 성취되지 못할 때 좌절이 발생한다. 즉, 목표지향행동이 방해받을 때 욕구좌절이 생긴다. 예를 들어, 특정한 목표를 향해 동기화된 사람이 어떤 장애로 인하여 욕구가 좌절되면 그에 따른 스트레스를 경험한다. 개인의 목표달성을 방해하는 장애로는 신체적 결함, 심리적 결함, 물리적 장애, 사회적 장애가 있다. 입시나 입사시험의 실패, 승진 누락이나 실직, 소중한 사람의 상실이나 사망을 경험하면 좌절로 인해 스트레스가 발생하며, 이는 욕구불만, 적개심과 공격성, 분노를 유발시키는 원인으로 작용한다(김청송, 2002).

(2) 압박감

압력으로 인한 압박감도 스트레스를 발생시키는 주요 요인이다. 압박감은 주로 경쟁에서 비롯된다. 학업성적, 좋은 직장, 행복한 결혼, 성공에 대한 집착, 일상적인 대인관계 등이 압박감을 주는데, 이러한 압박감은 스트레스의 원인이 된다. 또한 부모나 형제, 중요한 사람으로부터 지나친 기대나 요구를 받으면 압박감을 느낀다. 그러한 기대나 요구에 맞추어 행동하거나 어떤 목표를 달성해야 하지만 이에 대한 적절한 대처를 하지 못할 때 심한 심적 부담감을 느낀다.

(3) 갈등

갈등이란 두 가지 이상의 동기가 서로 충돌하여 어떤 결정을 내리기 어려운 상태를 말한다. 갈등은 상반되는 내적 욕구가 있거나, 외적 욕구가 양립할 수 없거나, 내적 욕구와 외적 욕구가 상반될 때 발생한다. 특히 부적 유인책을 가진 두 가지 중에서 하나를 선택해야 하는 갈등이 있을 때 가장 큰 스트레스를 경험한다. 예를 들면, 숙제가 하기 싫고, 숙제를 하지 않아서 선생님께 꾸중을 듣는 것도 싫어하는 아이의 경우이다. 미성숙한 사람은 두 개의 양립할 수 없는 불쾌한 상황 중에서 어느 한 가지를 선택하지 못하고 우유부단하게 선택을 지연함으로써 더욱 스트레스를 경험한다.

(4) 인간관계

인간은 사회적 존재라는 말처럼, 태어나서 죽음에 이르기까지 인간관계 안에서 시작하고 인간관계 안에서 삶을 마감한다. 인간관계는 가족과의 관계, 친구관계, 직장동료와의 관계 등 매우 다양한 형태가 있다. 그러므로 사회생활을 위해서는 다른 사람들과의 상호작용이 불가피하다. 인간의 삶에서 인간관계가 차지하는 비중이 큰 만큼 인간관계에서 발생하는 갈등이나 문제는 개인에게 엄청난 스트레스를 발생시킨다. 특히 인간관계에 어려움이 있거나 적응을 잘하지 못하는 경우에는 더욱 큰 스트레스를 경험하게 된다.

(5) 생활사건

개인에게 있어서 긍정적 변화이든 부정적 변화이든 변화는 스트레스를 발생시키고 변화가 클수록 스트레스도 커진다. <표 3-1>은 홈즈와 라헤(Homes & Rahe, 1967)가 개발한 사회 재적응 평정척도로서 총 43개의 생활변화사건을 포함하고 있다(장휘숙, 2008). 스트레스 점수는 지난 6개월에서 12개월 사이에 일어났던 사건을 체크하고 각 점수를 합산한 결과이다. 합산점수가 200~300점 사이에 있으면 보통 정도의 위기에 해당하고, 300점이 넘으면 심각한 위기로 평가된다. 이런 심각한 위기상태에 이른 개인은 신체적 질병이나 정서적 혼란을 경험할 위험이 있다(전석균, 2021).

〈표 3-1〉 사회 재적응 평정척도

순위	생활사건	평균값	순위	생활사건	평균값
1	배우자 사망	100	23	자녀가 집을 떠남	29
2	이혼	73	24	배우자 가족과의 불화	29
3	별거	65	25	개인의 성취	28
4	감옥, 시설감금	63	26	아내의 취업 또는 실직	26
5	가까운 가족 사망	63	27	입학 또는 졸업	26
6	부상이나 질병	53	28	생활조건의 변화(새집 짓기, 리모델링, 집의 노후화)	25
7	결혼	50	29	개인적 습관 변화	24
8	직장에서의 파면	47	30	상사와의 불화	23
9	부부의 재결합, 화해	45	31	근로시간, 조건의 변화	20
10	퇴직	45	32	거주지 변화(이사)	20
11	가족원의 건강변화	44	33	학교변화(전학)	20
12	임신	40	34	여가생활 변화	19
13	성적(sexual) 문제	39	35	종교활동 변화	19
14	새로운 가족원과의 동거(출산, 입양, 노부모와의 동거)	39	36	사회활동 변화	18
15	직업상 재적응(재조직, 파산)	39	37	소액구매를 위한 대출이나 담보설정(자동차, 냉장고, TV)	17

16	경제여건 변화	38	38	수면습관 변화	16
17	가까운 친구 사망	37	39	가족모임에 참여하는 사람의 변화	15
18	직종의 변화	36	40	식습관 변화	15
19	배우자와 말다툼 횟수 변화	35	41	휴가	13
20	대출이나 담보설정	31	42	크리스마스	12
21	담보물 상실(대출금의 미상환)	30	43	사소한 법률 위반	11
22	직장 내 역할변화(승진, 좌천, 수평 이동)	29			

* 채점 : 각각 체크한 생활사건에 해당하는 점수를 합산한다.

* 해석 : 0~149점 : 스트레스 수준이 낮은 편임
150~199점 : 경미한 생활위기에 처해 있음
200~299점 : 견딜 만한 위기에 있음
300점 이상 : 심각한 위기로 신체적 질병이나 정서적 혼란의 위험이 큼

(6) 외상적 사건

우리들은 가끔 일상생활에서 위험하거나 충격적인 사건과 사고를 접한다. 전쟁이나 테러, 지진이나 태풍 등 자연재해, 화재나 범죄, 교통사고나 인재 등으로 개인이 압도될 만한 큰 사건을 외상적 사건(traumatic event)이라고 한다. 이러한 외상적 사건을 경험한 사람들은 대부분 심각한 심리적 반응이나 장애를 나타낸다. 이를 '외상 후 스트레스 장애(post-tramatic disorder)'라고 하는데, 외상 경험 후 나타나는 주요 증상에는 수면장애, 잦은 악몽, 고통스러운 과거회상, 해리현상이 있다. 우리 사회에서 발생한 외상적 사건의 예로 삼풍백화점 붕괴사고, 성수대교 붕괴사고, 대구지하철 화재사건, 세월호 사건, 포항 지진사건, 신종 코로나바이러스 감염증(코로나 19)이 해당된다.

스트레스에 영향을 미치는 원인은 긍정적인 영향을 미치는 요인과 부정적인 영향을 미치는 요인으로 구분할 수 있으며, 여기에는 신체적・정신적・정서적・사회적・영적 요인이 있다<표 3-2 참고>.

〈표 3-2〉 스트레스에 영향을 미치는 요인

구 분	요 인	내 용
긍정적인 영향을 미치는 요인	신체적 요인	충분한 수면과 휴식, 운동, 식습관
	정신적 요인	지적 욕구, 자긍심
	정서적 요인	사랑, 적절한 인내, 밝은 인상
	사회적 요인	인간관계, 사회참여, 직업적 긍지
	영적 요인	좋은 인생철학, 성숙한 도덕심, 믿음
부정적인 영향을 미치는 요인	신체적 요인	병, 사고, 술, 담배, 불규칙한 생활
	정신적 요인	갈등, 낮은 자존감, 감당하기 힘든 일
	정서적 요인	공포, 분노, 애정결핍, 적개심
	사회적 요인	비웃음, 싸움, 사회적 관계 결여
	영적 요인	죄의식, 도덕적 갈등, 불신

2. 스트레스에 대한 반응

1) 신체 · 생리적 반응

스트레스는 또한 신체적 · 생리적 질병을 초래한다(Seaward, 1994). 예를 들어, 고혈압, 심장병, 편두통, 긴장성 두통, 대장염, 궤양, 설사 변비, 부정맥, 협심증, 당뇨병, 등통, 관절염, 암, 감기, 유행성 감기, 불면증, 갑상선 기능항진증, 피부염, 부종, 알코올중독, 기관지염, 전염병, 알레르기, 야뇨증 등이 스트레스와 일부 관련이 있다. 이러한 스트레스 관련 장애는 현재 제1의 건강문제로 인식되고 있다(Romas & Sharma, 1995).

사람은 누구나 과중하거나 지속적인 스트레스를 받게 되면 우선 신체의 취약한 부분에 이상이 생기게 되는데, 식욕을 잃고 쉽게 피로해지며 두통, 소화불량 등의 증세가 나타난다. 최근 의학계의 연구들은 스트레스가 여러 질병의 원인이 된다고 밝히고 있는데, 극도의 스트레스하에서는 신체의 면역기능이 저하되기 때문이라는 것이다.

스트레스를 받게 될 때는 교감신경계의 작용으로 인해 심장은 빨리 뛰고, 많은 양의 혈액이 근육으로 흘러들어 가게 된다. 또한 호르몬 체계에도 영향을 증가시키는 스트레스 호르몬을 방출하게 된다. 즉, 화가 많이 났을 때 심장이 쿵쾅거리고, 얼굴에 열이 확 달아오르거나 핏기가 없어지고 근육이 긴장되거나 풀리는 듯한 경험들이 바로 이에 해당된다.

청년기 입시 스트레스와 관련한 수면장애, 20~30대 연령층의 사람들에게서 발견되는 원형탈모증의 경우도 정신적 긴장으로 인한 스트레스에 기인된 피부증상으로 나타나고 있다. 최근에 들어 40대 남성들의 사망률이 매우 높다고 하는데 심장병, 암, 위궤양을 비롯한 각종 위장장애, 두통, 피부질환 등이 스트레스와 관련된 질병으로 밝혀지고 있다. 결국 우리 신체는 살아있는 매 순간 적응을 요하는 스트레스 인자에 반응하고 있고 신체의 반응은 계속해서 항상성, 균형을 추구한다. <표 3-3>은 질병으로 연결되는 과도한 부적 스트레스의 내용이다(유수현 외, 2017).

〈표 3-3〉 **질병으로 연결되는 과도한 부적 스트레스**

과도한 부적 스트레스(distress) ➡	알코올 남용 ➡	사고, 간경변 병증, 자살, 살인
	약물남용 ➡	사고, 자살, 살인
	우울증 ➡	자살
	폭 력 ➡	자살, 살인
	고혈압 ➡	뇌졸중, 심장발작
	고 콜레스테롤 ➡	뇌졸중, 심장발작
	불균형 또는 과식 ➡	뇌졸중, 심장발작, 당뇨병
	흡 연 ➡	심장발작, 암, 폐렴과 감기, 천식, 폐기종, 기관지염
	면역체계의 약화 ➡	암, 폐렴과 감기, 천식, 폐기종, 기관지염

출처 : 유수현 외(2017). 정신건강론, p.42.

2) 심리적 반응

지금도 생생히 기억하고 있는 2014년 4월 16일 8시 58분경 여객선 세월호 침몰은 2014년 6월 27일 기준 사망자 293명, 실종자 11명이라는 참사로 대한민국 전체를 슬픔에 빠뜨린 사건이었고 살아남은 사람들은 물론 유가족과 관계자들은 지금도 외상 후 스트레스 장애(PTSD)에 시달리고 있다. 이러한 사실적인 예는 사건을 통해 경험한 스트레스가 인간의 심리적 반응에 어떠한 영향을 미치는가를 잘 보여주고 있다.

스트레스를 지속적으로 받게 되면 피로, 식욕부진, 두통, 소화불량, 심장병, 암, 피부질환 등 신체적 이상이 생길 뿐만 아니라 불안, 초조, 공포, 우울, 의기소침, 짜증 등과 같은 심리적 반응을 나타내기도 한다. 예컨대 학생의 시험에 대한 스트레스가 그렇고 회사원의 승진에 대한 스트레스가 그렇다. 이러한 스트레스로 인한 불안, 초조, 긴장 상태가 오랫동안 지속되면 우울, 의기소침, 무력감 등을 느끼게 된다. 그리하여 먹는 것에 별로 흥미를 보이지 못하고 매사에 싫증을 느낀다거나 불면증에 시달리거나 절망감에 빠지는 등의 현상을 보인다. 심리적 반응에 대한 대표적 증상이라고 할 수 있는 무력감과 우울감을 살펴보기로 하자.

(1) 학습된 무력감

자기 생활의 여러 가지 조건들을 통제할 수 없다고 생각하는 데서 오는 희망 상실이나 대처할 수 없다는 데서 오는 무기력감은 개인의 살아가려는 의지 및 결정에 영향을 미친다. 이러한 현상은 전쟁 중에 포로가 된 사람들에게서 흔히 나타나는데, 이들은 자기 힘으로 무엇을 할 수도 없고 희망도 없다고 생각하며 생을 거의 포기하게 된다. 이런 상태에서는 두려움이 없다. 불안과 공포는 희망과 함께 존재하는 것이므로 희망이 없을 때는 불안과 공포가 없다. 즉, 죽기를 각오한 사람은 두려울 게 없는 것과 같다.

많은 연구자들이 무력감에 대한 과학적 연구를 했으나 그중 가장 대표적인 것은 셀리그만(Seligman)의 연구이다. 셀리그만에 따르면 스트레스에 성공적으로 대처하는 것은 학습과 연습의 결과라는 것이다. 성공적인 대처방법을 학습하지 못해서 그들이 어떤 일을 하든지 아무런 변화가 없음을 여러 번 경험한 사람은 무력감이 생기고 무감동해진다. 오버미에르와 셀리그만(Overmier & Seligman, 1997)은 개를 피험자로 한 연구에서 이런 현상을 확인하였다.

처음에는 개를 철망으로 만든 방에 가두어 놓고 적절한 전기쇼크를 주었다. 이때 개가 쇼크를 피할 방법은 전혀 없었다. 그 후에 두 개의 방으로 되어 있는 상자에 개를 넣었다. 그 상자는 낮은 칸막이로 방을 구분하고 있는데, 한쪽은 전기가 통하는 방이고 다른 쪽은 전기가 통하지 않는 방이다. 방은 개가 전기가 통하지 않는 방으로 뛰어넘어 갈 수도 있게 만들어져 있었다. 그러나 개는 뛰어넘지 않고 그 자리에 그냥 앉아서 끙끙거리며 전기쇼크를 받고 있었다. 이 실험에서 개는 처음 철망으로 된 집에서 어쩔 수 없이 쇼크를 받았던 이전의 경험을 학습했기 때문에 뛰어넘지 못했던 것이다. 즉, 효과적인 대처방법을 배우지 못했던 것이다.

이러한 예는 인간사회에서도 흔하게 발견할 수 있다. 자신이 처해 있는 운명, 여건이나 가난을 극복하려는 노력이 쓸데없는 것이라는 운명적 태도를 가진 사람들이 그 예로서, 폭력으로부터 학습된 무기력함이 내재된 피학대 배우자를 들 수 있다.

(2) 우울감

정서적 긴장과 불안이 지속적으로 누적되면 결국은 병적인 우울증으로 발전된다. 사람은 누구나 스트레스를 받게 되면 일시적으로 기분이 우울해지고 열등감이나 후회에 빠지게 된다. 그러나 정상인에게는 이런 상태가 오래 지속되지는 않는다. 이에 비해 우울증 환자는 더 심한 반응을 보이며 깨어진 정서적 균형을 되찾기 어렵게 된다.

세상을 살아가다 보면 불가피하게 스트레스를 받게 되기도 하므로 약간의 우울감은 누구나 경험하는 것이다. 다만, 그 강도가 적응에서 문제되는 것이다. 우울증 등 정신질환은 세계적으로 급증하고 있는 의료 문제다. 세계보건기구(WHO)는 2017년 세계적으로 3억 2천200만 명이 우울증을 앓고 있으며, 2억 4천

만 명이 불안에 시달리고 있는 것으로 추정했다. 미국 국립 보건원에 따르면 미국 내 1천 730만 명의 성인이 한 번 이상의 주요 우울증을 겼었으며, 심각한 자살사고를 경험하는 성인 비율은 2017~2018년의 경우 전년 대비 46만 명 이상 늘어난 것으로 나타났다. 한국의 경기연구원 조사에서 신종 코로나바이러스 감염증(코로나 19)의 전방위 확산에 따른 우울과 불안이 증가하여 지난 4월 한국 국민의 절반가량인 47.5%가 불안감이나 우울감을 경험하고 있는 것으로 나타났다. 미국에서는 불안장애와 우울증 환자가 지난 1년 전과 비교할 때 300%가량 늘어난 것으로 조사됐다.

따라서 우울증의 발생에서 스트레스가 어떤 역할을 하는지에 대한 관심은 날로 증가되고 있다. 우울감이 외적인 스트레스 때문에 생긴 것이라고 보면 이를 외상성 우울증(exogenous depression) 혹은 반응적 우울증이라 한다. 대개 외상성 우울증은 사랑하는 대상을 상실했을 때 나타나며, 그 증상은 잠이 많고 과식하며 무감동하거나 낙담을 하게 된다.

우울감이 내적인 스트레스에 의해 생긴 것이라면 내인성 우울증(endogenous depression) 혹은 가끔 정신병적 우울증이라 한다. 이 증상 또한 식욕이 없어지고 무감동해지며 낮은 자존심을 갖게 된다. 따라서 이 두 가지는 분명히 구분되지 않는 경우가 많다.

우울감을 유발하는 대부분의 스트레스 상황은 주로 사랑하는 대상을 잃거나 잃어버렸다고 느끼는 것이다. 그 상실은 정적 관계의 철회나, 신체적 고립, 혹은 죽음 때문일 수 있다. 정적 관계의 후퇴는 배우자가 냉담하게 아무 말도 않는 경우와 같은 것이 전형적인 예이다.

신체적 고립으로 인한 우울감은 어쩔 수 없이 장기간 떨어져 있는 경우에 생기는 게 보통이나 짧은 기간 떨어져 있을 때도 나타날 수 있다. 어머니가 아이를 떼어놓고 어디에 갔을 때도 순간적으로 아이는 우울감을 경험한다. 또 부모님이 돌아가신 경우에 비탄에 빠지게 되는데 이때도 우울감을 경험한다. 우울감의 성질에 따라 병적 우울증과 정상적 슬픔을 구분했다(Jackson, 1986, 최승원 외, 2018 재인용).

병적 우울증의 경우는 사랑하는 사람을 잃고 난 후에 죽은 사람에 대해 억압되었던 적개심의 감정과 함께 정서적 불안정이 나타난다. 즉, 적개심을 인식하게 되면 이제 와서 어떻게 하나 하는 생각과 함께 가끔 죄책감과 자기경멸의 감정이 생기게 되어 친구도 만나지 않고 사회적 책임도 거부한다. 이런 상태가 지속되면 자살을 기도하기도 한다.

정상적인 슬픔의 경우는 보통 죄책감이나 자기경멸감을 느끼지 않는다. 그리고 슬퍼하고 우울해하는 기간도 비교적 짧다. 점차적으로 현실을 수용하게 되는 것이다.

이상 스트레스에 대한 반응을 생리적 반응과 심리적 반응으로 나누어 살펴보았으나, 스트레스를 느끼게 하는 상황이 모두 부정적인 영향만을 미치는 것은 아니다. 스트레스는 이미 생활의 부분으로서 개인에 따라 그것에 대한 반응의 정도가 다를 뿐이다<표 3-4 참고>. 약간의 스트레스는 정상적인 신체기능을 위해 필요 불가결한 것이다. 신경계의 완전한 기능을 위해서 일정량의 자극이 필요하다는 것은 더 말할 나위 없는 사실이다. 적절한 수준의 정서적 동요는 경계심과 과업에의 관심을 고조시키기도 하는 것이다. 따라서 스트레스 자체가 나쁜 것이 아니라 그 정도의 개인의 반응 양식이 문제가 된다고 하겠다.

〈표 3-4〉 **스트레스 신호**

우리가 적당한 스트레스 수준에 있는지, 높은 수준에 있는지를 측정하는 데 많은 신호를 이용할 수 있다. 누구나 이러한 신호에 따라 자신의 스트레스를 판단할 수 있다.

적당한 수준	높은 수준
1. 행동	
창조적, 좋은 결정을 내림 우호적 일반적으로 성공적 다른 사람의 말을 들을 수 있는 생산적 다른 사람에게 고마워하고, 다른 사람의 기여를 인정하는 미소, 웃음, 농담	높은 톤의 신경질적인 웃음 창조성의 부족 낮은 업무의 질 과다한 음주 및 과식 과다한 흡연 말더듬 집중력 결함 작은 소리에 쉽게 놀람 참지 못함 쉽게 초조함 쓸데없는 일이나 활동에 몰입 다른 사람을 멸시함
2. 감정	
자신감 고요함, 편안함 기쁨과 즐거움 흥분과 유쾌함	분노, 화남, 고통, 불만족 겁에 질림, 긴장, 불안, 두려움 편집증 우울감, 축 처진 피로감 혼돈, 압도됨 무력감
3. 신체 신호	
편안함 고통이나 아픔이 없는 신체반응이 조화로운 부드럽게 기능 건강, 스트레스 관련 질병이 없음	식욕상실, 구토, 설사 사고 나기 쉬운 빈뇨 떨림이나 틱증상(tics) 원형탈모증 어지럼증 빈번한 감기증세 고혈압 근육긴장 불규칙적인 호흡, 천식 수면문제 피부염증, 가려움, 발진 다양한 통증, 근육통, 두통 등

출처 : 김규수 외(2002), p.538.

3. 스트레스 관리와 대처방법

급격히 변하는 사회와 미래를 예측할 수 없는 불확실한 상황은 현대의 스트레스를 가중시키고 있다. 이런 스트레스 시대를 살면서 잘 적응하고 만족스러운 생을 유지하려면 스트레스에 잘 대처해야 한다. 스트레스가 문제되는 것만큼이나 대처의 문제도 중요하다. 따라서 여기서는 무엇보다도 먼저 스트레스의 대처방식의 개념부터 분명히 하고 실제 생활장면에서 어떤 대처방식이 효과적으로 적응하는 데 도움이 되는지를 알아보기로 한다.

1) 스트레스 대처의 개념

대처방식이란 넓게 보면 삶 자체라고 할 수 있고 협의로 본다고 하더라도 헤아릴 수 없이 다양하다는 것은 쉽게 짐작할 수 있다. 그러나 스트레스의 대처방식을 연구하는 데 있어서나 실생활에 적용하는 데 있어서도 그 개념을 분명히 하고 가능한 한 다양한 방식을 알아볼 필요가 있다.

대처방안(coping)이라는 용어는 인간의 적응에서 핵심적인 개념이다. 사실 스트레스에 지대한 관심을 기울이는 것도 따지고 보면 스트레스 자체에 관심이 있다고 보기보다는 그런 스트레스를 어떻게 관리하고 해결하느냐, 즉 대처하는 데 관심이 있기 때문이다.

첫째, 스트레스 대처방안은 적응의 과정으로서 통달과 숙달을 의미한다. 셀리에(Selye, 1979) 등은 스트레스 대처방안을 아주 넓은 의미로 볼 경우 생활하는 것이라고 말하면서 생활은 매일 부딪히는 문제로 유기체의 균형이 깨지고 이를 다시 회복하는 적응의 과정이라고 하고 있다. 스트레스 대처를 항상성의 유지로 보는 관점은 유기체가 손상되거나 상해를 입을 경우 이를 회복하는 것이며, 대처방안을 자아의 기능으로 개념화하고 있다(Selye, 1979; Tan, S. Y., & Yip, A. 2018).

둘째, 스트레스 대처는 어떤 처리와 관리를 의미한다. 이것은 통달이나 숙달을 의미하는 것은 아니다. 그 까닭은 인간의 문제란 대부분 통달하거나 완전히 해결할 수 있는 성질의 것이 아니고 최적의 순응을 위해서 문제를 재정의하거나 참고 견디고 받아들여야 할 것이 많기 때문이다. 예를 들어, 천재지변이나 사랑하는 가족의 죽음 같은 상황은 그런 상황을 변화시키기 위하여 통달이나 숙달의 방식에 의존할 수는 없다.

셋째, 스트레스 평가는 심리적인 중재의 핵심적인 역할을 담당한다. 즉, 대처하려면 먼저 상황을 평가해서 대처할 것인지 무시할 것인지를 결정해야 하고 상황과 자기의 역량을 비교하여 대처방안을 선정하는 평가과정이 있어야 한다. 이렇게 볼 때 대처방안은 상당 부분이 인지과정이다(권육상, 2010).

2) 스트레스에 효율적으로 대처하는 마음가짐

스트레스 대처개념에서 이미 살펴보았듯이 대처방안은 일회적으로 짧은 기간에 적용될 수도 있겠지만 그보다는 장기간에 걸쳐서 적용되는 대처방안이 일반적일 것이다. 그리고 스트레스 상황에 따라서 효율적인 대처방안이 다르고 다양하다. 그동안 여러 학자들의 연구 결과 실생활에서 스트레스 대처기법들이 다양하다는 것을 제의해 왔고 대처모형의 각 과정마다 다른 대처방안이 적용되었다.

스트레스에 대해서 효과적으로 대처하려면 두 가지 접근 방식이 있다. 첫째는 평소에 개인의 대처능력을 향상시키는 예방적인 준비가 필요하다. 즉, 일반적으로 적응력을 개발하고 증진하는 노력이 필요하다는 것인데, 성장지향적인 생활방식의 변화, 자존감의 향상이나 능력개발, 인간관계 기술의 향상 등을 들 수 있다. 둘째는 특정한 스트레스 상황을 잘 대처하는 방법을 익히는 것이다. 이 경우는 스트레스 상황이 천태만상인 만큼 그 많은 상황에 효과적인 대처방식을 전부 다 익힐 수는 없다. 따라서 스트레스에 효율적으로 대처하는 개인의 마음가짐이 우선적으로 중요하다고 할 수 있겠다. 다섯 가지 마음가짐을 염두에 두면서 스트레스에 대처한다면 도움이 될 것이다.

첫째, 스트레스를 인생의 불가피한 일부로 받아들이는 것이다. 회피할 수 있는 경우도 있겠지만 회피할 수 없는 경우가 훨씬 많다는 것을 수용해야 한다.

스트레스가 없는 삶은 변화와 발전이 없으며 무의미하고 죽음을 의미한다.

둘째, 스트레스를 해결할 수 있는 문제로 보는 것이다. 스트레스를 '운명'이나 '팔자' 또는 '남의 탓'으로 보면 해결이 불가능하다. 그것을 문제로 인식하고 대처하려고 할 때 해결할 수 있는 것이다. 혼자서 독백을 해보자! "음 그래 이것이 스트레스로 작용하고 있구나! 분명 이것이 문제이고 이것이 스트레스인데 이 문제를 해결해 나가면 되는 것이니까… 문제란 항상 해결 전제로 있는 것이니까… 그래 하나하나 해결해 보자!"

셋째, 스트레스를 성장을 위한 도전으로 받아들이는 것이다. 스트레스는 부정적이고 위협적이긴 하지만 성장을 위한 기회가 되는 것도 사실이다. 그것을 극복함으로써 자신의 잠재력을 개발하고 성취감을 경험할 수 있다.

넷째, 자신의 스트레스를 잘 파악하고 이해해야 한다. 내가 느끼는 스트레스 감정이 분노 긴장, 두려움, 불안, 초조 중 어느 것인가? "무엇이 누가 어떻게 내 기분을 뒤집어놓는 것일까?" 이렇게 자문자답을 하면 자신의 스트레스 상황에 대해 전반적으로 파악할 수 있다.

다섯째, 지금까지 익숙한 비효과적인 스트레스 대처방안을 바꾸려고 결심하고 새로운 방식을 배워야 한다.

3) 자신의 내부규칙 또는 사고방식의 탐색과 전환

자신을 힘들게 하는 평소 마음속에서의 생각(내적인 사고) 규칙들을 예로 들자면 다음과 같다. '나는 실수를 해서는 안 된다', '나는 바보같이 보여서는 안 된다', '나는 언제나 열심히 일해야만 한다', '나는 화를 내서는 안 된다', '남들은 나의 근심이나 걱정을 알아서는 안 된다', 이런 사고방식이 문제되는 것은 예외 없이, 언제나 그리고 반드시 그래야 한다는 것이 문제된다고 엘리스(Ellis)는 말하면서 이를 비합리적인 사고방식으로 기술하고 있다. 이를 비합리적이라고 보는 것은 누구나 타인을 실망시킬 수도 있고, 약속을 어길 수도 있기 때문이다.

이런 비합리적인 내적인 규칙 또는 사고방식 때문에 오는 스트레스를 줄이기 위해서는 다음과 같은 사고방식으로 전환되어야만 한다.

첫째, 자신의 내적인 규칙을 의식하는 것이 필요하다. 즉, 왜 내가 이 상황에서 이런 기분을 느낄까? 내가 나 자신이나 남에게 바라는 것은 무엇인가? 등의 스트레스로 느껴지는 상황에서 위와 같이 자문함으로써 자신의 내적인 규칙이 무엇인가를 확인해야 한다.

둘째, 이런 내적인 규칙이나 사고방식을 수반하는 생각들을 잘 살펴본다. 흔히 이것 아니면 저것이다, 전체가 아니면 아무것도 아니다라는 흑백논리나 한 가지 사실을 지나치게 과장하는 생각이 도사리고 있을 때가 많다.

셋째, 내적인 사고규칙들을 남들과 같이 토론해 본다. 그럼으로써 좀 더 현실감각을 찾게 될 것이다.

넷째, 내적인 사고규칙들을 논박해 본다. '왜 내가 이렇게 생각해야 하지, 꼭 그런가', '왜 내게 혹은 남에게 그렇게 하라고 바라지' 하는 식으로 자기와의 대화를 한다.

다섯째, 내적인 사고규칙을 바꾼다. 즉, 좀 더 합리적이고 현실성 있는 사고방식으로 바꾸는 것이다. 예를 들어, '나는 언제나 최선을 다해야 한다. 그렇지 못한다면 끔찍한 일이다'는 다음과 같이 바꿀 수 있다. '나는 내 최선을 다하는 것을 좋아한다. 내가 최선을 다할 때, 기분이 좋다. 그러나 인간은 그렇지 못할 수도 있다'.

여섯째, 원래의 내적 규칙과 바뀐 규칙에 따른 생각들을 비교해 본다. 그러면 새로운 규칙에 따라 세상을 사는 것이 훨씬 편안하고 스트레스 자극을 덜 받는 방식이라는 것을 알게 된다. 스트레스를 일으키는 생각을 바꾸는 방법 외에 스트레스 상황의 의미를 달리 해석해 보는 방법이 도움이 될 때도 있다. 즉, 자아방어기제의 여러 방식, 예컨대 합리화, 전이, 부정 그리고 주지화 등의 방식으로 스트레스를 일으키는 생각 대신에 스스로 안심시키고 정당화하는 생각을 할 때 스트레스의 강도를 줄일 수 있을 것이다. 예를 들면, '진정해, 쉽게 생각해 봐, 다루지 못할 것은 아무것도 없어, 길게 내다보고 생각하도록 하자, 이 일들은 보기보다 중요하지 않을 수 있어' 등이 있다. 이런 생각들을 하게 되면 불안, 분노, 낯선 상황의 어려움 등을 가라앉힐 수 있을 것이다. 이런 생각을 할 때 중요한 점은 스트레스 상황에서 느끼는 감정을 잘 인식하고, 또한 이런 감정을 불러일으키는 부정적인 시각을 잘 인식하여, 이 부정적인 시각과는 다른 긍정적인 시각을 잘 생각하는 것이 전제되어야 한다.

새로운 사태와 자극의 과잉은 따지고 보면 결과가 불확실한 것에 대한 불안이다. 이미 스트레스 사건에서 알아보았듯이 상황이 모호하고 불확실할수록 더욱 큰 스트레스가 된다. 물론 가능한 한 불확실성을 줄이고 통제력을 증가시키는 것이 좋다. 그러나 아무리 그래도 이 세상에는 불확실한 구석이 남아 있게 마련이고, 아무리 확실히 하려고 해도 분명치 않은 일들이 있다. 이것이 바로 현실이며, 이런 현실을 받아들이는 것이 중요하다. 불확실한 세상에 산다는 것이 그리 문제될 것이 있는가? 불확실성을 받아들이며 현실과 불확실성의 간격을 좁히고자 하는 노력과 그 과정을 견디며 열린 마음으로 정보를 충분히 수집하여 검토하여 결정하는 적극적인 사고방식을 가지는 것이 중요하다고 하겠다.

4) 치료적 개입

외상 후 스트레스 장애의 경우 치료적 개입은 지속적인 심리교육, 인지탐색과 행동적 노출, 약물치료 등을 결합하는 것이 좋으며 곧 회복될 수 있다는 기대를 자극하는 것이 매우 중요하다(김청송, 2002). 이를 보다 구체적으로 살펴보면 <표 3-5>와 같다.

〈표 3-5〉 외상 후 스트레스 장애의 치료적 개입방법

개입방법	내 용
약물치료	현재 외상 후 스트레스 장애에 일차적으로 선택할 수 있는 약물 중 하나는 선택적 세로토닌 재흡수 차단제(SSRI : Selective Serotonin Reuptake Inhibitor) 계통의 우울증 치료제이다. 우울증 치료제는 이름 그대로 원래 우울증을 치료하기 위하여 개발하였으나, 공황장애, 강박장애, 불안장애, 생리전 긴장증후군 등 여러 질환에 효과가 있는 것이 증명되었다. 또한 SSRI는 외상 후 스트레스 장애에 동반하는 불안, 공포, 충동성 경향 등의 증상 조절에도 효과가 있다. 이 외에도 다른 계열의 우울증 치료제나 기분안정제, 항불안제 등이 치료에 사용된다.
노출치료	노출치료의 목표는 사고 기억에 대해 공포를 덜 느끼게 하는 것이다. 노출치료의 이론적 배경은 과거의 외상을 떠오르게 하는 생각, 느낌, 상황에 대해 두려워하는 것이 학습되었다는 것이다. 우리 속담에 "자라 보고 놀란 가슴, 솥뚜껑 보고도 놀란다"가 그 예이다. 이러한 학습된 공포를 역으로 되돌려 사고에 대해 편안한 감정을 느끼도록 학습하는 것이다. 치료자와 사고에 대해 반복적으로 이야기를 나누면서, 사고에 대한 부정적인 느낌과 생각을 점차 조절할 수 있게 된다. 사고에 대해 이야기를 하는 것 자체가 힘들고 꺼려질 수 있으나 치료자의 도움을 받아 이야기하고 감정을 떠올리다 보면 점차 사고에 대한 기억에 압도당하는 고통이 줄어들게 된다. 먼저 고통스러운 기억과 감정 중 가장 불안을 덜 일으키는 부분부터 이야기하다가 조금씩 더 심각한 내용을 다루는 방법이 있다. 반대로 홍수가 날 때처럼 한꺼번에 많은 양의 자극을 직면하도록 하면서 고통이 조절되는 것을 체험하게 하는 방법도 있다. 이러한 기법들은 대부분 고통스러운 기억이 떠오를 때 마음을 이완시키는 방법을 연습하는 이완훈련이나 분노 조절법 등과 같이 시행한다. 고통스러운 기억을 떠올리는 것이 힘들 수 있으나, 믿을 수 있고 의지할 수 있는 치료자와 안전하다고 느끼는 치료공간에서는 이러한 작업을 더 원활하게 수행할 수 있다.
안구운동을 통한 탈감각화 작업	EMDR(Eye Movement Desensitization and Reprocessing)이라고 하며 외상과 관련한 부정적 감정, 기억, 인지 등을 떠올린 후, 치료자의 지시에 따라 연속적인 빠른 안구운동을 수행하면서 경험한 이미지나 감정을 보고하게 된다. 이 과정은 외상 기억과 감정이 최소화될 때까지 진행된다. 안구 운동 대신 손가락 두드리기(촉각), 청각 등 다른 자극도 같은 효과를 볼 수 있다고 알려져 있다.
인지치료	경험한 정신적 외상과 그 여파에 대한 생각을 어떻게 이해하고 변화시킬 수 있는지를 치료자가 돕는 치료방법이다. 구체적으로 사건에 대한 어떤 생각이 스트레스를 유발하고 증상을 악화시키는지 이해하는 것으로 치료가 시작된다. 환자는 자신과 주변 환경에 대한 자신의 어떤 생각이 자신을 불안하고 혼란스럽게 하는지 알게 된다. 치료자의 도움을 받아, 이러한 생각을 더 정확하고 더 편안한 생각으로 대치하는 방법을 익히게 된다. 또한 분노, 죄책감, 공포 등의 감정에 어떻게 대처하는지도 익히게 된다. 사고 이후 불가항력일 수밖에 없는 일들에 대해 불필요한 죄책감을 느낄 수 있다. 예를 들어, '집에 화재가 났을 때 당시 내가 집에 있었다면 가족의 피해를 막을 수 있지 않았을까' 하는 자책을 할 수 있다. 인지치료는 그 사고의 결과가 본인의 잘못이 아니었다는 것을 이해할 수 있도록 도와준다.

4. 스트레스 관련 이론의 적용 : 휴먼서비스 전문직의 역할

휴먼서비스 전문직들(사회복지사, 임상심리사, 정신과의사, 정신과 간호사, 상담가)은 종종 함께 스트레스 관리 프로그램을 개발하고 실행한다. 휴먼서비스 전문가는 개인과 집단에게 스트레스 관리 교육 프로그램을 제공한다. 보다 진지한 의사들은 높은 수준 스트레스 수준을 경험하거나, 스트레스 관련 질병에 걸린 환자들을 이러한 프로그램에 의뢰한다. 휴먼서비스 전문가는 특히 높은 스트레스를 경험하는 클라이언트의 경우 상담과정에서 이완훈련, 바이오피드백 훈련을 실행하기도 한다. 휴먼서비스 전문가는 스트레스가 높은 개인을 스트레스 관리 프로그램에 의뢰하는 중개자로서 역할을 할 수도 있다. 또는 스트레스 관리를 강조하는 치료집단의 촉진자로 역할하기도 한다. 또한 학교, 기업, 산업체, 병원 등에서 스트레스 프로그램 관리를 개발하는 데 자문의 역할을 할 수도 있다.

다음 <표 3-6>은 휴먼서비스 전문직들이 적용하는 다양한 증상별 스트레스 관리기법이다.

〈표 3-6〉 **증상별 스트레스 관리기법**

스트레스로 인한 증상	점진적 이완	호흡 기법	온냉 교대욕	명상 기법	자기 최면	상상 기법	자율 훈련	대처 훈련	사고 중단	논박 기법	주장 훈련	시간 관리	직무 SMT	결합 기법	바이오 피드백	영양 관리	규칙적 운동
특수상황에 대한 불안 (시험, 면접, 마감박두)	★	★		○	○	○		★	★	○		○					
관계에서의 불안 (배우자, 부모, 자녀)	★	★			○						★						
일반적 불안 (상황이나, 대인관계 이외)	★	★		★		○	○	○	○	★				★			○
우울, 낙망, 무력감, 자긍심 결여	○	○		★					★	★	★					○	○
적대감, 분노, 흥분, 원한		★		○			○		★					○		○	○
공 포	★							★	★					○			
강박관념, 원치 않는 생각		○		★					★								
근육 긴장	★	★	★		○	○	★							○	★		★

고혈압	★			○			★							○	★	★	○
두통, 목과 등의 통증	★		○		★	★	○								★	○	★
소화불량, 장질환, 궤양, 만성변비	★				★		★							○	○	★	○
근육경련, tics, tremor	★				○	○									★		○
항상 피곤하고 지침	○	★	○		★		○					★				○	○
불면증	★		○		○		○		★						○	○	○
비 만																★	★
신체적 허약																	★
직업상의 스트레스											○	○	★	★			

★ 해당 증상에서 가장 적합한 스트레스 관리기법, ○ 해당 증상에서 효과적인 스트레스 관리기법
출처 : Davis, M., Eshelman, E. R., & McKay, M.(1988).

스스로 스트레스를 극복하는 방법

1. 먼저 자신이 생활 속에서 어떠한 일에 얼마만큼 스트레스를 받고 있는지 알아야 한다.
2. 합리적이고 긍정적인 생각(태도)을 견지하라. 항상 완벽하게 나쁘거나 좋은 것은 없다.
3. 생각의 전환을 시도하라. 즉, 어쩔 수 없는 것은 즐겁게 받아들여라. 이왕 해야 할 것이면 즐겁게 열심히 하라.
4. 여유 있게 스케줄을 짜자. 무리하게 많이 짠다고 해서 다 되는 것은 아니다.
5. 때론 거절하거나 체념할 줄 알아야 한다. 거절하거나 체념한 것은 가능한 한 빨리 잊어버려라.
6. 유머 감각을 길러라. 유머는 '드라큘라 같은 스트레스'에 '햇볕'이다.
7. 적당한 운동을 하라. 가능하면 함께 즐겁게 할 수 있는 운동이면 더욱 좋다.
8. 깊은 호흡을 하라. 이는 자율신경계를 안정시킨다.
9. 긴장 이완법을 배워 실행하라. 스트레스가 당신에게 머무르기가 곤란할 것이다.

제2절 재난과 정신건강

우리나라뿐만 아니라 세계 도처에서는 기후변화와 지진으로 인한 대규모 자연재해, 국제 분쟁으로 인한 내전과 테러 등의 재난과 그로 인한 피해가 늘어나고 있다. 물론 인류의 역사상 지속적으로 재난이 발생해 왔지만 재난을 심리와 정신건강적 차원 그리고 학문적으로 조명하기 시작한 것은 그리 오래되지 않았으며, 공식인 정신의학의 진단은 1980년이 되어서야 정신장애 진단 통계 편람에 외상 후 스트레스 장애(PTSD)가 질병으로 추가되었다. 우리나라에서도 그동안 재난의 물질, 물리, 신체 피해에만 주로 관심을 가져왔다. 그러나 1990년 이후로 성수대교 붕괴, 삼풍백화점 사고 등 잇따른 대형사고를 경험하게 되고, 일반인들도 언론을 통해 피해자들의 정신적 고통을 자주 접하게 됨에 따라 재난의 심리적 영향에까지 관심의 폭이 넓어지게 되었으며, 국가에서도 정부 차원의 지원과 대책을 마련하기 시작하였다. 이에 따라 휴먼서비스 전문직들도 재난에 대한 정신건강적 측면의 이해와 전문적 역할 인식이 필요하다고 하겠다.

1. 재난의 정의

재난의 정의는 그 관점에 따라 다양하다. 대표적으로 세계보건기구(WHO)는 재난이란 '한 지역사회가 감당할 수 있는 정도의 한계를 훨씬 넘어설 만큼 심각한 생태적·사회 심리적 붕괴'로 정의하고 있어 정신적인 영향을 크게 강조하고 있다(WHO, 1992). 그러나 우리나라 「재난 및 안전 관리기본법」은 재난을 '국민의 생명, 신체 및 재산과 국가에 피해를 주거나 줄 수 있는 것'으로 정의하고 있어 물리, 물질적인 영향만을 강조하고 있다. 재난을 무엇으로 보느냐 하는 관점은 단지 정의의 문제가 아니라 재난에 대한 대응의 차이로 나타날 수 있으므로 이에 대한 고려가 필요하다(국가법령정보센터, 2021).

재난은 크게 두 가지, 자연재해(natural disaster)와 인재(man-made disaster)로 나뉜다. 인재를 더욱 세분화하여 교통사고, 구조 붕괴, 폭발과 같이 의도보다는 실수에 의한 '기술사고(technological accidents)'와 집단살인, 전쟁, 테러와 같은 '의도적 행위(willful human-induced incidents)'로 구분하기도 한다. 그러나 자연 요인과 기술 요인이 함께 재난의 원인이 되는 경우가 있어 명확한 구분이 어려울 수 있다.

2. 재난으로 인한 심리·정서·신체적 반응

재난발생 후 생기는 심리·정서적 반응을 이해하기 위해서는 그 개인의 기능에 영향을 미치는 생물·심리·사회문화적 요인을 알아야 한다. 개인의 생물·심리·행동적 체계는 위기의 영향을 받게 되고, 생존을 위한 재조직과 균형상태를 회복하려는 경향성을 지니고 있다. 이 과정에서 영향을 미치는 요인들은 다음과 같다(김기태, 2006).

① 개인의 성격구조
② 개인의 성, 연령, 민족성, 경제적 지위
③ 개인의 일상적인 대처유형
④ 스트레스를 유발시키는 자극의 강도
⑤ 개인의 욕구와 지지체계의 활용 가능성
⑥ 개인이 경험하는 상실의 범위
⑦ 긴급구조 자원의 가능성

충격적인 사건 후에 주로 나타나는 정서적 반응은 두려움, 불안, 염려, 의기소침 등이다. 시간이 경과함에 따라 생활유형의 변화와 상실로 유발되는 감정을 조절하는 방법은 다양하게 나타난다. 어떤 사람은 지지망을 잘 활용하여 위기에 잘 대처해 나가는 반면에 어떤 사람은 경직되고 강박적인 행동이나 우유부단한 양가감정을 나타내기도 한다. 이들은 일상생활에서 제 기능을 잘 유지하지 못하고 자신의 환경을 통제하기 힘들 정도의 혼란과 무력감을 나타낸다. 그러므로 위기상황에서 동반되는 방어기제와 정서상태를 이해하는 것은 재난에 따른 위기에 개입하기 위해 매우 중요하다.

위기발생 후 시간이 지남에 따라 대부분의 사람들은 자신의 삶을 회복하여 이전의 일상적인 생활상태로 되돌아간다. 즉, 위기상황을 해결하고 개인적인 적응유형이 안정상태로 회복되지만 일반적으로 사람들은 재난에 대해 다음과 같은 반응을 나타낸다.

① 자신감의 감소
② 익숙하지 않은 상황에 대한 반응으로서 감정과 사고의 혼란
③ 자신의 모든 행동과 결정이 실패를 초래했다는 생각
④ 소외감, 고독감, 우울감
⑤ 자신의 원조에 대해 다른 사람들이 흔쾌하게 생각하지 않거나 무능력한 것에 대한 분노
⑥ 집단에 대한 신뢰감의 감소와 부정적 반응의 증가

또한 재난에 대해 다음과 같은 비정상적인 반응, 즉 신체적, 행동적, 정신건강 문제를 나타내기도 한다(전석균, 2021).

① **신체적 반응** : 떨림, 빠른 맥박, 비정상적인 호흡, 메스꺼움, 구토 등
② **공황반응** : 통제력의 상실, 안전과 무관하게 목적 없이 뛰어다님
③ **지나친 행동반응** : 불필요하고 지나친 말과 행동
④ **우울반응** : 감정조절의 상실, 무기력, 우울감

3. 재난으로 인한 정신건강 문제

외상(trauma)은 전쟁, 천재지변, 교통사고, 화재, 성폭행 등과 같이 생명과 신체에 대한 손상위협을 주는 극심한 사건으로 인한 정신적인 충격을 말한다. 이러한 외상에 잇따라 나타나는 여러 가지 정신적 · 신체적 증상들을 총체적으로 외상 후 스트레스 장애라고 한다. 외상 후 스트레스 장애의 발생시기와 지속기간을 근거로 두 가지 하위유형으로 구분되며 그 내용은 다음과 같다(김준기, 2009; American Psychiatric Association, 2000).

1) 급성 스트레스 장애(Acute Stress Disorder)

갑작스러운 외상적 사건을 경험하였을 때, 수 시간에서 수일간에 걸쳐 일어나는 급성 스트레스 반응은 어떤 면에서는 적응적인 반응이라고 할 수 있다. 주로 사건의 충격으로 인해 감정반응의 둔화, 비현실감, 이인증, 해리성 기억상실 등과 같은 증상을 보이는 것이 특징이다. 또한 외상적 사건에 대한 기억을 재경험하는 침입(intrusion)의 증상도 나타나며, 각성상태가 높아져서 불면증, 짜증, 신경질, 과도한 불안, 놀람반응의 증상 등을 보인다. 이러한 증상들을 보이는 사람 중 약 76~88%는 시간이 지나면서 서서히 증상이 약화되어 사라진다. 그러나 약 12~24%는 증상이 수일에서 수 주간 지속되는데, 이런 경우에 급성 스트레스 장애의 진단을 내리며, 더욱 주의 깊은 관찰과 치료적 개입이 필요하다. 이 진단을 받은 사람들 중 약 60~80%는 외상 후 스트레스 장애로 발전된다.

2) 외상 후 스트레스 장애(PTSD : Post Traumatic Stress Disorder)

생명을 위협하는 심각한 상황을 직접 경험했을 때나 충격적인 사건을 경험하고 난 뒤, 대부분의 사람들은 그 후유증으로 고통을 받는데, 이러한 증상이 1개월 이상 지속될 때 사람들은 흔히 '외상 후 스트레스 장애'로 진단된다. 적게는 5%에서 많게는 75%에서 이 장애가 나타난다. 여기서 외상적인 사건이란 큰 사회적 파장을 일으키는 사고, 참사, 전쟁, 자동차사고, 테러 및 폭력, 지진, 홍수, 재해 등 생명을 위협하는 상황을 말한다. 예를 들면, 세월호 대참사, 미국 건국 이래 사상 최악의 9·11 테러 대참사 때도 당시 생존자, 피해자 가족, 부상자들에게 이러한 증상이 나타났다.

주된 증상은 첫째, 외상기억의 반복적인 재경험이다. 이는 사건의 기억을 반복적으로 재경험하는 것이다. 꿈에 계속 상황이 재연되거나, 평상시에도 반복적으로 그 사건이 생각나서, 마치 그 사건이 현재에도 일어나고 있는 것 같이 행동하거나 느끼게 된다. 둘째, 회피(avoidance)와 둔감화(numbness)이다. 이는 그러한 사건을 상기시키는 것들을 회피한다거나 그와 관련된 대화를 피한다. 이에 따라 사건의 중요한 부분을 회상하지 못하기도 한다. 사람에 따라서 사회적 활동이나 흥미를 잃게 되고 심한 우울에 빠지기도 한다. 셋째, 과도한 각성상태(hyper-arousal state)와 연관된 증상이다. 이는 외상적 사건으로 인해 심하게는 불면증, 분노폭발, 집중력 감퇴, 놀람 반응 등 과민상태가 지속되기도 한다. 그리고 혼자 살아남은 데 대한 죄책감, 수치감에 괴로워하며 이를 피하기 위해 약물 남용이나 알코올 남용으로 확대될 수도 있다.

대개 이런 증상은 사건발생 수일 내 나타나며, 짧게는 1주에서 길게는 20~30년 지속되는 경우도 있다. 따라서 이러한 일들이 계속될 경우에는 외상 후 스트레스 장애를 의심하고 정신건강 전문가를 찾아 치료를 받아야 한다. 특히 외상 후 스트레스 장애는 어릴 때 큰 외상을 받은 경험이 있거나 의존성·편집성 등의 성격소유자, 가정 등 사회적 지지가 부적합한 경우, 그리고 최근 스트레스 등으로 생활의 변화가 컸던 사람들에게서 많이 발생한다. 치료는 발병 초기에 심리상담과 필요한 경우 적절한 약물치료를 실시하여 빠른 시일 내에 외상 이전의 기능 수준으로 회복시키는 것이다. 또 가족과 친지들의 정서적 지지가 중요하다.

4. 재난에 대한 대책

1) 재난에 대한 위기개입의 지침

재난으로 인한 위기에 대한 개입은 방치한 문제나 예상치 않았던 외상사건으로 발생된 인지적·정서적·행동적 왜곡을 표적으로 하며, 사람들이 인지, 감정, 행동을 인식하고 위기 이전의 기능으로 회복시키는 것에 목적을 둔다.

개입차원은 재난으로 인한 정신건강 문제에 대한 치료적 개입을 제공함으로써 문제의 만성화, 증상의 악화를 예방하려는 노력을 하는 과정이다. 전형적인 재난정신건강에서 활용되는 치료적 개입으로는 지지체계가 약하고 고립화의 위험이 큰 피해자들에 대한 가정방문을 통해 지지적 상담을 제공한다. 그리고 자조집단을 형성하여 긍정적 사고와 문제해결기술을 함양할 수 있도록 지원하며, 호흡명상기법, 심호흡의 안정화기법, 스트레스면역훈련, 인지행동치료, 노출치료, 체계적 둔감화기법, 수용전념치료, EMDR(안구운동 민감소실 및 재처리요법)을 시행한다. 마지막으로 정신건강 치료기관으로 의뢰하며, 증상의 진전에 대한 지속적 모니터링 과정 등을 제공하는 것이다(이영호 외, 2020).

위기개입은 평형감각의 회복과 직접적으로 관련된 단일이슈에 초점을 둔다(Cournoyer, 1996). 예를 들어, 가정폭력으로 쉼터를 찾은 여성의 경우 그 여성이 아동기에 학대받은 경험이 있다고 하더라도 위기개입은 가정폭력 이슈를 다루는 것에 초점을 두어야 한다. 즉, 아동학대와 관련된 이슈를 해결하는 데 열중하는 것은 적절하지 않고 오히려 비윤리적일 수 있다. 아동학대와 관련된 사항은 이 여성이 평형감각을 회복하고 난 후에 다루어야 한다. 또한 위기와 관련된 정보는 가능한 한 신속하고 간략하게 수집하여야 한다. 위기에 클라이언트의 감정, 위기를 해결하기 위해 취한 행동, 위기의 의미에 대한 인식과 관련된 정보는 클라이언트가 그 위기를 해결하고 위기 이전의 기능수준으로 도울 수 있는 직접적인 것이어야 한다(Myer, 2001). 따라서 재난 시의 정신건강서비스는 평상시에 제공되는 전통적 정신건강서비스와는 차별되는 점들이 있고 그 내용은 <표 3-7>과 같다(Ritchie & Hamiton, 2004).

〈표 3-7〉 전통적 정신건강서비스와 재난 정신건강서비스의 비교

구 분	전통적 정신건강서비스	재난 정신건강서비스
목 표	증상의 감소와 관리, 장기 변화를 위한 평가, 치료계획, 치료	재난 관련 스트레스 반응의 예방과 재난 전 기능 수준의 회복
목표인구	정신질환이 진단된 사람	재난에 영향을 받은 정상인구
목 적	치료, 관리, 치유가 가능한 질환의 발견	지지, 교육, 자원개발
방 법	정신치료, 약물치료, 사례관리	자문, 아웃리치, 교육, 위기관리
상 황	병, 의원, 상담실	지역사회기반

아울러 재난발생 후 전문가들이 해야 할 위기개입을 위한 과업은 <표 3-8>과 같다.

〈표 3-8〉 재난발생 후 전문가들이 해야 할 위기개입을 위한 지침

	지 침
1	가능한 한 재난과 희생자에 대한 정보를 수집하고 제공할 것
2	가능한 한 신속하게 희생자들과 그들의 가족을 재결합시킬 것
3	희생자들이 자질구레한 일을 스스로 할 수 있도록 격려함으로써 자신의 문제를 극복하도록 도울 것
4	재난 희생자가 많을 경우에는 희생자들을 가족과 이웃으로 한 집단을 만들어서 두려움과 소외감을 줄일 것
5	희생자에게 해야 할 최소한의 과업을 명백하고 간략하게 설명하여 그 일을 수행하도록 할 것
6	희생자가 재난의 현실을 직면하여 그 위기를 마음속에서 제거하도록 도울 것
7	안정제나 기타 약물을 사용하지 않을 것
8	거짓된 확신을 주지 않을 것
9	희생자에게 어느 정도 제한된 의존성을 허용할 것
10	1차적으로 물리적 욕구를 해결한 후 생각을 교환할 집단토의 시간을 마련할 것
11	원조할 위치에 있는 사람들을 모집하고 심리적 응급치료훈련을 시킬 것
12	현존하는 지역사회 자원을 활용. 즉, 의사, 교사, 사업가, 자원봉사자가 희생자를 돕도록 연결할 것
13	구조하는 사람들의 심리적 스트레스를 완화하는 방안을 모색할 것(예 짧은 휴식시간)

2) 위기개입의 단계

재난으로 인해 위기에 처한 사람을 돕기 위한 위기개입은 6단계로 구분할 수 있다. 각 단계는 반드시 분리되어 기능하는 것이 아니라 순서를 바꾸거나 유연하게 이어지는 과정이다. 6단계 모델에 따른 단계별 지침은 <표 3-9>와 같다.

〈표 3-9〉 위기개입의 단계별 지침

구 분	지침내용
1단계 : 문제 정의하기	1. 돌보는 태도를 전달한다. 2. 위기에 처한 사람을 접촉한다. 3. 클라이언트의 관점에서 위기의 의미를 탐색한다.
2단계 : 안전 확보하기	1. 직접적이고 폐쇄적인 질문을 한다. 2. 치명성의 정도를 판단한다(방법, 동기, 기회, 수단 등). 3. 자기 자신, 클라이언트, 중요한 사람들의 안전을 확보하기 위해 즉각적인 행동을 취한다[병원, 경찰, 응급요원 등 즉각적인 의뢰자원에 대한 정보(예 전화번호, 시간, 장소)를 가지고 있어야 한다]. 4. 예방적이고 안전한 클라이언트의 행동을 강화한다. 5. 클라이언트에게 위기개입 전문가의 책임을 알려준다. 6. 클라이언트의 특징에 대한 판단 기초자료로 위기분류 사정척도를 활용한다.
3단계 : 지지 제공하기	1. 클라이언트가 정말로 중요한 사람이라는 것을 매우 분명하게 말해준다. 2. 클라이언트의 가장 최소한의 변화에 대해서도 긍정적으로 강화한다. 3. 클라이언트가 새로운 지지자를 발견하도록 돕거나 이전의 지지체계와 다시 연결될 수 있도록 돕는다.
4단계 : 대안 탐색하기	1. 상황에 적합한 지지자를 활용한다(사람, 장소, 물건 등). 2. 이전에 성공적이었던 대처행동을 활용하도록 돕는다. 3. 환경자원을 활용한다(사회복지서비스, 사회보험, 연금, EAP 프로그램, 자선조직 등). 4. 긍정적이고 건설적인 사고패턴을 활성화시킨다. 5. 행동 취하기를 강화한다.
5단계 : 계획 수립하기	1. 단기적인 목표를 강조한다. 2. 구체적인 계획을 세운다.
6단계 : 참여 유도하기	1. 계획을 재검토한다. 2. 클라이언트의 책임감을 확고히 한다.

출처 : 한인영 외(2005). 위기개입 워크북 재구성.

제3절 폭력과 정신건강

1. 폭력의 정의

폭력의 개념은 사회문화적인 측면을 고려하여 포괄적으로 이해하는 것이 바람직하다(유수현 외, 2017). 폭력이란 신체적인 공격행위 등 불법한 방법으로 행사되는 물리적 강제력을 말한다. 폭력의 유형에 따라 신체적 폭력, 정서적 폭력, 언어적 폭력, 방임 등으로 구분하기도 한다. 본 장에서는 우리 사회에서 크게 문제로 부각되고 있는 폭력 이슈들을 나누어 가정폭력과 학교폭력, 그리고 사이버폭력, 성폭력 네 가지 폭력문제에 대해 개념과 현황, 관련된 정신건강 문제에 대한 대책을 살펴보고자 한다. 이러한 폭력의 문제는 상호연관이 되기도 하고 상황별・현장별 독특성이 있는 경우도 많다.

2. 폭력의 유형 및 정신건강문제와 대책

1) 가정폭력

(1) 가정폭력의 이해

가정폭력은 가정구성원 사이의 신체적・정신적・재산상의 피해를 수반하는 행위를 말하며 가정구성원 사이의 모든 폭력을 포괄하고 있다(김은성, 2013). 구체적으로 배우자 간의 폭력, 자녀의 부모에 대한 폭력, 형제간의 폭력 등 가족 간의 모든 폭력을 일컫고 있다. 가정폭력의 범주는 직접적인 폭행, 상해, 유기, 명예훼손, 협박, 감금, 체포, 학대, 아동학대 등과 아울러 심한 욕설과 같은 언어적 폭력 및 의심과 같은 정신적인 폭력 또한 포함된다. 여기에서 말하는 가정구성원은 현재의 관계뿐만 아니라 이전 배우자와 동거하는 친족까지의 모든 실질적 관계를 의미하고 있다.

(2) 가정폭력 문제와 현황

사회문화적인 관점으로 보면 이러한 현상은 폭력에 대한 문화적인 수용, 가부장적 문화(여성주의적 관점), 폭력에 대한 하위문화, 그리고 구조적 스트레스 등의 측면에서 설명이 가능하다(박명숙 외, 2008). 이러한 사회적·문화적 환경 변화 속에서 폭력 문제는 다양하게 문화적 속성을 반영한 폭력의 발생건수가 계속 증가하는 추세에 있다.

가정폭력실태조사는 가정폭력방지 및 피해자보호 등에 관한 법률(이하 '가정폭력방지법')에 근거하여 여성가족부장관이 3년 주기로 실시하는 조사로, 2019년 제6차 실태조사가 실시되었다.

2019년 가정폭력실태조사에서 만 19세 이상 유배우(사실혼 포함) 응답자의, 지난 1년간 배우자에 의한 폭력 피해경험률을 분석한 결과, 신체적·성적 폭력 피해율은 여성 5.9%, 남성 1.3%였으며, 4개 유형 폭력(신체적·성적·경제적·정서적 폭력) 피해율은 여성 10.9%, 남성 6.6%였고, 5개 유형 폭력(신체적·성적·경제적·정서적 폭력·통제) 피해율은 여성 28.9%, 남성 26.0%였다.

폭력 유형별로는 여성과 남성 모두 통제 피해 경험률이 가장 높았고, 두 번째로는 정서적 폭력 피해 경험률이 높았다. 그 다음은 여성의 경우 성적 폭력, 신체적 폭력, 경제적 폭력 순이었고, 남성은 신체적 폭력, 경제적 폭력, 성적 폭력 순으로 나타났다. 특히 성적 폭력 피해 경험에서 여성의 경험률이 남성보다 약 5배 정도 높아, 여성의 배우자에 의한 폭력 피해에서 성적 폭력에 관심을 기울일 필요성을 보여준다.

(단위 : %)

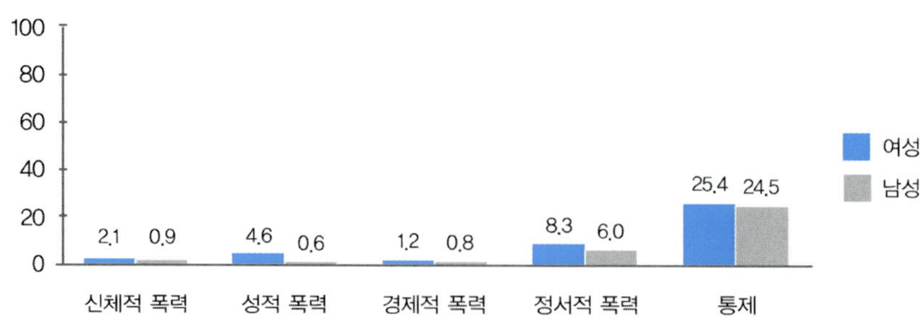

[그림 3-1] 폭력유형별 지난 1년간 배우자에 의한 폭력 피해 경험

폭력의 영향을 살펴보면 경험의 성별차이가 드러난다. 통제 피해에서 여성과 남성의 피해율은 유의미한 차이가 없었지만, 통제의 영향을 비교해 보면, 배우자의 행동이 폭력적이라고 느꼈던 경험('그런 편이다'와 '매우 그렇다'를 합산한 값)은 남성(3.0%)보다 여성(5.3%)이 좀 더 높게 나타난다.

또한 배우자로부터의 신체적/성적 폭력 피해 경험자 중에서 그와 같은 폭력으로 인해 신체적 상처를 입은 비율은 여성 7.4%, 남성 3.3%였으며, 상처를 입은 횟수에서도 남성은 3.3% 모두 1~2회라고 답한 반면, 여성은 3~5회(1.8%) 또는 6회 이상(0.9%)의 피해도 나타났다. 폭력 피해에 대한 대응에서도 별다른 대응을 하지 않은 이유, 경찰에 신고하지 않은 이유 등을 분석하면 남성은 여성과 달리 '폭력이 심각하지 않다고 생각해서'를 가장 많이 선택하였다.

응답자 전체를 대상으로 가정폭력에 대한 인식을 조사한 결과, 가정폭력에 대한 허용도는 전반적으로 낮은 편(4점 척도 평균 1.8점)이었으며 2016년 조사 결과와 비교하면 1개 문항을 제외한 모든 문항에서 허용도가 낮아졌다. 그러나 여성이 가정폭력에서 스스로 벗어날 수 있고 가해자를 떠나지 않는 것을 이해하기 어렵다는 데 대한 동의 정도는 대략 절반 내외로 낮지 않은 수준이었고 가정폭력을 사적인 문제로 보고 피해자에게도 책임이 있다고 생각하는 인식 또한 여전히 나타났다.

(3) 가정폭력으로 인한 정신건강 문제와 이에 대한 대책

가정폭력으로 인한 정신건강 문제는 피해자들이 상당한 스트레스와 외상 후 스트레스 장애를 겪거나, 우울증, 자살사고, 불안장애, 신체화, 홧병, 복수심과 또다른 폭력 나아가 정신병적 증상 등으로 나타난다. 치료적 개입으로 약물치료는 급성 위기 시기에 권고되지 않으나 일부 상황에 도움이 될 수 있다. 피해자가 견디기 어려운 불안, 자신이나 타인을 향한 극단적인 공격성, 폭력 직후의 해리나 정신 증상이 있을 경우 약물치료를 고려한다. 이때 약물치료가 이런 증상의 조절에는 유용할 수 있으나 상담적개입의 대안으로 간주되어서는 안 된다. 상담은 피해자의 안전이 보장되고 초기 평가가 완료된 후에는 다양한 상담적 개입이 필요하다. 효과에 대해 가장 폭넓게 연구된 것은 인지행동치료이며, 노출치료도 사건 기억이나 자극 요소에 대한 불안을 줄여 정서적인 처리를 돕는다. 이런 개별 상담과 함께 피해자의 상태와 선호도에 따라 집단치료, 예술치료, 율동치료, 음악치료, 기타 신체적 접근 치료법 등으로 다양한 부가적 치료를 더할 수 있다.

가정폭력의 예방에는 가해자의 직접적인 가해 행동을 막는 것과 더불어 피해자의 피해 가능성의 조기 인식 및 재발을 막기 위한 교육과 함께 전체 사회에서의 폭력에 대한 감수성을 높이는 과정이 필요하다. 전문가는 이를 조기에 인식하고 적극적으로 치료할 능력을 길러야 하며 이의 필요성을 사회복지학 교육에서 강화하고 관련자들에게 교육할 수 있어야 한다. 특히 우리나라는 아직도 가정폭력을 외부에 알려 주변의 도움을 요청해야 한다는 인식이 현저히 낮은 것으로 나타났기 때문에 전문가의 역할이 매우 중요하다(배승민, 2019). 그뿐만 아니라 가해 가족원에 대해서도 교육과 상담적인 접근이 필요하며 사례관리 서비스를 통해 위기 개입 이후의 지속적인 모니터링과 예방적 개입이 필요하다(유수현 외, 2017).

2) 학교폭력

(1) 학교폭력의 이해

학교폭력은 「학교폭력예방 및 대책에 관한 법률」 제2조에 의하면 "학교 내외에서 일어나는 학생을 대상으로 발생한 상해, 폭행, 감금, 협박, 약취, 유인, 명예훼손, 모욕, 공갈, 강요 또는 강제적인 심부름 및 성폭력, 따돌림, 사이버 따돌림, 정보통신망을 이용한 음란정보 및 폭력정보 등에 의하여 신체나 정신 또는 재산상의 피해를 수반하는 행위"를 말한다. 구체적인 학교폭력의 유형은 상대방에게 신체적 폭력을 행사하는 신체폭력, 단순히 폭력만을 행사하는 것만이 아닌 괴롭히는 행위의 괴롭힘, 단순히 재미삼아 별명을 부르거나 욕을 하는 행위도 상대방이 싫어하거나 심한 수치심을 느끼고 겁을 먹었다면 언어폭력에 해당되고, 상대방을 위협 또는 협박하거나 강제적인 심부름, 폭력서클 가입유도, 성폭력, 금품갈취 같은 경우도 학교폭력에 해당된다. 또한 얼굴이 보이지 않고, 익명성이 보장된다는 이유로 악플을 달거나, 다른 사람의 사생활을 공개하는 행위, 비방, 수치심을 느끼게 하는 등의 행동으로 피해를 받게 하는 것은 사이버폭력이 되며, 한 친구를 소외시키는 따돌림도 학교폭력에 해당된다.

(2) 학교폭력 문제와 현황

교육부(2019)가 초·중·고등학교(초4~고3) 학생들을 대상으로 실시한 '2019년 1차 학교폭력 실태조사(전수조사)' 조사 결과, 전체 피해응답률은 1.6%로 지난해 1차 조사(2018년 5월 1일~5월 31일)에 비해 0.3%p 증가했다.

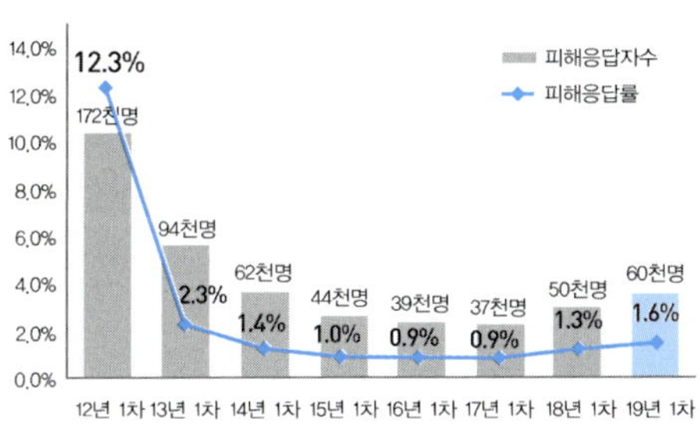

┃그림 3-2┃ **전체 피해응답률**

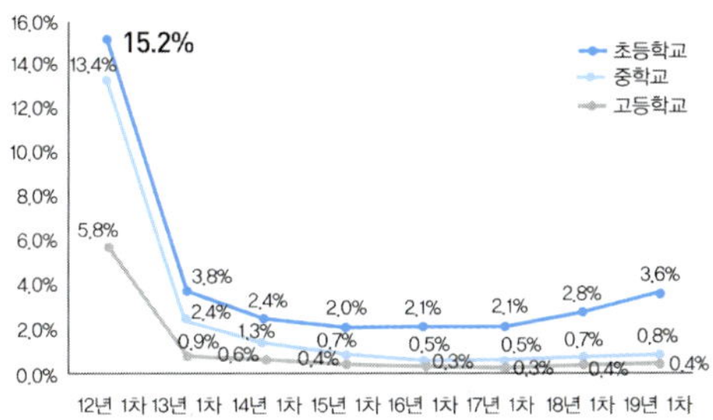

┃그림 3-3┃ **학교급별 피해응답률**

학교 급별로 초 3.6%, 중 0.8%, 고 0.4%로 조사되어, 초·중학교는 각각 0.8%p, 0.1%p 증가했고, 고등학교는 지난해와 동일했다. 학생 천 명당 피해유형별 응답 건수는 지난해와 비교해 대부분의 피해유형에서 감소한 것으로 나타났으며 언어폭력(8.1건), 집단 따돌림(5.3건), 사이버 괴롭힘, 스토킹, 신체폭행(2건) 등의 순으로 조사되었다.

〈표 3-10〉 학생 천 명당 응답 건수

구 분	2013년 1차	2014년 1차	2015년 1차	2016년 1차	2017년 1차	2018년 1차	2019년 1차	증감 (건)
언어폭력	13.6	9.4	6.8	6.2	6.3	8.7	8.1	-0.6
집단따돌림	6.6	4.6	3.6	3.3	3.1	4.3	5.3	1.0
스토킹	3.7	3.0	2.6	2.0	2.3	3.0	2.0	-1.0
사이버괴롭힘	3.6	2.5	1.9	1.7	1.8	2.7	2.0	-0.7
신체폭행	4.7	3.1	2.4	2.2	2.2	2.5	2.0	-0.5
금품갈취	4.0	2.2	1.5	1.2	1.2	1.6	1.4	-0.2
성추행 · 성폭행	1.3	1.0	0.9	0.8	0.9	1.3	0.9	-0.4
강제심부름	2.4	1.3	0.9	0.8	0.7	1.0	1.1	0.1

피해유형별로 차지하는 비중은 언어폭력(35.6%), 집단따돌림(23.2%), 사이버 괴롭힘(8.9%) 등의 순이며 지난해와 비교하여 사이버 괴롭힘의 비중이 스토킹(8.7%)보다 높아지는 한편, 신체폭행의 비중은 2017년부터 지속적으로 낮아지는 추세이다. 세부적으로 보면, 집단따돌림 경험 학생의 41.4%가 언어폭력을, 14.7%가 사이버 괴롭힘을 경험하였고, 언어폭력 경험 학생의 27.0%가 집단따돌림을, 12.8%가 사이버 괴롭힘을 경험한 것으로 응답했다.

〈표 3-11〉 피해 유형별 비중

구 분	2013년 1차	2014년 1차	2015년 1차	2016년 1차	2017년 1차	2018년 1차	2019년 1차	증감 (%p)
언어폭력	34.0	34.6	33.3	34.0	34.1	34.7	35.6	0.9
집단따돌림	16.6	17.0	17.3	18.3	16.6	17.2	23.2	6.0
사이버괴롭힘	9.1	9.3	9.2	9.1	9.8	10.8	8.9	-1.9
스토킹	9.2	11.1	12.7	10.9	12.3	11.8	8.7	-3.1
신체폭행	11.7	11.5	11.9	12.1	11.7	10.0	8.6	-1.4
금품갈취	10.0	8.0	7.2	6.8	6.4	6.4	6.3	-0.1
성추행 · 성폭행	6.1	4.7	4.2	4.3	4.0	3.9	4.9	1.0
강제심부름	3.3	3.8	4.2	4.5	5.1	5.2	3.9	-1.3

(3) 학교폭력으로 인한 정신건강 문제와 이에 대한 대책

학교폭력피해 아동청소년들에게서 적응장애, 우울장애, 외상 후 스트레스 등의 기분, 스트레스 연관장애가 발생한다. 이들에 대한 치료는 상담적 개입 및 약물치료를 병행하여 진행하며, 조기에 치료하는 것이 빠른 일상생활 복귀와 향후 정신적 후유증의 예방을 위해 중요하다. 또한 흔히 간과되기 쉽지만 가해 청소년에 대한 치료적 접근 역시 중요하다. 이들 역시 일반 아동청소년에 비해 높은 수준의 정신적 고통을 입고 있으며, 청소년기, 혹은 성인이 된 이후의 정신질환 발병률이 높은 것으로 알려져 있다. 특히 과거 피해자였던 아동청소년이 후에 가해자가 되거나, 그 반대인 경우 역시 흔히 관찰되는데, 이들의 스트레스 정도가 매우 높으며 정신질환 동반 위험도가 특히 높은 것으로 알려져 있으므로 주의가 필요하다(김경윤 외, 2019).

학교폭력의 원인은 매우 복합적이기 때문에 개인, 가족, 학교, 사회, 문화적인 요인들을 고려하여 대책을 세우고 개입하여야 한다. 또한 학교폭력의 유형도 매우 다양하여 신체적 폭력, 언어적 폭력, 금품갈취, 따돌림, 성폭력, 기물파괴 등의 폭력 유형에 따라 적절한 개입이 요구된다. 이러한 학교폭력의 복합적이며 다양한 측면을 고려하여 효과적인 개입을 하기 위해서는 포괄적이고 체계적인 방법이 필요하다(유수현 외, 2017). 예를 들어, 관련법 제정을 통해서 학교폭력을 사전에 예방할 수 있는 제도와 프로그램의 확대가 필요하다. 이에 교육부는 2013년 어울림 프로그램을 개발하였으며 2018년 단위학교 적용 확산을 위한 프로그램의 체계화를 진행중이다. 프로그램의 구성은 6개 역량 중심(공감, 의사소통, 감정조절, 자기존중감, 갈등해결, 학교폭력인식대처), 4개 문제 유형 중심(신체, 물리, 언어폭력, 따돌림, 사이버폭력)이다. 어울림 프로그램의 목적은 학생들의 사회· 정서적 역량 함양 및 학교폭력에 대한 인식과 대응 역량을 함양하기 위함이다. 또한 학교폭력과 관련한 전담 상담인력을 학교 내에 배치하여 상담과 위기개입을 할 수 있도록 하며, 교사와 학부모, 지역대표들로 구성된 학교와 지역사회 간의 유기적인 네트워크가 마련되어야 한다. 지역사회적 차원에서는 가정, 학교와의 네트워크를 바탕으로 예방을 위한 캠페인과 교육,

자치기구 활동, 상담과 위기개입을 위한 센터 설치 등의 대책이 마련되어야 한다.

3) 사이버폭력

(1) 사이버폭력의 이해

사이버폭력은 사이버공간에서 일어나는 다양한 공격 현상과 권리침해 현상을 일컫는 말로 국내에서는 사이버폭력, 사이버 인권침해, 사이버 비행, 인터넷 일탈행동 등 여러 가지 용어로 사용되고 있다. 사이버 폭력은 어느 이론에 기반을 두는가에 따라 다른 정의를 사용하고 있지만 국내 연구의 다수는 사이버 폭력을 '정보통신망을 이용하여 고의적으로 개인의 정보를 부호·문자·음성·음향·화상 또는 영상의 형태로 불특정인 또는 다수인에게 알리거나 왜곡시켜 개인에게 정신적, 물질적 피해를 주는 것이며, 음란성을 이용하여 성적 수치심과 혐오감을 주는 행위'로 정의하고 있다(정 완, 2005, 두경희, 2013).

일반론적 정의와는 달리 법률적 정의는 첫째, 정보나 정보통신기술을 이용하여 개인이나 집단이 다른 사람에게 해를 입힐 목적으로 고의적·반복적·적대적 행동을 하는 행위, 둘째, 다른 사람에게 해를 입힐 목적으로 정보통신기술을 이용하는 행위, 셋째, 다른 사람에게 해를 입힐 목적으로 인터넷 서비스와 모바일 기술, 가령 웹 페이지나 SMS 텍스트 메시지를 이용하는 행위를 말한다. 종류는 인터넷상에서 특정인에 대하여 모욕적인 언사나 욕설 등을 행하는 '사이버모욕', 특정인에 대한 허위의 글이나 명예에 관한 사실을 인터넷에 게시하여 불특정 다수인에게 공개하는 '사이버명예훼손', 인터넷상에서 음란한 대화를 강요하거나 성적 수치심을 주는 대화로 상대방에게 정신적 피해를 주는 '사이버성희롱', 정보통신망을 이용하여 특정인에게 원하지 않는 접근을 지속적으로 시도하거나 성적 괴롭힘을 행사하는 '사이버스토킹', 몰래카메라 촬영물 등 음란물을 유통시키는 '사이버음란물' 등이 이에 해당될 수 있다.

사이버폭력이 사회의 문제로 대두되었고, 특히 청소년들 사이에서 일어나자 이를 막기 위한 법이 제정되거나 인식 운동과 같은 캠페인이 개최되고 있다. 사이버폭력은 익명성을 이용하여 이루어지므로, 물리적인 힘으로 이루어지지 않는다는 특징이 있다. 이는 기존의 폭력에서 '가해자' 범주에 속하던 사람도 사이버폭력의 피해자가 될 수 있게 한다. 또한 익명성 때문에 죄책감이 작아져 폭력이 일종의 놀이화되는 경향이 있다. 사이버폭력은 직접적 대면이 없으므로, 상대방의 기분을 일반적인 경우보다 더 이해하기 힘들다는 특성도 있다. 또사이버 세계에서는 현실과 달리 감시망이 부재하므로 사이버폭력이 이루어지기 쉽다. 악질적인 경우, 표적을 정하여 지속적으로 인신공격을 가하거나 개인정보를 사이버상에 유포하는 경우도 발생한다.

(2) 사이버폭력 문제와 현황

사이버폭력의 경우 초·중·고교생 약 10명 중 3명은 인터넷이나 휴대전화 문자메시지 등을 통한 언어폭력, 명예훼손, 따돌림 등 사이버폭력을 행사했거나 당한 경험이 있는 것으로 나타났다.

사이버폭력 실태조사(장미혜 외, 2019)에 따르면, 학생 4,779명 중 18.0%가 최근 1년 이내에 사이버폭력 가해 경험이 있다고 응답하였고, 피해경험 응답은 19.0%로 나타났다. 전년 대비 가해 또는 피해 경험률은 각각 2.8%p, 1.8%p 감소하였다. 교급별로는 중학생의 가해 경험 비율과 피해 경험 비율 모두 상대적으로 높고, 초등학생의 사이버폭력 가해 경험률이 가장 낮았다. 성별로는 남학생의 가해 경험률이 피해 경험률보다 높고, 여학생은 피해 경험률이 가해 경험률보다 높게 나타났다. 【그림 3-4】은 사이버폭력 경험률에 대해 제시하고 있다.

(전체, 단위 : %)

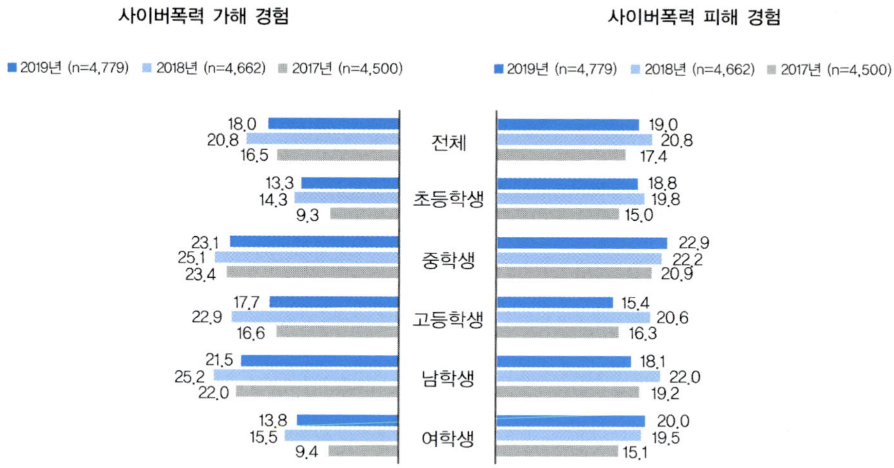

| 그림 3-4 | 사이버폭력 경험률

〈표 3-12〉 **사이버폭력 경험률**

(전체, 단위 : %)

구 분		사례 수	전체	교급별			성별	
				초등학생	중학생	고등학생	남학생	여학생
가해 또는 피해 경험률	2019년	(4,779)	26.9	24.2	32.4	24.3	27.8	25.9
	2018년	(4,662)	29.5	24.4	32.9	31.0	32.5	25.8
	2017년	(4,500)	24.8	18.4	31.0	24.6	29.3	18.9
가해 경험률	2019년	(4,779)	18.0	13.3	23.1	17.7	21.5	13.8
	2018년	(4,662)	20.8	14.3	25.1	22.9	25.5	15.5
	2017년	(4,500)	16.5	9.3	23.4	16.6	22.0	9.4
피해 경험률	2019년	(4,779)	19.0	18.8	22.9	15.4	18.1	20.2
	2018년	(4,662)	20.8	19.8	22.2	20.6	22.0	19.5
	2017년	(4,500)	17.4	15.0	20.9	16.3	19.2	15.1

사이버폭력 피해 경험률은 '언어폭력'이 16.9%로 가장 높다. 다음으로 '명예훼손'(6.2%) > '스토킹'(3.1%) > '성폭력'(2.2%) > '신상정보 유출'(2.1%) > '따돌림'(1.7%) > '강요'(1.1%) > '갈취'(1.0%) 순이다.

유형별 사이버폭력 피해 경험률은 전년도와 유사한 양상을 보이나, 전반적으로 전년도 대비 감소하였다. '언어폭력'의 경우 전년 대비 1.8%p 감소하여 다른 유형에 비하여 감소 폭이 가장 크다. 사이버폭력 피해 유형 중 언어폭력, 명예훼손, 스토킹, 신상정보 유출은 타 교급 대비 중학생에서 가장 많이 나타났다. 성폭력은 타 교급 대비 고등학생에서 가장 많고, 따돌림은 타 교급 대비 초등학생에서 가장 높았다.

(전체, 단위 : %, 복수응답)

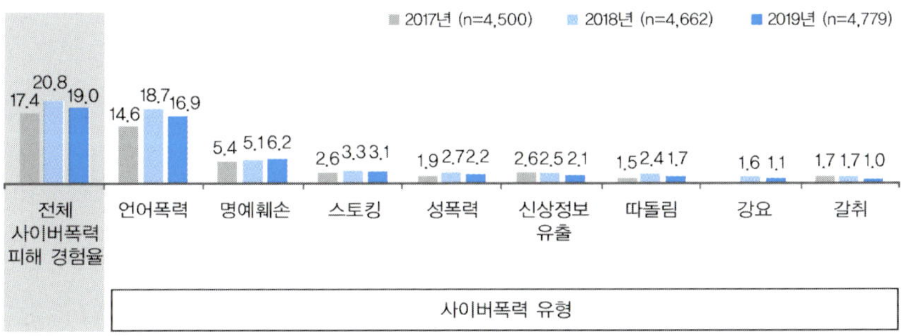

| 그림 3-5 | 사이버폭력 피해유형별

사이버폭력 피해를 경험한 후 학생들의 54.0%는 '별 생각 없었음'이라고 응답하였다. 사이버폭력 피해를 경험한 후 느끼는 감정으로는 36.3%가 '상대방에게 복수 욕구'를 느끼며, 20.9%는 '우울, 불안, 스트레스'를 경험하였다. 교급이 높을수록 '별 생각 없었음'이라고 한 응답 비율이 높았다. 성별로는 남학생에 비해 여학생들이 '우울, 불안, 스트레스'를 더 느끼는 것으로 나타났다.

(사이버폭력 피해 경험자, 단위 : %, '그렇다' 및 '매우 그렇다' 응답 비율)

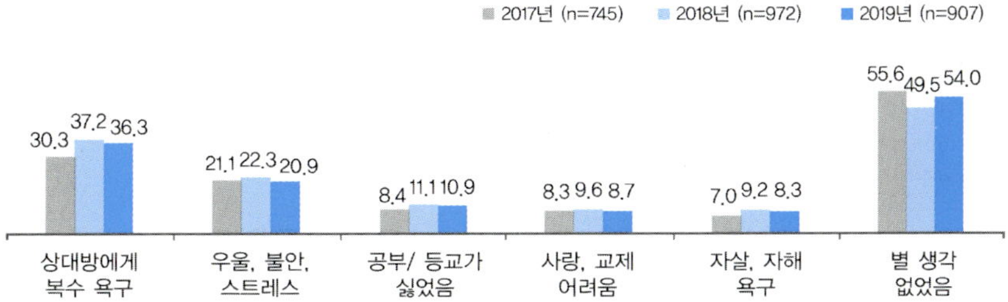

〈표 3-13〉 **피해 후 심리** (사이버폭력 피해 경험자, 단위 : %, '그렇다' 및 '매우 그렇다' 응답 비율)

구 분	전체	교급별			성별	
		초등학생	중학생	고등학생	남학생	여학생
(사례 수)	(907)	(297)	(357)	(253)	(469)	(438)
상대방에게 복수 욕구	36.3	4.1	35.0	33.6	34.3	38.4
우울, 불안, 스트레스	20.9	24.9	18.8	19.4	11.3	31.3
공부/ 등교가 싫었음	10.9	11.1	12.3	8.7	5.5	16.7
사람 교제 어려움	8.7	8.8	8.4	9.1	4.1	13.7
자살, 자해 욕구	8.3	10.1	7.8	6.7	3.6	13.2
별 생각 들지 않음	54.0	44.1	57.4	60.9	59.3	48.4

(3) 사이버폭력으로 인한 정신건강 문제와 이에 대한 대책

사이버폭력 피해학생에 대한 실질적 지원을 위해 영국의 경우 'Cyber-mento', 미국의 경우 'Teenangels'이라는 또래집단에 의한 멘토링 지원서비스가 실시되고 있다. 또래의 시각에서 전문화된 교육을 받은 또래 멘토가 제공해 주는 멘토링은 피해학생에게 공감대를 형성할 수 있고 피해회복에 실질적인 도움을 받을 수 있다. 사이버폭력에 대한 적극적 대응을 위해 학교–가정–지역사회의 협력체계를 갖추어야 한다. 사안의 발견–조사–조치가 유기적으로 연계될 수 있도록 청소년사이버폭력 담당협의체를 구축하고 청소년 사이버폭력 전문상담을 위한 One-Stop 지원센터를 설치해야 할 것이다. 또한 사이버폭력 이해를 위한 전문교육을 실시하고, 상담 전문인력을 양성해야 할 것이다(이승현, 2017).

사이버폭력은 인터넷 이용자의 가해행위를 사전에 예방하기 위해서는 사후 규제의 형태보다 사전에 사이버폭력이 발생하지 않도록 이용자 대상의 교육과 홍보활동을 하는 것이 근본적인 대책이다. 특히 유아 및 청소년 대상의 인식 제고 활동은 바람직하고 건전한 인터넷 이용윤리를 습득한 인터넷이용자를 지속적으로 배출한다는 측면에서 장기적으로 인터넷의 건전성을 키우는 토대가 될 것이다. 인터넷 이용자를 대상으로 인터넷의 불법 · 유해 정보에 대한 대책을 묻는 조사에서 '교육을 통한 인터넷 및 정보통신 윤리의식 확립'이 가장 높게 조사된 것과 같이 이용자 스스로도 사이버 공간에서의 윤리의식 강화의 필요성을 느끼고 있다.

현재 사이버 공간에서의 윤리의식을 높이기 위한 교육은 정부 차원의 홍보·교육 활동이 주를 이루고 있다. 하지만 예산과 인력의 부족으로 대상과 상황에 맞춤화된 세분화된 활동을 진행하기 어렵다. 이러한 정부 차원의 활동 공백을 메우고, 장기적으로는 건전한 인터넷 이용환경 조성에 대한 책임감을 이용자와 공유하기 위해 민간 차원의 교육, 홍보 활동이 강화되어야 한다. 현재 민간 차원의 홍보, 교육 단체는 선플운동본부(www.sunfull.or.kr), 학부모사이버감시단 등이 있는데, 아직은 이용자가 적극적으로 참여할 수 있는 민간 주도의 시민단체에 대한 인식이 부족한 상태이다. 정부는 이용자 스스로가 인터넷 자정활동에 참여할 수 있는 민간 차원의 교육 홍보 단체가 활성화되도록 지원함과 동시에 민간영역에서 담당하기 어려운 공교육 부분이나 국제 협력 활동 등에 힘을 쏟으며, 민간과 협력해 나가야 한다(손민지, 2013).

4) 성폭력

(1) 성폭력의 이해

성폭력은 넓은 의미로 보면, 성과 관련된 모든 범죄라는 의미이며 이와 관련된 것은 성범죄(sexual offence), 성폭행(sexual assault), 강간(rape), 성폭력(sexual violence), 성희롱(sexual harassment), 성추행(sexual molestation harassment) 등 다양하다. 성폭력은 "여성은 물론 남성까지 포함된 개인의 자유로운 성적 결정권을 침해하는 범죄로 강간뿐 아니라 성추행, 언어적 희롱, 음란전화, 성기노출, 어린이 성추행, 아내강간 등 상대방의 의사에 반(反)하여 가하는 성적 행위로 모든 신체적·언어적·정신적 폭력을 포괄하는 광범위한 개념"이다. 여기서 '상대방의 의사에 반한다'라고 함은 상대방이 원치 않거나 거부하는 행위를 상대방에게 계속하거나 강요한다는 뜻이다. 따라서 상대방으로 하여금 성폭력에 대한 막연한 불안감이나 공포감을 유발시키는 것도, 또한 행동제약을 야기시키는 언행들도 간접적인 성폭력이라 할 수 있다(백영화, 2019). 이러한 성폭력에는 단순한 언어폭력에서부터 강간, 근친상간, 데이트 강간, 강도강간, 윤간, 아내강간, 직장 내 성폭행, 성추행, 성적 희롱, 성기노출, 어린이 성추행, 인신매매, 강제매춘, 음란물(포르노, 만화, 컴퓨터 CD 등) 제작, 판매 등 그 형태가 다양하다. 최근에는 음란전화, e-mail을 이용한 폭행, 스토킹 등을 망라해서 여성들에게 신체적 · 언어적 · 심리적 · 정신적 모든 분야의 포괄적인 위협과 폭력을 모두 포함한다. 따라서 성폭력인지 아닌지 구분하기 어려울 때는 당하는 사람의 입장에서 동의 없이 강제로 성적인 행위가 이루어졌는지 따져보아야 한다.

(2) 성폭력 문제와 현황

2019년 성폭력실태조사(여성가족부)에 따르면, 지난 1년간에 발생한 성폭력 피해율을 성별로 구분하여 살펴보면, 여성의 경우 폭행과 협박을 수반하지 않은 성추행 0.7%, 음란전화 등 수신 2.0%, 불법촬영 0.1%, 성기노출 0.6%, 성희롱 0.8%로 나타났다. 강간미수, 폭행과 협박을 수반한 성추행의 경우 통계로 나타나지 않았고, 강간, 불법촬영물 유포에서는 피해 경험이 발생하지 않은 것으로 조사되었다. 남성의 경우 음란전화 등 2.3%, 성기노출 0.1%로 나타났으며, 폭행과 협박을 수반하지 않은 성추행 0.1%, 불법촬영, 성희롱의 경우 통계로 나타나지 않았고, 폭행과 협박을 수반한 성추행, 강간미수, 강간, 불법촬영물 유포에서는 피해 경험이 발생하지 않은 것으로 조사되었다.

성폭력 피해 영향의 신체적 문제에서는 평생 동안 한 번이라도 성폭력 피해를 경험한 경우 신체적 문제가 있었는지에 대해 조사한 결과, 전체 응답자 중 96.9%는 신체적 문제가 없다고 응답했고, 3.1%는 있다고 응답하였다. 여성의 경우 3.7%는 신체적 문제가 있다고 답하였고, 남성 응답자 중에서 신체적 문제가 있다고 응답한 경우는 1.5%였다. 신체적 문제를 입었던 경우에 대해 신체적 문제의 내용(복수응답)을 여성 응답 기준으로 구체적으로 살펴본 결과, 두통 경험 57.3%, 수면 장애를 겪음 49.3%, 신체부위(성기 제외)에 상처를 입음 14.9%, 섭식장애를 겪음 8.3%, 성기에 상처를 입음 6.2%, 복통 경험 4.7%, 성병에 걸림 2.4%, 임신 1.1% 순이었다. 신체적 문제가 있다고 응답한 경우에 대해 병원치료를 받았는지를 조사한 결과, 여성 9.1%가 병원치료를 받은 것으로 나타났다. 신체적 문제로 병원치료를 받은 경우, 병원치료 당시 성폭력 피해 사실을 알렸는지 여부를 조사한 결과, 여성 10.6%가 성폭력 피해 사실을 의료기관에 알렸다고 응답하였다.

성폭력 피해의 정신적 영향으로는 평생 동안 한 번이라도 성폭력 피해를 경험한 경우 정신적 고통을 경험한 적이 있는지 조사한 결과, 전체 응답자 중 19.7%가 정신적 고통을 경험한 적이 있다고 응답하였다. 여성 응답자 중 24.4%가, 남성 응답자 중 7.1%가 정신적 고통을 경험했다고 응답해서 여성 응답자의 정신적 고통 경험률이 남성에 비해 3배 이상 높은 것으로 나타났다.

정신적 고통의 내용(복수응답)을 조사한 결과, 여성 응답자의 경우 '수치심/모욕감' 59.4%, '폭력(행위자)에 대한 적대감이나 분노' 32.6%, '계속 성폭력 피해 당시의 생각이 남' 26.8%, '불안 및 우울' 20.7%, '성폭력을 다시 당할 것 같은 두려움' 13.1%, '자신에 대한 실망, 무력감, 자아상실' 11.8%, '사람 만나는 것을 기피' 10.2% 순이었다.

남성 응답자의 경우 '수치심/ 모욕감' 59.2%, '불안 및 우울' 30.1%, '폭력(행위자)에 대한 적대감이나 분노' 27.3%, '사람 만나는 것을 기피' 14.9% 순이었다. 여성의 경우 다양한 정신적 고통을 경험한 비율이 높게 나타난 반면, 남성의 경우에는 '불안이나 우울', '사람 만나는 것을 기피'하는 등의 정신적 고통을 경험한 비율이 여성보다 높게 나타났다.

2차 피해에 대해서 여성 응답을 기준으로 보면, '피해 사실을 주변 사람에게 알려봐야 너에게 도움 되지 않는다' 6.3%, '성폭력 피해를 당했다는 것은 수치스러운 일이다' 6.2%, '친해서 한 행동(말)인데 네가 너무 민감하게 생각하는 것 같다' 4.6%, '네가 가해자에게 그런 행동을 할 여지를 주었다' 3.8%, '가해자는 원래 좋은(괜찮은) 사람인데 실수한 것이니 네가 이해하고 넘어가는 게 좋을 것 같다' 3.7% 순으로 나타났다. 남성 응답을 기준으로 보면, '성폭력 피해를 당했다는 것은 수치스러운 일이다' 3.7%, '친해서 한 행동(말)인데 네가 너무 민감하게 생각하는 것 같다' 2.8%, '피해 사실을 주변 사람에게 알려봐야 너에게 도움 되지 않는다' 2.6% 순이었다.

여성 응답을 기준으로 보면, '나의 성폭력 피해 사실에 대해 나의 탓을 하거나, 나를 품평하는 듯한 글 혹은 댓글을 보았다' 1.4%, '마치 내가 잘못해서 성폭력 피해가 발생한 것처럼 알려졌다' 0.9%, '비밀보장에 소홀하거나 일부러 공개하여 나의 신상이 공개되었다' 0.8%, '나의 의사에 반하여 행위자와의 합의를 강요하였다' 0.6% 순이었다. 남성 응답을 기준으로 보면, '마치 내가 잘못해서 성폭력 피해가 발생한 것처럼 알려졌다' 1.8%, '나의 성폭력 피해 사실에 대해 나의 탓을 하거나, 나를 품평하는 듯한 글 혹은 댓글을 보았다' 1.6% 순이었고, '나의 의사에 반하여 행위자와의 합의를 강요하였다'나 '나에게 퇴사 혹은 전학을 강요하였다'를 경험한 남성 피해자는 없었다.

성폭력 피해에 대한 대응방법으로는 폭력 피해를 입은 당시에 어떻게 대응했는지에 대해 조사한 결과, 성폭력 피해 당시 대응한 방법(복수응답)으로 여성의 경우 '자리를 옮기거나 뛰어서 도망쳤다' 64.1%, '소리를 질렀다' 22.1%, '화를 냈다' 17.6%, '몸을 빼거나 화제를 돌렸다' 13.7%, '받은 영상이나 문자를 바로 삭제했다' 11.1% 순으로 나타났다. 남성의 경우 '받은 영상이나 문자를 바로 삭제했다' 59.9%, '자리를 옮기거나 뛰어서 도망쳤다' 16.8%, '카톡방이나 채팅방을 나갔다' 14.9%, '화를 냈다' 13.5% 순이었다.

성폭력 피해를 입은 당시 대응을 하지 못했다면, 그 이유가 무엇인지를 조사한 결과(복수응답), 여성의 경우 '어떻게 해야 할지 알지 못해서(몰라서)' 44.0%, '당시에는 성폭력인지 몰라서' 23.9%, '어떤 행동을 해도 소용이 없을 것 같아서' 18.5%, '공포심에 몸이 굳어서' 11.1% 순이었고, 남성의 경우 여성과 마찬가지로 '어떻게 해야 할지 알지 못해서(몰라서)'가 42.0%로 가장 높은 비율을 차지했고, '어떤 행동을 해도 소용이 없을 것 같아서' 32.3%, '당시에는 성폭력인지 몰라서' 23.5% 순이었다.

이와 같은 폭력은 가정과 학교, 직장, 사회에서 상호 영향을 주고받으면서 상승작용을 하고 있어, 한 유형의 폭력 증가는 다른 유형의 폭력 증가에도 영향을 줄 수 있으며 폭력으로 인한 범죄 건수의 증가에도 영향을 주기 때문에 그 심각성이 크다고 할 수 있다.

(3) 성폭력으로 인한 정신건강 문제에 대한 대책

성폭력은 위의 가정폭력, 학교폭력과도 함께 대책이 논의되어야 효율적인 개입이 가능하며 이에 대한 전반적인 개입 및 대책을 제시하면 다음과 같다(김옥연, 2004, 유수현 외, 2017 재인용). 장기적인 예방적 접근으로 우리 사회의 왜곡된 성의식 변화를 위한 교육적 접근이 필요하겠다. 이를 위해 가정과 학교, 지역사회에서 성역할에 대한 올바른 교육과 성차별적이고 퇴폐적인 성문화를 변화시킬 수 있는 법률 마련과 교육이 필요하다. 또한 성폭력상담소와 피해자보호시설의 확충과 함께 전문가의 확대배치가 필요하며, 피해자뿐만 아니라 가해자와 그 가족까지 개입할 수 있는 포괄적 서비스가 필요하다. 그리고 수사기관과 사법기관, 관련된 의료기관과 사회복지 관련기관, 상담기관 등이 유기적으로 연계하여 개입할 수 있는 시스템이 마련되어야 한다.

제4절 중독과 정신건강

1. 중독의 이해

중독이란 어떤 물질이나 행위를 자기 스스로 절제하고 통제하는 것이 불가능하며 자신의 주된 생활과 업무에 지장을 초래하고 스스로의 힘으로 헤어나오지 못하는 병적인 상태를 말한다. 일반적으로 정신건강이 유지되는 사람들은 특정한 의존 대상이 없어도 자신의 일이나 인간관계, 취미와 여가생활 등에서 균형을 유지할 수 있지만, 중독자들은 다양한 측면에서 균형을 잘 유지하지 못하고 어려움을 드러낸다. 따라서 삶의 리듬과 균형이 무너진 중독자들은 자신들의 어려움을 해소하거나 이를 대체할 대상이나 수단을 필요로 하게 된다.

중독문제를 가진 사람들의 특성을 보면 자신들에게 닥친 어려움이나 좌절을 견디기 힘들어하거나 현실적으로 당면한 문제들을 스스로 해결할 능력이 부족하다. 이러한 문제들은 중독자 개개인의 삶을 파괴할 뿐만 아니라 주변과 사회에 이르기까지 영향을 주어 심각한 사회문제를 야기시킬 수 있다. 따라서 본 장에서는 중독의 이해, 중독문제의 원인과 유형, 중독에 대한 대책방안을 살펴보고자 한다.

1) 중독의 정의

'중독(addict)'이란 어떤 일에 습관적 또는 강박적으로 몰입하거나 거기에 항복하는 것이라고 정의할 수 있다(한국심리학회, 2014). 고재욱(2013)은 중독에 대해서 어떤 특정한 활동에 지나치게 몰입하여 스스로 쾌락적 만족감을 얻기 위해 반복적으로 나타나는 행동과 정상적 생활이 제공해 주지 못하는 과도한 쾌락을 추구함으로써 중독적인 물질 없이는 불가능한 어떤 특정한 경험에의 의존을 말한다고 정의한다. 이때 중독의 정의는 의학적·생물학적 용어에 가까운 것으로 영어 'intoxication'에 해당한다. 한편 심리학적 의미의 중독은 'addiction'으로 좀 더 나은 기분을 위해 무엇인가에 지나치게 의지하는 것을 말한다. 중독자들은 삶의 균형을 유지하는 데 어려움이 있으며 이를 대체할 대상이나 수단을 필요로 한다. 그 대상이나 수단이 무엇이냐에 따라 일중독, 약물중독, 도박중독, 인터넷중독, 섭식중독, 관계연애중독, 섹스중독, 쇼핑중독 등으로 명명한다. 이처럼 자신의 삶을 받쳐줄 무언가가 필요할 만큼 외로운 사람이거나, 좌절을 견디기 힘들어하거나, 현실적으로 당면하는 문제들을 해결할 능력이 부족한 사람들이 중독에 빠지기 쉽다(전석균, 2021).

또한 중독에는 '통제불능'의 문제가 내포되어 있다. 중독자는 초기에는 중독대상이나 수단을 자신이 통제할 수 있다고 느끼지만, 만성적으로 이용하면 내성이 생겨 통제력을 잃고 삶의 리듬과 균형을 파괴시키기 쉽다. 하지만 중독자들은 공통적으로 '나는 중독되지 않았고, 이용할 뿐이다'라고 하며 문제를 부정한다. 즉, 문제의 축소, 회피, 합리화, 부정 등으로 자신의 문제를 인정하지 않는다. 대상이 무엇이든 간에 <표 3-14>의 기준들 중 하나라도 충족한다면 중독을 의심해 볼 수 있다.

〈표 3-14〉 중독을 의심해 볼 수 있는 기준 요소들

① **내성** : 동일한 시간이나 양으로 만족되지 않는다.
② **금단증상** : 끊으면 불안하다.
③ **의존** : 하지 않으면 못 배긴다.
④ **부정** : 자신의 상태를 인지 못하고 인정하지도 않는다.
⑤ **위험한 사용** : 금전적 손실, 건강파괴 등 부정적 결과가 있을 줄 뻔히 알면서도 하게 된다.
⑥ **인간관계 갈등** : 주변 사람이 비난하거나 심한 잔소리를 해도 아랑곳하지 않는다.
⑦ **인간관계 파괴** : 가족, 친구, 직장동료 등 대인관계가 파괴된다.
⑧ **사회적 문제** : 지각, 결근, 책임을 회피하는 일이 생긴다.
⑨ **기능의 감소** : 집중력 감소, 산만함 등으로 인해 예전에 잘하던 일들을 잘하지 못한다.
⑩ **법적 문제** : 음주운전, 폭력, 횡령, 사기, 성폭력 또는 성희롱 등의 문제를 일으킨다.

2) 중독의 유형

중독의 유형은 중독의 대상이나 방식에 따라 물질중독과 행위중독으로 구분한다. 물질중독에는 알코올중독과 약물중독이 있다. 행위중독은 다시 무형과 유형으로 구분된다. 무형의 행위중독은 과정중독이라고도 하는데, 관계, 분노, 연애, 종교중독과 같이 중독에 이르는 과정 자체를 즐기는 유형이다. 반면에 유형의 행위중독은 일, 도박, 인터넷, 스마트폰, 성, 쇼핑, 운동중독과 같이 중독행위 자체를 즐기는 경우다(강경호, 2002). <표 3-15>과 <표 3-16>에서 물질중독과 행위중독의 유형과 내용, 속성을 제시하였으며 물질중독과 행위중독의 공통적인 특징들은 다음과 같다(고영삼, 2012).

① 부정적 결과에도 불구하고 지속적인 문제행동에 관여

② 문제행동에 대한 조절력의 감소

③ 강박적인 문제행동

④ 문제행동을 하기 전에 충동이나 갈망

⑤ 내성/ 금단

〈표 3-15〉 물질중독과 행위중독의 유형과 내용

구 분	중독내용	
물질중독	알코올, 약물(마약, 향정신의약품), 음식 등	
행위중독	무형(과정)	관계, 분노, 연애, 종교 등
	유형(행위)	도박, 일, 인터넷(게임, 채팅), 섹스(성), 쇼핑 등

〈표 3-16〉 물질중독과 행위중독의 속성

구 분	속 성
물질중독	물질이 외부로부터 인체 속으로 주입되어 흥분을 야기
행위중독	특정 행위나 상황 속에서 엔도르핀과 같은 흥분조장 물질이 인체 내에서 자체 생성되어 작용

3) 중독의 메커니즘과 특성

중독의 메커니즘, 즉 중독이 되는 과정의 기제를 설명하면 ❙그림 3-6❙과 같다. 중독의 특징은 강박관념(compulsion), 통제력(control) 상실로 보상력, 일상생활장애, 의존증, 금단증, 내성을 포함하고 있다.

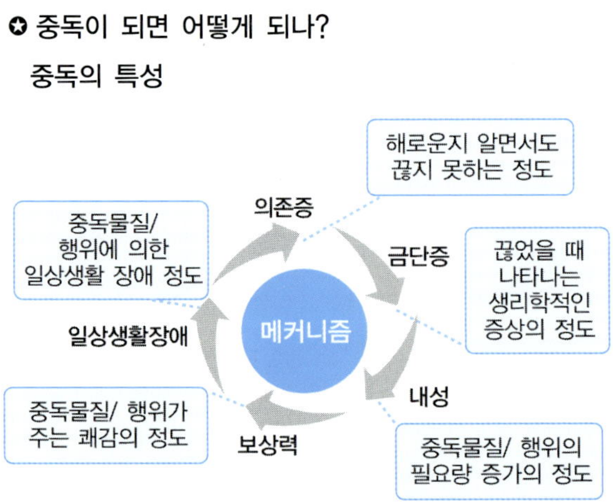

❙그림 3-6❙ 중독의 메커니즘

2. 중독문제의 원인과 유형

1) 중독의 원인

중독의 원인은 생물학적 원인, 심리・인지행동학적 원인, 사회환경적 요인으로 살펴볼 수 있다.

(1) 생물학적 요인

중독을 일으키는 거의 모든 물질이나 행위의 기전은 뇌 보상회로의 작용이다. 예를 들어, 술을 마신 후 기분이 좋아졌다면, 술에 의한 쾌락이 보상되어 재강화 기전을 통해 또다시 술을 마시려고 하는 것이다(민성길, 2016). 이러한 쾌락이 긍정강화로 작용하게 되면 이 경로를 자극하고자 하는 행동, 즉 음주나 도박행동이 시작되고 유지하게 된다는 것이다.

중독성 물질이나 행위를 반복하면 대뇌에 변화가 생기는데 도파민성 대뇌 보상회로의 과민에 의해 효과가 점차 증가된다. 이 즐거움이 긍정강화로 작용하여 의존이 발생한다. 이런 민감화로 인해 중독성 물질이나 행위로 인한 보상의 정도가 커져서 초기의 양으로 만족하지 못하고 내성이 생기게 된다. 그리고 중독성 물질이나 행위를 추구하고 조절력을 상실하게 되는데, 이를 중단하면 불안이나 흥분과 같은 금단증상이 발생하고 조절력 이상으로 탐닉하게 된다. 이때 뇌의 전두엽은 중독성 물질이나 행위에 쉽게 손상됨과 동시에 전두엽 혈류량이 저하되어 자기파괴적인 행동을 조정하거나 억제하기가 곤란해진다.

(2) 심리・인지행동학적 요인

① 정신분석적 이해

정신분석적 관점에서 중독은 취한 상태로 탈출하고자 하는 무의식적・의식적 시도이며, 중독이 충동의 직접적인 결과이자 산물임을 강조한다. 동시에 이는 자아기능의 장애와 초자아기능의 병리현상의 결과로 본다. 성장과정에서 심리적 외상(trauma)으로 인한 불안이 영향을 미치기도 하며, 압도적인 정서적 느낌은 부전감(자신이 무엇을 어떻게 할 수 없는 느낌)으로 모호한 불안, 불안정감을 느끼게 하여 중독적 물질이나 행위에 탐닉하게 한다.

② 인지-행동 이론적 이해

인지-행동 이론적 관점에서는 비합리적이고 자기파괴적 사고, 학습된 것으로 본다. 따라서 인지적 교정과 탈학습 과정, 사고와 판단의 분석, 긍정적 행동의 강화, 재결정 등을 강조한다. 치료과정이 교훈적이고 직접적이며, 재교육적이다. 중독적 행동을 지속하는 환경요인을 찾아 연결고리를 끊고 적응적인 행동으로 재학습하는 것 또한 중요한 과정이다.

(3) 사회환경적 요인

사회환경적 요인으로는 공중보건학적 관점으로 중독과정을 설명할 수 있다. 첫째가 '가용성(availability)'으로 우리 사회는 언론 매체, 상업전략 등으로 술, 담배, 기타 다양한 중독성 물질들을 쉽게 떠올리게 하고 이의 사용을 크게 저항 없이 생각하여 섭취하게 한다는 것이다. 둘째는 '접근성(accessibility)'으로 중독성 물질에 대한 접근이 큰 제약과 불편함이 없이 너무나 손쉽다는 것이다. 셋째는 '수용성(acceptability)'으로 우리나라 문화적 환경에서 중독성 물질이나 도박 등을 적절한 행동으로 받아들이는 정도가 매우 크다는 것이다(박상규 외, 2009).

2) 중독의 발달모형

중독과정의 발달은 크게 실험적 접촉, 충동적 추구, 강박적 추구 과정으로 진행된다(김교헌, 2008).

(1) 중독발달의 첫 번째 단계(실험적 접촉 단계)

중독은 처음에는 특정한 행동의 결과가 쾌락을 주거나 고통을 완화해 주던 보상 경험에서 출발한다. 보상 경험을 초래하는 행동을 학습하여 반복하고 시간이 지난 뒤에도 기억하여 활용할 수 있음은 유기체 적응과 진화 기제의 핵심이다. 강력하거나 일관되게 보상적인 경험에 대해서는 애착이 발달한다. 이 단계를 '실험적 접촉 단계'로 부른다.

(2) 중독발달의 두 번째 단계(충동적 추구 단계)

애착이 발달한 대상 행동이 과도해지기 시작하면 부작용과 폐해가 발생하기 시작한다. 과도한 탐닉은 시간, 경제, 관계 및 문화적인 균형을 깨뜨리고 이로 인한 역기능이 초래된다. 대부분의 행동은 이런 보상과 비용의 균형 잡기를 통해서 장기적으로 자기조절이 되지만, 그렇지 못한 경우 중독의 초기 단계로 발전할 수 있다. '유전적 취약성'이나 '생활 스트레스' 혹은 '사회적 지지의 부족' 등이 균형 잡힌 자기조절의 실패를 초래하고 중독이 다음 단계로 발달하는 데 영향을 미친다. 극단적인 억제와 탐닉 사이의 불안정한 순환을 보인다. 이 단계를 '충동적 추구 단계'라 부른다.

(3) 중독발달의 세 번째 단계(강박적 추구 단계)

중독의 마지막 단계에서는 뇌보상회로의 신경적응(neuro adaptation)이 발생하고 반보상회로가 확충되어 위세를 떨친다. 중독대상의 중요성과 유인가는 편향적으로 크게 인식되고 다른 자극대상은 평가절하되어 인식된다. 대상활동이 보상적이어서 충동적으로 개입하기보다는 금단증상으로 인한 불쾌함과 고통을 없애기 위해서 강박적으로 행동하게 된다. 즉, 중독 대상의 노예가 된다. 이 단계를 '강박적 추구 단계'라 부른다. 개념적으로 충동적 추구 단계는 '물질남용'과 강박적 추구는 '물질의존'과 더 유사한 것으로 볼 수 있다.

3) 중독문제의 유형

중독문제는 다양한 종류가 있다. 여기에서는 대표적인 중독문제인 알코올 중독과 약물중독, 행위중독 문제 중 스마트폰 과의존과 도박중독을 중심으로 살펴보고자 한다.

(1) 알코올중독

술 문제는 술의 역사와 함께하고 있으나 최근은 그 정도가 날로 심각해지고 있는 상황이다. 알코올 중독자에게 알코올은 마치 물과 공기같이 삶에서 절대적인 위치를 점하고 있지만, 알코올 중독자는 삶의 필수품으로 생각하는 술로 인해 인생이 철저히 망가지는 불행을 겪게 된다. 이런 까닭에 '술은 유일하게 허가된 마약이다'라고 하는지 모른다(정원철, 2010). 알코올중독은 알코올을 장기간 섭취함으로써 알코올 관련 문제행동이 빈번히 나타나고, 알코올 금단 또는 내성이 신체적 증상으로 나타나는 상태를 의미한다.

알코올 관련 장애는 알코올 사용장애, 알코올중독, 알코올 금단 등을 포괄한다(권준수 외, 2015). 알코올 관련 장애가 가지는 심리 · 사회적 문제로 인해 전통적인 휴먼서비스 영역의 전문가들의 역할이 매우 크다. 휴먼서비스 전문가들은 정신건강 영역의 현장이 아니라 할지라도 다양한 형태의 문제를 지닌 음주자와 직면하게 되므로, 휴먼서비스 전문가라면 어떤 휴먼서비스 현장에 종사하든 간에 알코올 관련 장애라는 질병에 일정 이상의 지식을 가져야 한다.

① 알코올중독의 실태

우리나라 알코올 중독자의 수는 보건복지부 정신질환실태 역학조사[1)]에서 1,391,816명으로 추정되고 있으며, 성인 남성 5명 중 1명은 평생 한 번 이상 병적 음주(알코올 사용장애)[2)]를 겪는 것으로 나타났다. 또한 <표 3－17>을 보면 개별 주요 정신질환군의 유병률에서 평생유병률이 높은 순서대로 주요 정신질환군을 열거하면, 알코올 사용장애가 12.2%, 불안장애가 9.3%, 기분장애가 5.3%(주요우울장애 5.0%), 조현병 스펙트럼장애가 0.5%, 약물 사용장애가 0.2%였다. 성별로 살펴보면 남성에서는 알코올 사용장애가, 여성에서는 불안장애의 평생유병률이 가장 높은 것으로 나타났다.

---

1) 정신질환 실태조사는 정신보건법 제4조의2에 근거하여 5년마다 보건복지부 주관으로 역학조사가 시행되고 있으며, 2001년을 시작으로 2006년, 2011년, 2016년에 실시하였다. 2016년은 조사대상자 전국 만 18세 이상의 일반 성인 인구 5,100명으로 정신질환실태 역학조사 결과를 발표했다.

2) 알코올 사용장애 = 알코올 의존+알코올 남용

이는 우리나라의 술에 대한 관대한 문화의 영향으로 말미암아 술을 권하는 사회분위기와 과음, 폭음 등의 무절제한 음주습관 등이 전 연령층으로 확산되고, 알코올 문제에 대한 국민들의 인식 부족, 사회적 스트레스 요인, 대처에 도움이 되는 문화적 인프라의 부족 등 여러 가지 복합적인 요인으로 인해 그 폐해가 최근 증가하고 있음을 나타낸다.

〈표 3-17〉 **주요 정신질환의 평생유병률**

진 단	남자		여자		전체	
	유병률(%)	SE(%)	유병률(%)	SE(%)	유병률(%)	SE(%)
알코올 사용장애	18.1	1.1	6.4	0.6	12.2	0.6
알코올 의존	6.4	0.7	2.7	0.4	4.5	0.4
알코올 남용	11.8	0.9	3.6	0.4	7.7	0.5
약물사용장애	0.3	0.1	0.2	0.1	0.2	0.1
니코틴 사용장애	10.6	0.8	1.4	0.2	6.0	0.4
니코틴 의존	8.3	0.7	1.0	0.2	4.7	0.4
니코틴 금단	4.4	0.6	0.6	0.2	2.5	0.3
조현병 스펙트럼장애	0.5	0.2	0.4	0.1	0.5	0.1
조현병 및 관련 장애	0.2	0.1	0.2	0.1	0.2	0.1
단기정신병적장애	0.3	0.1	0.2	0.1	0.3	0.1
기분장애	3.3	0.5	7.2	0.6	5.3	0.4
주요우울장애	3.0	0.5	6.9	0.6	5.0	0.4
기분부전장애	0.8	0.2	1.8	0.3	1.3	0.2
양극성장애	0.0	0.0	0.3	0.1	0.1	0.1
불안장애	6.7	0.7	11.7	0.7	9.3	0.5
강박장애	0.1	0.1	1.0	0.3	0.6	0.1
외상후스트레스장애	1.3	0.3	1.8	0.3	1.5	0.2
공황장애	0.4	0.1	0.6	0.2	0.5	0.1
광장공포증	0.8	0.3	0.6	0.2	0.7	0.2
사회공포증	1.2	0.3	2.0	0.3	1.6	0.2
범불안장애	1.9	0.4	2.8	0.3	2.4	0.3
특정공포증	3.6	0.5	7.5	0.6	5.6	0.4

모든 정신장애*	28.8	1.2	21.9	0.9	25.4	0.8
모든 정신장애* 니코틴사용장애 제외	24.7	1.2	21.5	0.9	23.1	0.7
모든정신장애* 니코틴/ 알코올사용장애 제외	9.1	0.8	17.2	0.8	13.2	0.6

* 지역사회에 거주하고 있는 정신장애 환자의 유병률. 조사 당시 정신의료기관, 정신요양시설 등에 입원 혹은 입소중인 환자는 포함되지 않음.

출처 : 보건복지부(2017). 2016년 정신질환자실태 역학조사.

이러한 알코올중독으로 인한 문제점들을 정신적, 신체적, 사회·경제적, 가족적 측면에서 살펴보면 다음과 같다(권진숙 외, 2014).

첫째, 정신적인 면에서는 반사회적 행동, 정신장애, 기타 약물남용 병행, 강박신경증 등의 위험을 야기시킬 가능성이 높고, 우울 및 자살의 위험도에도 영향을 크게 미친다.

둘째, 신체적인 면에서는 위장, 췌장, 간질환, 악성종양, 심혈관 질환, 내분비 및 생식기능 장애, 면역기능 저하, 알코올성 근육질환 등의 장애를 가지며, 알코올성 간질환(지방간, 간경화, 간암), 알코올성 심근증, 알코올성 위염과 위암, 췌장암 등으로 치료의 어려움과 치명적인 결과를 초래하기도 한다.

셋째, 사회·경제적 면에서는 알코올 소비량의 지속적 증가에 따른 음주량의 증가와 함께 폭력사건, 음주운전 사고, 범죄 등의 위험이 증가하고 있고, 이에 따른 사회경제적 비용도 계속 증가하는 것으로 추정되며 궁극적으로 심각한 사회문제가 되고 있다.

넷째, 가족적 측면에서는 가족구성원들의 정서와 생활에 부정적인 영향을 미치고, 가족응집력, 생활만족도 저하, 배우자 불안, 우울, 적대감, 폭력 등으로 가족관계를 황폐화시킨다.

② 알코올중독의 원인

알코올중독은 다른 정신질환과 마찬가지로 한 가지 원인으로 설명하기에는 한계가 많다. 유전학적, 생물학적, 심리·사회학적, 가족환경적 측면 등의 여러 가지 요인이 복합적으로 작용하여 발병한다고 볼 수 있다.

유전학적 요인의 가장 대표적인 원인론으로는 선천성 영양 장애론을 들 수 있다. 이는 알코올 중독자의 신체에는 유전적으로 대사장애의 패턴에 있어서 그 결함을 보충하려는 본능적 욕구가 있다는 것이다. 즉, 칼로리의 원천으로 섭취한 알코올은 다른 영양물질의 섭취를 제한시켜 결핍상태를 악화시키며, 그 결과 알코올 요구를 더 증가시킨다는 것이다.

생물학적 요인은 장기간의 만성적 음주로 인해 뇌세포가 알코올에 적응되며 알코올이 대사되는 과정에서 만들어지는 물질이 알코올 내성과 신체적 의존을 증가시키는 요인이 된다는 것이다.

심리학적 요인은 인격적 측면에서 수동공격성 인격, 의존성 인격, 편집성 인격 등이 알코올 사용 장애에 빠지기 쉬운 인격으로 알려져 있다. 정신분석학자 프로이트(Freud)는 성장·발달과정상 구강기에 부모의 애정이 부족하거나, 입으로 충족할 수 있는 욕구가 충분히 만족을 얻지 못하는 경우, 구강기적 욕망이 고착되고 이후에 습관적으로 구강기 욕구 충족에 대한 탐닉현상의 하나로 습관적 음주가 나타나 결국 알코올중독으로 전환된다는 것이다. 또한 학습이론에서는 술을 마심으로써 불안이 해소되어 좀 더 자연스러운 행동을 나타낼 수 있는 경험을 여러 번 반복하게 되면 이것이 강화되어 습관적 음주로 진행된다는 것이다. 이로 인해 생긴 알코올에 대한 내성이 그 효능을 지속시키기 위해 일종의 중독 순환이 되고 알코올 의존을 만든다고 한다.

사회학적 요인으로는 사회·문화가 산출한 스트레스와 긴장의 정도, 스트레스의 대처에 유용하고 만족을 얻을 만한 대체물의 정도, 음주에 대한 사회정책과 태도, 관용성 정도, 사회적 응집력 등 알코올에 대한 접근성과 같이 음주에 대한 사회적 환경이 알코올 의존과 상관관계가 높다고 하겠다.

가족환경적 요인은 부모의 음주, 가족의 붕괴, 친부모의 상실, 비행성향 부모 등과 같이 가족 내 관계의 질과 정서적 유대 같은 내용이 해당된다.

③ 알코올중독의 치료

알코올 관련 장애의 치료 시에는 다른 물질사용장애의 치료와 같은 원칙이 적용된다. 다른 정신질환 치료와 마찬가지로 가장 중요한 것은 치료적 동맹을 형성하는 것이다. 특히 치료 프로그램에서 탈락하지 않도록 동기를 부여하는 것이 중요하다. 가장 먼저 클라이언트의 임상적 상황에 대한 정확한 평가가 요구된다. 초기의 치료는 중독 및 금단에 대한 것이며 이와 아울러 만성적 알코올 사용으로 인한 신체적·정신적·사회적 문제를 해결하여야 한다. 음주의 중단 내지 절제가 궁극적 목표라 하겠으나 이것이 전부는 아니며, 클라이언트의 기능적 상태, 삶의 질, 클라이언트 및 가족의 주관적 만족도 등이 고려되어야 한다. 또한 초기 치료 후에 재발의 방지 및 재활요법의 중요성도 잊어서는 안 된다. 치료에는 입원치료, 개인 심리치료, 약간의 일시적 약물치료, 집단치료, 가족치료, 재활치료, 사회적응을 위한 사회적 지지 체계 및 자원활용, 단주친목(A.A)[3] 등이 있으며, 이들이 통합된 프로그램으로 시행되어야 한다.

④ 알코올중독에 대한 사회적 대책과 개입 차원에서 중독관리통합지원센터

정신건강복지법 제15조의3에 따라 보건복지부장관 또는 지방자치단체의 장은 알코올, 마약, 도박, 인터넷 등의 중독 문제와 관련한 종합적인 지원사업을 수행하기 위하여 중독관리통합지원센터를 설치·운영할 수 있다(국가법령정보센터, 2021).

이러한 규정에 의거 알코올상담센터의 기능을 보완한 중독관리통합지원센터가 설치·운영되고 있으며, 인구 20만 이상 지역(시·구)에 중독관리통합지원센터를 설치·운영함으로써 알코올 및 기타 중독자 관리체계와 중독폐해 예방시스템을 구축하고 있다.

또한 알코올 및 기타 중독자의 조기 발견, 상담, 치료, 재활 및 사회복귀를 지원하여 안전한 사회환경을 조성함으로써 국민건강 증진을 도모하고자 하는 목적을 가지고 있다. 이 센터의 이용대상자는 지역사회 내 알코올 및 기타 중독의 문제가 있는 자, 알코올 및 기타 중독자와 그 가족 등 지역주민, 의료기관 또는 시설 등에서 퇴원(소)한 알코올 및 기타 중독자로서 사회적응훈련을 필요로 하는 알코올 및 기타 중독자, 기타 중독 관련 상담 및 재활훈련서비스가 필요한 자 등이다.

3) 미국 월스트리트의 증권 브로커인 빌 윌슨(Bill Wilson)에 의해 소개된 12단계와 12전통을 기초로 알코올 중독자들이 그들의 공동문제를 해결하고 다른 사람들이 알코올중독으로부터 회복되도록 돕기 위해 경험을 나누고 힘과 희망을 주는 전 세계적인 자조모임이다.

중독관리통합지원센터에서는 6개의 사업군으로 구분하여 사업을 운영하는데, 그 내용은 다음과 같다.

첫째, 중독문제 조기발견 및 개입서비스로 중독문제 신규발견 및 이용체계 구축, 고위험음주군 조기발견 및 단기 개입 서비스 등이 포함된다.

둘째, 중독질환 관리사업으로 알코올 중독자 관리체계구축, 사례관리 서비스, 재활 프로그램 등이 포함된다.

셋째, 중독질환자 가족지원사업으로 신규 가족 발견 및 이용체계 구축, 사례관리 서비스, 가족모임 지원 서비스 등이 포함된다.

넷째, 중독예방 및 교육사업으로 취약계층 알코올문제 교육사업, 인식개선 및 홍보사업, 아동·청소년 예방교육사업, 직장인 중독 예방지원사업, 지역주민 예방교육사업 등이 포함된다.

다섯째, 지역사회 사회안전망 조정사업으로 보건복지 네트워크 구축, 지역 인프라 구축, 지역 법무 연계·협력체계 구축, 자원봉사 관리·운영체계 구축, 경찰 및 응급지원 네트워크 구축 등이 포함된다.

여섯째, 지역 진단 및 기획 사업으로 지역사회 진단 및 연구, 지역 특성을 고려한 특화 서비스 기획, 자원 조정 및 중재 등이 포함된다.

(2) 약물중독

물질의 부적응적인 사용 패턴에 의해 야기되는 이상행동을 물질 관련 장애라고 하며 약물중독은 여기에 해당한다. 이러한 약물중독에서의 핵심적인 과정으로서는 갈망, 내성 그리고 금단증상을 들 수 있다. 약물은 크게 세 가지로, 진통효과가 있는 억제제, 감각 및 운동 기능을 항진시키는 흥분제, 그리고 감각 및 지각을 왜곡하는 환각제이다. 이러한 약물들은 중추신경계에 작용하면서 오용 또는 남용할 경우 신체와 정신에 심각한 위험을 초래하여 개인과 가족, 조직 나아가 우리 사회에 큰 문제를 야기한다. 이러한 약물중독에 관하여 실태와 원인 그리고 치료, 사회적 대책과 개입을 살펴본다.

① 약물중독의 실태

1년에 적발된 마약류 사범이 2015년도에 1만 명을 넘어선 후 꾸준히 증가하여 2020년에는 1만 8,050명으로 증가하였다(한국일보 2021년 6월 14일). 마약류 사범의 수가 1만 명을 넘었다는 것은 마약류 범죄계수[4]가 20을 넘는 것으로 우리나라의 마약류 사용이 통제 불가능한 수준에 들어섰음을 의미한다(조성남 외, 2021).

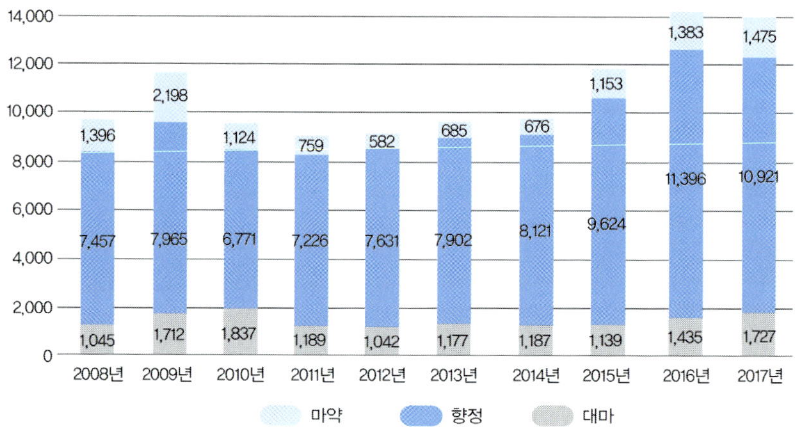

┃그림 3-7┃ 적발된 마약류 중독 사범

출처 : 국가정신건강정보포털 홈페이지. www.mentalhealth.go.kr

② 약물중독의 원인

약물중독은 알코올중독과 마찬가지로 어떠한 물질에 중독되는 것으로 여러 가지 요인이 복합적으로 작용하여 발병한다.

생물학적 요인은 쾌감, 안정감, 다행감과 같은 모든 긍정적인 감정을 느끼도록 해주는 도파민, 엔도르핀과 같은 뇌 신경전달물질들이 분비되는 보상계에 문제가 생기는 것이다. 약물을 남용하게 되면 뇌의 보상계를 자극하여 평소 일상생활에서는 경험하기 힘든 다량의 신경전달물질이 분비되어 지속적으로 약물을 탐닉하고 갈망하게 되는 것이다(국가정신건강정보포털, 2021).

4) 마약류 범죄계수(drug index)는 인구 10만 명당 적발된 마약류 사범의 수를 나타내는 수치이다.

심리학적 요인은 불안에 대한 방어, 구강기의 퇴행, 손상된 자아 기능의 반영이나 충동성 그리고 욕구 충족의 지연을 못 참는 경향 등이 있다(조성남 외, 2021).

사회환경적인 요인도 매우 중요한데 대중매체나 인터넷, 친구 등과 같은 접근성을 유발하는 사회문화적 환경이 약물의 사용과 잦은 재발의 원인이 된다.

가정환경적 요인으로도 모델링과 같은 발달 과정상에서 형성되는 성격 또한 위험 요인이 될 수 있다(조성남 외, 2021).

③ 약물중독의 치료

약물중독 치료는 약물요법과 행동요법을 병행할 때 가장 효과적이므로 각 환자의 약물남용 형태에 맞는 맞춤형 치료법과 동시다발적으로 발생할 수 있는 의학적, 정신적, 사회적 문제들에 적합한 치료법을 병행한다면 지속적인 회복과 성공적인 치료가 가능하다(식품의약품안전청 외, 2009). 약물중독은 당뇨, 천식, 심장질환과 같은 만성적인 질환처럼 평생을 관리해야 하는 질병이며 재발하여 다시 약물남용에 빠질 수도 있다. 그러나 재발은 실패가 아닌 치료 방법을 점검하고 다시 조절하여 자제력을 회복할 수 있는 기회로 삼아 꾸준한 관리를 통해 건강한 삶을 지속할 수 있도록 한다.

약물중독의 치료는 다음과 같은 4단계로 진행된다(조성남 외, 2021).

첫 번째 단계는 해독(detoxication)치료 단계이다. 급성중독 상태에서는 해독치료를 통해 제반 정신증상들을 완화시키기 위한 약물치료를 하고 신체적, 정신적으로 안정을 취하면서 본격적인 치료를 받을 준비를 한다.

두 번째 단계는 치료에 대한 동기를 만드는 동기강화치료(motivation enhancement treatment) 단계이다. 동기강화치료는 환자에게 자신의 문제점을 직면시키고 강요하기보다는 단약을 하기 위한 마음의 준비 단계를 파악하고 중독 없는 삶으로 변화시키기 위한 동기를 강화해 나가도록 한다. 치료 동기를 강화하기 위하여 그동안 마약류 남용으로 인해 겪었던 피해를 적극적으로 찾아보고 인식하는 것이 필요하다.

세 번째 단계는 본격적인 치료(main treatment) 단계로 중독의 원인이 되는 가치관이나 생활 습관을 바로 잡아가기 위한 치료이다. 중독성 물질에 대한 잘못된 생각들을 바로잡고 재발을 유발하는 요인들을 탐색하여 중독으로부터 벗어나기 위한 새로운 인식과 행동 방식을 형성한다.

네 번째 단계는 재발 예방(relapse prevention) 단계이다. 중독은 재발이 많기 때문에 주변의 유혹, 우울이나 불안 같은 감정의 변화, 스트레스 등이 있을 때 갈망이 생겨 재발이 일어날 수 있으므로 재발의 원인을 알아보고 적절하게 대처하는 방법을 연습해야 한다.

④ 약물중독의 사회적 대책과 개입

약물중독 환자가 연간 1만 6천 명에 달하고 특히 청소년과 청년층, 고령 노인층을 중심으로 급증하는 추세이나 약물 중독자를 위한 치료와 재활 인프라는 미흡한 상황이다(관계부처합동, 2021). 그래서 2021년에 발표된 제2차 정신건강복지기본계획에서는 마약 등 약물중독 관리체계를 구축하여 대응을 강화하겠다는 계획이 추가되어 향후 5년간 약물중독과 관련된 지원과 개입이 확대될 전망이다.

약물중독과 관련한 대표적인 사회문화적 개입으로 익명의 약물 중독자들(NA : Narcotics Anonymous)의 자조모임이 있다. 이 모임에 참여하기 위한 유일한 조건은 약물을 끊겠다는 열망으로 나이, 인종, 성별, 종교에 상관없이 누구나 모임에 참석할 수 있다(조성남 외, 2021). 사회적 지지 경험이 부족한 사람에게 약물 중독자 자조모임은 약물이 주는 가짜 위안 대신 좋은 관계라는 생산적인 대안을 제공해 주고 희망, 사기의 진작, 권위적 인물과의 우호적인 동일시로 약물중독 문제로부터의 회복을 촉진시킨다(안창일 외, 2019).

(3) 스마트폰 과의존

최근 우리의 일상생활에 깊숙이 들어와 있는 스마트폰은 미디어 기술의 시대라 할 정도로 이용자의 삶을 다양한 모습으로 변화시키고 있다. 이러한 스마트폰의 정확한 개념은 '일반 PC와 같이 고기능의 범용 운용체계(OS)를 탑재하여 다양한 모바일앱을 자유롭게 설치, 동작시킬 수 있는 고기능 휴대폰'을 의미한다(한국정보화진흥원, 2013). 이렇듯 손 안의 PC라고 할 수 있는 특성으로 인하여 많은 사람들이 시간을 가리지 않고 어디서나 무차별적으로 스마트폰에 접속하고 무의식적으로 스마트폰을 이용해 트위터나 페이스북, 카카오톡 등을 하면서 누군가와 끊임없이 접속을 시도하고 많은 시간을 타인들 그리고 가상세계와 접속하면서 그 속에서 생활을 영위하기도 한다. 이처럼 스마트폰은 우리 삶을 편리하고 효율적으로 향상시켜 주는 반면에 현실과 괴리가 생길 수 있고 진정한 사람과의 만남이나 생활의 리듬과 조화를 무너뜨리는 잠재적 위험을 내포하고 있어 사회문제가 되고 있다.

여기서 과의존 개념을 정의하면 "과도한 스마트폰 이용으로 스마트폰에 대한 현저성이 증가하고, 이용 조절력이 감소하여 문제적 결과를 경험하는 상태"이다. 이를 세 가지 범주로 구분하면, 첫째, 현저성(salience)은 개인의 삶에서 스마트폰을 이용하는 생활패턴이 다른 행태보다 두드러지고 가장 중요한 활동이 되는 것이다. 둘째, 조절실패(self-control failure)는 이용자의 주관적 목표 대비 스마트폰 이용에 대한 자율적 조절능력이 떨어지는 것이다. 셋째, 문제적 결과(serious consequences)는 스마트폰 이용으로 인해 신체적·심리적·사회적으로 부정적인 결과를 경험함에도 불구하고 스마트폰을 지속적으로 이용하는 것이다.

① 스마트폰 과의존 실태

2020년 스마트폰 과의존 실태조사에 의하면 과의존위험군(고위험군+잠재적위험군)은 전체 스마트폰 이용자 중 23.3%(10,212천 명)으로 스마트폰 이용자 5명 중 1명이 과의존위험군으로 조사되었다. 대상별 스마트폰 과의존위험군 비율을 보면 유아동 27.3%, 청소년 35.8%, 성인 22.2%, 60대 16.8%로 나타났다.

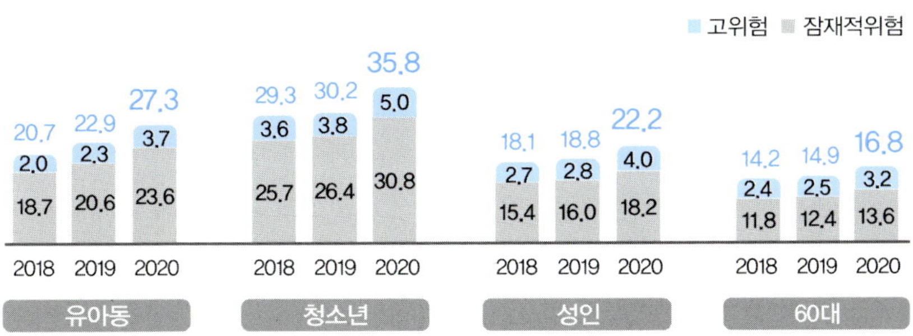

※ 대상별 연령대 : 유아동 만 3~9세, 청소년 만 10~19세, 성인 만 20~59세, 60대 만 60~69세

| 그림 3-8 | 연도별·대상별 스마트폰 과의존위험군 비율

출처 : 과학기술정보통신부·한국지능정보사회진흥원(2020). 2020 스마트폰 과의존 실태조사.

이 같은 추세를 분석하면 전체 위험군 현황은 23.3%로 2019년(20.0%) 대비 3.3%p 증가하여 상승폭이 크게 확대되었다. 연도별·대상별 과의존위험군의 비율은 유아동이 2018년 20.7% → 2019년 22.9%(+2.2%p) → 2020년 27.3%(+4.4%p)로 전 연령대 중 가장 가파르게 증가하여 유아동에 대한 정책 추진 강화가 필요하다. 청소년은 2018년 29.3% 이후 지속적으로 증가하여 2020년 35.8%(+5.6%p)로 전 연령대 중 가장 크게 증가하였고 많은 비중을 차지하고 있다. 성인(2018년 18.1% → 2019년 18.8% → 2020년 22.2%) 및 60대는(2018년 14.2% → 2019년 14.9% → 2020년 16.8%) 지속적으로 증가하는 추세에 있다.

② 스마트폰 과의존 원인

스마트폰을 사용하는 모든 사람에게 스마트폰 사용 후 일상생활 장애, 자기조절 결여 등의 결과가 초래될 수는 없기에 섣불리 중독이라고 단정 짓기는 어렵다. 이러한 측면은 스마트폰 과의존 관련 척도지 개발의 필요성을 제기하였고, 현재 고영삼(2012)에 의해 청소년·성인용 스마트폰 과의존 진단척도가 개발되어 있다. 스마트폰 사용자 모두가 스마트폰 과의존에 이르는 것은 아니지만 과의존으로 인해 적지 않은 비용을 지불하고 그 비용이 활동을 통한 이익을 초과하는 데도 불구하고 중단하지 못하고 점점 더 빠져들게 만드는 현상이 발생한다. 이러한 스마트폰 과의존의 원인으로 스마트폰 사용의 편리성과 휴대의 접근성, 사용자 중심성[5]을 들 수 있다.

③ 스마트폰 과의존에 대한 지도

아동·청소년의 스마트폰 사용과 과의존성을 생각할 때 세 가지 측면에서 객관적 시각을 고려해 볼 필요가 있다. 유치원·초등학교생을 둔 부모의 걱정된 시각과 긍정적 문화현상으로 보는 시각, 현대 산업사회의 병폐로 보는 시각이 그것이다. 이러한 시각을 객관적으로 고려할 때 스마트폰을 사용하는 아동·청소년들의 행동을 보다 잘 이해할 수 있기 때문이다.

5) 스마트폰은 소유자 중심으로 이용이 되며 개인의 욕구를 충족하는 가장 개인화된 매체라 할 수 있다. 상호작용에 대한 정서적 유대감과 안정감을 형성하게 되며 미디어와 근접성을 유지하고자 하는 사용자의 심리적 상태를 반영한다. 또한 매번 새롭고 창의적이며 자신에게 맞추어진 앱들이 나옴으로 인해 미디어와 반복된 상호작용을 하면서 마치 자신의 가까운 사람에 대해 느끼는 정서적 유대감과 결속감을 형성하고 과도한 애착과 중독이 되는 결과를 초래한다(구세희, 2014).

㉠ **아동 · 청소년의 스마트폰 사용에 대한 부모의 걱정된 시각** : 많은 부모들은 아동 · 청소년 자녀들의 스마트폰 사용에 대해서 확고하고 명확한 소신을 가지고 있지 못한 것 같다. 이는 부모들이 자녀들의 스마트폰 사용에 상당히 양가적인 태도를 가지고 있기 때문이다. 물론 자녀의 연령에 따라 차이를 보인다. 유치원생, 초등학생의 경우 양가적인 태도와 망설임이 더 심하고 학년이 올라가 중 · 고등학생일 경우 스마트폰을 사용하는 학생이 70%에 달해 부모들은 자녀의 스마트폰 사용에 다소 적극적인 태도를 보이는 것으로 보인다. 자녀의 학년에 관계없이 부모들이 자녀에게 스마트폰을 구입해 주는 표면적인 이유는 자녀가 원하고 친구들에게 소외당하지 않도록 하기 위해서다. 그러나 그 이면에는 스마트폰이 공교육 이외에 사교육을 많이 시킬 수밖에 없는 상황에서 자녀의 위치를 파악할 수 있고, 필요시 지체 없이 대화를 할 수 있는 유용한 기능을 가지는 매체로 인식되기 때문이다. 많은 부모들이 표면적이든 이면적이든 이러한 이유들로 자녀들에게 스마트폰을 구입해 주지만 이러한 스마트폰이 자녀들의 학업에 지장을 주지는 않을까 하고 걱정하는 경우가 많은 것 같다.

㉡ **청소년의 스마트폰 사용을 문화현상의 일부로 보는 시각** : 청소년 문화에 관한 논점의 차이는 문화에 대한 정의가 다르기 때문에 일어나는 경우가 많다. 따라서 청소년 문화의 정의를 먼저 살피는 것이 필요하다. 청소년 문화의 정의는 청소년들이 공유하고 있는 청소년 세대 특유의 삶의 방식으로서 청소년 집단 간에 명시적 · 잠재적 사회화를 통해 형성되고 전수되는 청소년 세대의 행동방식과 정신적 지표로 젊음을 풍기는 영상, 젊은이다운 행동, 젊은이 나름대로 쓰는 말을 통해 표출된다(이창호 외, 2013).

이러한 청소년 문화의 정의를 감안해 볼 때 정보화 시대라는 새로운 문명사적 전개 속에서 청소년들의 스마트폰 사용과 관련한 문제는 이론적으로는 정보사회의 도래에 따른 스마트폰의 일상화와 스마트폰의 일상화에 따른 생활양식의 변화라는 큰 흐름 속에서 파악할 수 있을 것이다. 정보화 사회에서 스마트폰은 구속과 간섭으로부터 탈피, 행위의 선택지 확대이며 행위의 즉흥성 강화를 함축하는 '이동의 미학과 휴대성', 그리고 청소년들에게 독자적 영역, 즉 프라이버시 확보, 비간섭과 개인 사용 확보를 확장시키며 궁극적으로 자기표현과 하위문화 형성의 수단으로 중요하게 기능하는 '비공유성'이라는 의미를 가지고 있다(김은영 · 임신일, 2014).

청소년 생활 속에서의 스마트폰은 '자신의 일부, 자기표현의 매체'이자 '또래의 문법, 또래의 문화'이기도 하다. 청소년들이 나만의 것, 나만의 공간, 나만의 방식, 나만의 취향을 추구하려는 강한 욕구를 가지고 있지만, 이 욕구를 표출할 수단이 마땅하지 않은 상황에서 스마트폰은 이러한 청소년들의 자기표현 욕구를 충족시키는 데 작으나마 유용한 도구가 될 수 있다는 것이다.

인터넷상에서만 유행하던 아바타(개인의 사이버 캐릭터)가 스마트폰에도 등장하였다. 이 현상은 청소년들이 스마트폰을 자기표현 욕구를 표출하는 대상으로 삼고 있음을 명쾌하게 보여주는 예이다. 다양한 자기표현의 예들 모두가 청소년들 사이에서 유행되면서 일종의 또래의 문법과 문화를 형성하고 있다. 청소년들은 스마트폰을 이용한 자기표현 행위에 가장 적극적이고 또 특정한 유행에 뒤떨어지면 왕따를 당할 정도로 이런 행위 유형들을 전파하고 공유하는 성향이 몹시 강해서 스마트폰을 이용한 새로운 문화의 형성에 가장 주도적인 역할을 하고 있다.

㉢ **청소년의 스마트폰 사용을 현대 산업사회의 병폐로 보는 시각** : 현대 산업사회는 지나친 상업주의로 인해 배금사상, 물질만능주의, 비인간화, 감각적이고 충동적인 욕망과 과소비 심리를 유발하는 병폐가 있다. 오늘날의 청소년 세대들은 정보산업의 상업주의에 휘둘리기도 하며 무분별하게 이용당할 때도 있다. 산업사회는 핵가족화를 촉진시키고 가족기능을 취약하게 만들어 진솔한 대화를 부족하게 만든다. 동시에 부모는 온라인상에 범람하는 유해환경에 대한 불안 때문에 통제

와 감시 일변도의 자녀훈육 방식을 사용하게 된다.

결국 청소년의 스마트폰 사용과 이를 사회문화적 현상과 관련하여 정리하면 이들만의 문화적 현상이자 정신적으로 건강한 수준으로 볼 수 있을 것이다. 그러나 지나친 스마트폰 사용으로 인해 학업에 지장을 초래할 경우 강박충동조절에 어려움이 없는지 여부에 따뜻한 관심이 필요하며 인격적인 대화와 적절한 지도가 필요하다.

④ 스마트폰 과의존의 사회적 대책방안

스마트폰의 급격한 보급으로 일상생활의 인터넷 및 스마트폰 과다 사용 등 중독 위험군 증가가 우려되고 있다. 최근 발표한 미래창조과학부 외 여러 부처들의 2015년 인터넷 중독 예방 및 해소 추진계획 자료를 바탕으로 스마트폰 과의존의 예방, 상담, 치료, 협력체계, 기반 구축 및 인프라 등에 대한 대책방안을 살펴보고자 한다.

첫째, 스마트폰 과의존 예방교육의 다변화를 통해 중독위험을 사전 차단하는 것이 중요하다. 이를 위해 전문강사를 파견하여 생애주기별 중독예방교육을 실시하고, 언론, 기업, 시민단체 등과 함께 스마트폰 과다 사용에 대한 문제 인식 및 건강한 스마트폰 사용 실천을 위한 범국민 캠페인을 전개한다. 또한 학교와 자율적인 중독 예방 실천운동 활성화 유도를 통해 학교, 교사, 학부모 등이 합심하여 학교와 가정에서 자율적으로 스마트폰 과다 사용을 예방하는 행동을 실시한다.

둘째, 스마트폰 과의존 유형별 상담과 치료 연계를 강화한다. 지역별 상담기관을 통한 상담서비스를 강화하고 상담대상 특성(연령 · 성별 · 계층 등) 및 중독유형에 따라 적절한 상담기법을 활용하여 개별상담을 실시한다. 특히 과의존 취약계층인 한부모 · 조손 · 저소득층 · 다문화 · 맞벌이 가정에 대해 우선 실시하고 필요시 일반 가정도 지원하도록 한다.

셋째, 스마트폰 과의존에 대한 민관협력 체계 강화 및 공동대응이 필요하다. 중독대상 전문기관 간 협력 활성화가 필요한데, 이를 위하여 각 분야별 전문기관의 상담사례 등을 상호 공유하고 관련 기술 협력으로 예방 · 상담서비스의 효율성 제고가 필요하다. 또한 효과적인 전문상담 및 치료 연계를 위해 본인 동의 시 전문기관 간 상담자료를 연계하고 활용하는 방안을 추진한다(지은구 외, 2015).[6] 아울러 지역별 협력기관의 인력 및 네트워크를 활용하여 사전예방 활동을 강화하고 전문적인 상담서비스가 지원되도록 한다.

넷째, 스마트폰 과의존 대응 기반 구축 및 인프라 조성이 필요하다. 스마트폰 과의존 현장 밀착형 대응 강화를 위한 중독대응센터 구축이 확대되어야 하며, 스마트폰 과의존 예방교육 및 과의존 유형별(SNS, 게임 등) 맞춤형 상담을 위해 전담 인력 양성과정을 운영하여야 한다. 또한 불법 유해정보 유통방지를 위해 스마트폰용 SW인 '스마트보안관' 및 '스마트안심드림'[7]을 교육청과 연계하여 보급하고 방송통신심의위원회를 통해 PC용 SW인 그린아이넷(그린 i-Net)[8]의 보급확대가 필요하다.

(4) 도박중독

최근 도박중독이 우리 사회에서 개인 및 가족뿐 아니라 사회적인 큰 문제로 부상하고 있다. 현재 우리나라 법적 근거하에 운영 중인 제도권 내의 사행산업은 경마, 경륜, 경정, 카지노, 복권 등이 있다.

도박의 사전적인 정의는 '여가의 맥락에서 자신에게 가치가 있는 그 무엇을 더 큰 가치가 있는 무엇과 교환될 것으로 기대하며, 우연히 개재되어 그 결과가 불확실한 게임에 내기를 거는 것'이다. 또는 '요행수로 자신에게 유리한 결과를 기대하며, 재화를 내걸고 따먹기 하는 행위'라고 정의할 수 있다(이순묵 외, 2009). 도박중독(gambling addiction)은 도박자 자신의 신체적 건강과 정신적 건강뿐 아니라 가정과 직업, 대인관계, 사회적 관계 등을 모두 파괴시킬 정도로 도박에 몰입하고 자신의 의지로 조절할 수 없는 상태를 말한다. 즉, 도박중독은 지속적으로 반복되어 나타나는 부적응적인 도박행위로서 도박으로

6) 정신건강증진센터, 중독관리통합지원센터, 인터넷중독대응센터 등 인터넷 중독 유관센터 간 대상자 연계 등 지역별 협력체계 구축(전국 10개 지역 선정 예정)

7) 자녀 스마트폰의 문자메시지, 메신저 등으로 수신되는 사이버 언어폭력 의심문자(욕설, 협박, 따돌림 등)를 감지하여 부모에게 알려주는 서비스

8) 청소년정보이용안전망, 그린i 캠페인, 패밀리 자원봉사단, 유해정보필터링 소프트웨어 제공

인해 법적 · 사회적 문제, 대인관계 문제 등에서 치명적인 결과가 발생함에도 불구하고 자신의 힘으로 통제할 수 없는 정신적 질환이다.

도박중독은 알코올중독과 같은 물질의존이나 중독의 개념을 도박에 적용한 것으로 볼 수 있다. 이 용어는 신체가 물질에 중독되는 것과 유사하게 도박 행위도 중독이 된다는 의미가 포함되어 있다. 반면에 단도박협회(GA : Gambler Anonymous)에서는 도박중독이라는 용어 대신에 강박성 도박(compulsive gambling)이라는 용어를 사용하고 있다. 이는 강박장애의 강박행동과 같이 본인의 자발적 의사에 반해서 도박행동을 할 수밖에 없는 특성에 초점을 둔 것이다.

① 도박중독의 실태

사행산업통합감독위원회가 실시한 2018년 사행산업 이용실태 조사에 의하면 우리나라 성인 100명 중 5명(5.3%)은 도박중독 유병자로 나타났다. 이를 좀 더 구체적으로 살펴보면 우리나라 성인들이 복권, 경마, 현금내기, 여가친목 목적 게임 등의 활동에 어느 정도 중독되었는지 도박중독수준측정도구인 CPGI(Canadian Problem Gambling Index)를 활용하여 2017년도를 기준으로 조사한 결과, 우리나라 만 20세 이상 성인남녀의 5.3%가 유병자인 것으로 집계되었다(중위험 : 4.2% + 문제성 : 1.1%). 이 결과는 2014년 조사에 비해 0.1% 줄어든 것이나 모수가 더 많은 점을 고려하면 비슷한 수치라고 볼 수 있다.

〈표 3-18〉 **일반인 전체 도박중독 유병률**

구 분	비문제성	저위험	중위험	문제성	계	유병률 (중위험+문제성)
전체(%)	87.7	7.1	4.2	1.1	100.0	5.3
모수측정 값(명)	37,065,900	2,986,235	1,765,596	458,316	42,276,042	2,223,912

출처 : 사행산업통합감독위원회(2018). 2018 사행산업이용실태조사.

또한 <표 3-19>와 <표 3-20>을 보면 우리나라 국민들은 사행산업으로 인한 사회적 영향에 대해 64.1%가 문제가 심각하다는 부정적인 인식을 가지고 있으며, 이 중 54.7%는 내국인 카지노를 가장 심각한 사행산업으로 인식하였다. 이와 더불어 응답자의 66.1%는 사행산업에 대한 규제를 강화해야 한다는 의견을 보였다.

〈표 3-19〉 사행산업으로 인한 사회적 문제에 대한 인식

구 분	심각하지 않다			그저 그렇다	심각하다			모름/무응답	합 계	평균(점)
	전혀 심각하지 않다	별로 심각하지 않다	계		약간 심각하다	매우 심각하다	계			
전체(%)	1.9	8.2	10.1	25.8	44.6	19.5	64.1	0.0	100.0	3.72

출처 : 사행산업통합감독위원회(2014). 2014 사행산업이용실태조사.

〈표 3-20〉 사행산업별 심각성 인식 정도

구 분	내국인 카지노	경마(말경주)	복권	체육진흥 투표권	경륜(자전거 경주)	소싸움	경정(보트경주)	모름/무응답	없다
전체(%)	54.7	29.7	9.7	3.1	2.0	0.4	0.3	0.0	0.0

출처 : 사행산업통합감독위원회(2014). 2014 사행산업이용실태조사.

② 도박의 종류와 진행단계

㉠ 도박의 종류

도박의 종류는 <표 3-21>과 같이 구분할 수 있다.

〈표 3-21〉 도박의 종류

구 분	종 류	기 타
놀이기구를 이용	화투, 골패,[9] 체스, 장기, 윷, 마작	오락, 레저로 하지 않고 도박으로 활용하는 경우 불법적인 도박으로 분류
도박기계를 이용	카지노, 스크린 경마, 불법 인터넷 도박	• 합법적인 도박 : 카지노 • 불법적인 도박 : 스크린 경마, 인터넷 도박
추 첨	복권, 로또	합법적인 도박
운동을 이용	스포츠 토토,[10] 경륜·경정	합법적인 도박
동물을 이용	투견, 투계, 소싸움	• 합법적인 도박 : 소싸움 • 불법적인 도박 : 투견, 투계 등

9) 골패(骨牌) : 납작하고 네모진 작은 나무조각 32개에 각각 흰 뼈를 붙이고, 여러 가지 수효의 구멍을 판 노름 기구. 또는 그것으로 하는 노름

도박은 알게 모르게 생활 주변에서 일어나고 있는 일이지만 그 일이 도박인지, 놀이인지, 여가활동인지에 대해 정확히 인식하지 못하는 경우가 많다(임성범, 2013). 특히 청소년에게 도박은 물질남용에 비해 사회적으로 허용 가능한 행동으로 보이므로 단순한 도박경험에 그치는 것이 아니라 도박중독 수준으로 발전할 수 있는 위험행동이 될 수 있다. 게임과 도박의 차이를 구분하면 다음과 같다.

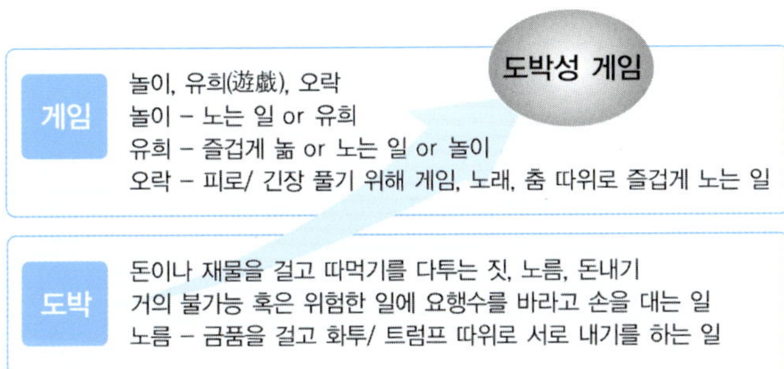

|그림 3-9| 게임과 도박의 차이

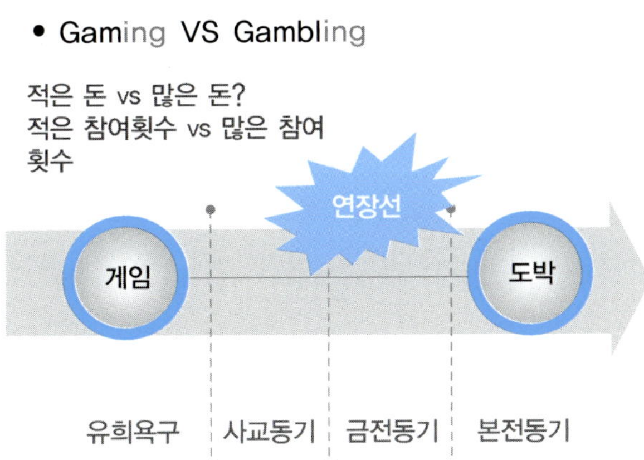

|그림 3-10| 게임과 도박의 차이

10) 스포츠 토토(축구경기에 돈을 거는 것)는 구매자 한 명이 최대금액 10만 원 초과금액을 구입하지 못하도록 하였으나 불법도박은 최대금액이 없다. 불법 스포츠 도박을 하는 이유는 합법적인 스포츠 도박보다 배당률이 높기 때문인데, 예를 들면 한국 : 일본과 축구를 해서 한국 팀이 이긴다에 1만 원을 걸었을 때 결과가 한국이 이기면 합법은 2만 원을 받는 반면 불법도박사이트는 3~5만 원을 준다. 똑같은 조건인데 불법사이트는 돈을 더 주다 보니 사람들이 혹하는 것이다.

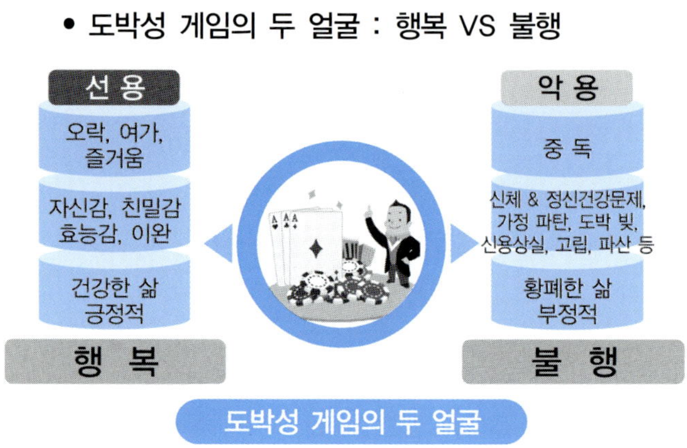

| 그림 3-11 | 도박성 게임의 두 얼굴

㉡ 도박의 유형과 진행단계

사람마다 도박에 빠지는 정도, 도박의 패턴이나 이유, 도박행위에 대한 태도나 문제인식이 다양하지만 일반적으로 도박중독은 도박에 빠지는 정도에 따라 그 유형이 분류된다. 도박의 유형에는 <표 3−22>에서 보는 바와 같이 사교성 도박, 문제성 도박, 병적 도박이 있다. 이러한 도박의 진행과정은 <표 3−23>에서 보는 바와 같이 점차 진행된다.

〈표 3-22〉 **도박의 유형**

유 형	내 용
사교성 도박 (유희성 도박)	제한된 기간 동안 서로 받아들일 수 있는 손실액을 미리 정해놓고 친구나 동료들 사이에서 이루어지는 활동을 말한다. 또한 돈을 따거나 승리를 추구하기 위한 목적에서가 아닌 즐거움이나 여흥 혹은 친목을 목적으로 행해지며, 도박에 대한 보상가치가 적어 대박에 대한 기대 역시 적거나 없다. 따라서 도박에 대한 통제력이 유지된다.
문제성 도박 (습관성 도박)	습관성 도박이라고도 하며 병적 도박보다는 덜 심각한 수준이다. 도박자 자신의 개인생활, 가족, 직업과 관련된 행위를 손상시키거나 해로운 결과를 초래하는 상태로 사교성 도박과 병적 도박 사이의 중간 수준에 해당되는 도박행동 상태를 의미한다. 문제성 도박과 병적 도박 간의 차이는 알코올중독의 경우 알코올 의존과 문제성 음주를 구분하는 것과 유사하다.

병적 도박 (강박적 도박)	가장 심각한 도박행동 수준으로 흔히 강박적 도박이라고도 불리는데, 억제할 수 없는 압도적인 도박충동에 휩쓸려 도박행동을 하게 되며, 충동의 강도와 절박함이 점점 커지면서 더 많은 시간과 에너지, 정서적·재정적 자원을 소비하게 되는 상태를 의미한다. 결국 도박행동에 몰입하는 것은 개인의 삶에서 의미하는 모든 것을 잠식하고 때로는 파괴하게 된다.

도박 중독자들은 갑작스럽게 통제력을 상실하거나 중독이 점진적으로 진행 되는데, 대체로 병적 도박중독에 이르는 진행과정을 <표 3-23>과 같이 네 단계로 구분할 수 있다(Lesieur & Rosenthal, 1991, 이흥표, 2003 재인용).

〈표 3-23〉 도박중독의 진행단계

진행단계	내 용
승리단계	우연히 도박을 하여 승리하였을 때의 흥분을 맛보고 점차 배팅액이 증가되고 승리를 하는 빈도가 높아지면서 도박에 대한 환상에 빠지게 된다.
패배단계	승리에 대해 과장하며 실패를 숨기고 거짓말을 하면서도 도박을 멈추지 못하고 실패가 계속되면서 가정·직장생활에 문제가 생기고 부채상환이 늦어지며 상환능력을 상실하고 불법적·합법적으로 빚짐, 초조, 불안, 허탈감에 빠지면서 성격의 변화가 오고, 혼자 도박하고 오직 도박만 생각한다.
절망단계	도박에 투자하는 시간이 증가하고 신용을 잃으며 가족과 친구로부터 멀어져도 남의 탓만 한다. 법적 소송에 연루된다.
포기단계	절망, 이혼, 자살 생각 → 시도 → 실패, 약물남용, 감정파괴, 금단현상, 법적 구속의 문제를 가지게 된다.

③ 도박중독의 원인

도박중독은 여러 복합적인 원인들로 인해 발생한다고 볼 수 있는데 도박 자체의 요인, 사회·환경적 요인, 성격적 요인, 유전적·생물학적 요인으로 설명할 수 있다.

첫째, 도박 자체의 요인이다. 일반적으로 도박 자체가 주는 재미와 승부에서 이길 경우 발생하는 쾌감이다. 대부분의 중독자들은 초기에 돈을 따는 경험을 하는데, 특히 크게 딴 경험이 있는 사람일수록 주의를 요한다. 이를 'big win'이라고 하는데 이게 머리에 기억으로 남아 있어 비록 지금은 잃고 있지만 언젠가 다 만회할 수 있다는 환상을 심어주는 경우가 많다.

둘째, 사회·환경적 요인이다. 사회가 도박에 허용적일수록, 쉽게 접근 가능할수록 중독자가 늘어난다는 것이다. 경제적 위기로 실직자가 많고 건강하게 여가를 보내기 어려운 사회환경도 중요한 요인으로 작용한다. 어릴 때 도박을 접하는 환경 역시 매우 중요한 요인인데, 어린아이들이 인터넷 게임중독에 쉽게 노출될 경우 또 다른 중독에 빠질 가능성이 높다.

셋째, 성격적 요인이다. 특히 도박에 잘 빠지는 유형의 사람들이 있다. 크게 자극추구형과 현실도피·적응장애형으로 나눌 수 있다. 자극추구형은 타고난 도박꾼이라 할 수 있는데 유전적 성향이 강하기 때문에 어린 시절 발병하는 경향이 높다. 현실도피·적응장애형은 우울, 불안 등의 정서적 측면, 스트레스와 관계가 많은 유형으로 대개 늦은 나이에 도박을 시작하는 경향이 있다. 여성도박자나 이혼이나 가정적 문제, 우울, 불안 같은 환경적·정서적 문제를 가진 경우가 많다. 주로 스트레스를 회피하는 도구로 도박을 이용한다.

넷째, 유전적·생물학적 요인이다. 도파민, 세로토닌 및 노르에피네프린 등의 신경전달물질 이상 소견을 보이는 경우이다. 도박 승리 시 오는 쾌감 같은 것은 도파민이라는 물질을 분비하게 하는데 도박에 깊이 빠지는 경우는 이러한 신경전달물질이 과도하게 작용하는 생물학적으로 취약한 유전성 경향을 갖는 경우를 말한다. 그러나 이런 유전적 경향을 가지고 있다고 해서 모두 중독에 빠지는 것은 아니기 때문에 환경적 요인도 중요하다(지은구 외, 2015).

④ 도박중독의 치료

대부분의 중독자들은 스스로 자신은 중독자가 아니라고 말한다. 이들이 스스로 중독자임을 인정하고 치료를 받기로 결심하는 것은 결코 쉬운 일이 아니다. 따라서 도박중독의 효과적인 치료를 위해서는 약물치료와 함께 인지행동치료, 도박중독 치료 집단 프로그램, 단도박 모임과 가족교육 등을 병합하는 것이 좋다(국가건강정보포털, 2021).

첫째, 약물치료는 도박으로 인해 이차적인 정서적 문제가 동반된 경우에 필요하다. 갈망억제제나 심리상담을 통한 성격유형과 우울, 불안증상 등을 파악하여 적절한 약물을 선택하면 도움이 된다.

둘째, 인지행동 치료는 도박 중독자들의 잘못된 생각을 바로잡아 주는 것이다. '도박을 하면 언젠가는 자신이 많은 돈을 딸 것'이라는 잘못된 생각이 도박에서 빠져나오지 못하게 한다. 이러한 생각을 교정하고 행동조절 훈련을 병행하여 도박중독을 치료하는 것이다.

셋째, 도박중독 치료 집단 프로그램이다. 도박중독의 예방과 치료에는 한 가지 정해진 방법이 없다. 개개인의 도박 경험과 정도에 따라 탄력적이며 융통성 있는 적용이 필요하고, 창의적인 다양한 방법을 개발하여 현실적인 대안을 찾을 필요가 있다. <표 3-24>는 4주간 집중 프로그램의 예로서 문제성 도박자는 주 5일씩 4주간에 걸쳐 집단 프로그램에 참여하여 정보를 얻고, 여러 활동에 참가하며, 지지집단에 참석한다. 참가자들은 자신이 얻은 정보나 지식을 서로 교환하고 자신들이 경험한 변화에 대해 서로 대화하는 기회를 가진다(박상규 외, 2009, 전석균, 2021 재인용).

〈표 3-24〉 **4주 집중치료 프로그램**

단위 : 5일/ 주	내 용
1주	• 모듈 1 : 프로그램 소개 • 모듈 2 : 문제성 도박은 무엇인가? • 모듈 3 : 생활방식으로서의 도박(스트레스 관리와 휴식) • 모듈 4 : 지지체계 확립
2주	• 모듈 5 : 부채평가와 관리계획 • 모듈 6 : 부정적이고 비합리적인 사고 • 모듈 7 : 물질남용과 정신건강이슈 • 모듈 8 : 재발방지
3주	• 모듈 A : 스트레스 관리와 이완요법 • 모듈 B : 여가계획 • 모듈 C : 자존감 • 모듈 D : 상실대응
4주	• 모듈 E : 대인관계 • 모듈 F : 의사소통 기술 • 모듈 G : 분노관리 • 모듈 H : 자기주장

출처 : 박상규 외(2009). 중독의 이해와 상담실제, p.353.

넷째, 단도박 친목모임이다. 도박을 끊게 되면 중독자들은 이를 대체할 수 있는 또 다른 지지체계와 모임이 필요하다. 중독자들의 자발적 모임인 한국 단도박 모임은 도박문제를 극복하기 위해 서로의 공통된 문제를 해결하고 다른 사람을 도와줄 수 있도록 경험과 힘, 희망 등을 함께 나누는 모임으로 재활 및 재발방지에 중요한 역할을 하는 단체이다. 1984년 결성되어 서울 및 전국 각지에 50개 이상의 지부가 운영되고 있다(www.dandobak.co.kr). 자신과 같은 도박중독 문제를 가지고 있는 사람들의 모임이기 때문에 훨씬 거부감도 적고 모임에 적응이 되어 역할을 맡게 되면 자기존중감 향상에도 큰 도움이 된다(지은구 외, 2015). 특히 가족모임이 활성화되어 있기 때문에 가족들의 스트레스 관리에도 큰 도움이 된다. 따라서 초기부터 병원치료와 함께 반드시 단도박 모임에 참여하는 것이 도박중독에서 해방되는 데 많은 도움이 된다.

⑤ 도박중독의 사회적 대책과 개입

2018년 사행산업통합감독위원회 조사에서 우리나라 20대의 유병률이 6.4%에서 17.7%로 높아져 심각성을 더하고 있고 이는 해외 주요국보다 2~3배나 높은 수준이다. 특히 미성년자인 10대 최초 사행활동 경험비율이 높고 도박문제가 있었던 집단의 경우 처음으로 사행활동을 경험한 시점이 학창시절이었다는 보고 등은 아동·청소년을 위한 정책 마련의 시급성과 중요성을 시사하고 있다고 볼 수 있다. 이에 따른 도박중독의 대책방안을 모색해 보면 다음과 같다(지은구 외, 2015).

첫째, 무엇보다도 도박 확산을 막는 근본적인 대책은 국민에게 희망과 비전을 심어주는 것이다. 양질의 일자리를 만들어 청년 실업을 해소하고, 경제가 곧 회생할 것이라는 믿음을 심어주어야 한다. 어려운 형편에 몰린 이들이 '일확천금'을 꿈꾸기보다 건전한 땀의 대가를 통해 자신과 가족의 미래를 설계할 수 있는 사회분위기를 조성해야 한다.

둘째, 도박중독 예방활동 및 홍보를 강화하여야 한다. 성인은 도박중독으로 인해 개인 파산, 자살, 범죄 등을 야기하고 있고, 아동·청소년들의 경우도 금품갈취, 학교폭력 등으로 연결되고 있다. 이에 학교중심의 교육과 초·중·고

대상별 예방교육을 제공하여야 한다. 동시에 체계적이고 지속적인 도박 피해 부작용 및 중독예방 활동 강화를 통해 국민들의 도박중독에 대한 인식 제고가 필요하며, 대중매체 활용을 통한 도박중독의 문제점에 대한 캠페인과 홍보를 민관의 긴밀한 협력 속에서 지속적으로 추진하여야 한다.

셋째, 도박중독의 치유 및 재활서비스 확대가 필요하다. 우리나라 도박중독자는 223만 명(2018년 조사)으로 추정되며, 이 중 당장 치료가 필요한 문제성 도박 중독자는 약 59만 명에 달하고 있어 사회안전망으로서 중독 예방·치유·재활시스템을 마련하고 중독자 중심의 통합형 중독 예방·치유서비스 제공이 필요하다. 이와 관련하여 유선 및 웹 기반 24시간 헬프라인(helpline) 확대 운영과 맞춤형 치유 프로그램이 더 많이 개발되고 보급되도록 하여야 한다. 동시에 격리가 아니라 지역사회 내에서 서비스가 통합적으로 이루어지고 조기 발견 및 사례관리를 위한 전통적인 정신건강서비스 영역과 연계 필요성을 강조하여 공동의 중독문제를 지역에서 다룰 수 있도록 하는 중독관리통합지원센터의 내실화와 확대가 필요하다.

넷째, 도박중독에 대한 연구 및 전문인력 양성이 필요하다. 또한 다양한 도박중독의 예방·치유 연구 및 프로그램 개발과 보급을 통한 서비스의 질을 향상시키는 것이 무엇보다 필요하다. 따라서 중독전문가의 교육과 양성이 시급한 것으로 보이며 지속적인 전문인력을 양성하고 다양한 유형의 국내 도박문제에 대한 연구·조사를 지속적으로 실시하여 효율적인 정책 지원 및 양질의 중독 예방·치유서비스를 제공하여야 한다.

3. 중독에 대한 대책

현재 우리 사회의 중독현상은 매우 심각한 수준이며 향후 지속적으로 심화될 것으로 예측되며 이로 인한 피해로 개인과 가족들이 고통을 받을 뿐만 아니라 사회적으로 심각한 문제를 양산하고 있다. 특히 불법도박으로 인한 폐해는 이루 말로 다 표현할 수가 없을 정도다. 이처럼 중독문제는 곧 개인과 가족, 사회문제로 이어지는데, 중독은 뇌손상과 우울증 등 개개인의 건강에 악영향을 미칠 뿐 아니라 함께 사는 가족들의 삶도 피폐하게 만든다.

이에 대한 대책방안으로 보건복지부는 2014년부터 알코올, 마약, 도박, 인터넷(스마트폰) 중독 문제를 4대 중독현상으로 보고, 이를 통합·관리할 필요성을 절감하여 전국의 알코올상담센터를 중독관리통합지원센터로 변경하여 현재 50개를 운영하고 있다. 그러나 실제적인 문제는 통합지원센터이지만 막상 문제해결에 필요한 예산과 인력 확충은 별반 크게 나아지지 않았고 4대 중독 관리 업무가 보건복지부, 문화체육관광부, 미래창조과학부, 사행산업통합감독위원회 등 여러 부처로 나뉘어 있어 종합적이고 체계적인 관리가 어렵다 보니 중독자들에 대한 포괄적이고 통합적인 관리가 미흡한 상황이다.

따라서 중독관리통합지원센터가 중독에 대한 예방과 조기 발견, 치료의 역할을 충실히 수행하기 위해서는 4대 중독에 대한 부처 간 업무의 통합과 재정확보, 전문인력의 양성이 시급하다. 또한 중독문제의 추이를 잘 파악할 필요가 있는데, 예전에는 성인의 마약이나 알코올 등의 중독이 많았지만 현재는 청소년의 게임이나 인터넷, 스마트폰 중독이 증가하는 추세이므로 이런 변화에 따른 체계적이고 근본적인 대처와 치료 및 사후관리를 할 수 있는 시스템이 필요하다.

이와 같이 오늘날 중독문제로 고통받는 청소년, 개인과 가족, 사회를 위한 해결방안을 다각도로 모색해야 할 시점에 와있음을 모두가 절감해야 한다. 이에 따른 보다 실제적인 대책은 지능정보화 기본법에 따라 정부의 역할과 함께 각 시도와 지방자치단체들 또한 지역사회에 맞는 조례를 제정하여 학생들에 대한 게임이나 인터넷, 스마트폰 중독 예방교육에 필요한 사항을 규정하는 것이 필요하다. 즉, 교육감이 인터넷 중독 예방교육 관련 정책을 수립·시행하도록 교육감 책무를 정하고 예방교육에 필요한 예산과 행정적 지원 방안, 인적자원 활용 방안, 학교와 지역사회 간 협력체제 구축 방안 등을 포함한 기본 계획을 세우는 것이다. 이를 위해 교육청에 전담부서를 둘 수 있고, 교육감 소속으로 인터넷중독예방교육위원회를 설치하는 것이다. 또 교육감은 필요하면 인터넷중독대응센터와 행정기관·관련 단체 등과 협력체계를 구축하고, 교육지원청에 거점학교를 지정·운영할 수 있도록 하는 것과 거점학교는 지역 특성에 맞는 맞춤형 인터넷 중독 예방교육 프로그램을 운영하도록 하는 것도 방안이 될 것이다.

학·습·문·제

1. 현대 사회문제와 정신건강 문제와의 상호 관련성을 이해할 수 있어야 한다.
2. 현대 사회문제에서 발생하는 정신건강 문제를 이해하고 설명할 수 있어야 한다.

뜨거운 가슴과 냉철한 사고의 point

1. 현대 사회문제와 정신건강 문제를 이해하는 것은 어떤 함의가 있는가?
2. 생활 속에서 스트레스가 정신건강에 미치는 영향은 어떠한가?
3. 생활 속에서 중독에 영향을 미치는 정신건강 요소는 무엇인가?
4. 현대 사회문제와 정신건강에 미치는 영향을 설명하는 이론과 자신의 경험은 어떠한가?

C·H·A·P·T·E·R

04

적응문제와 정신장애

제1절 적응에 어려움을 초래하는 신경증적 장애

제2절 적응에 어려움을 초래하는 정신증적 장애

CHAPTER

04 적응문제와 정신장애

토론의 관점

1. 생활상의 부적응으로 인해 나타나는 신경증적 · 정신증적 증상들은 어떤 것이 있는가?
2. 흔히 말하는 신경증, 정신증에 대한 자신의 인식은 어떠한가?

복잡한 현대를 살아가는 오늘날의 사람은 누구나 완벽하게 이상적으로만 세상을 살아갈 수는 없다. 많은 사람들이 생활적응에 곤란을 느끼거나 실패하여 병적인 증세를 보이기도 한다.

잘 생활해 가던 사람도 개인적 위기가 닥치면 적응곤란이나 적응실패의 기미가 나타날 수 있다. 괴로움을 당하지 않고 마음 편히 살아가는 사람과, 적응에 곤란을 느끼는 사람과 정서적 고통을 당하는 사람들을 구분하는 명확한 선은 없다. 더구나 사람이란 상황에 따라 어떤 상황에서는 적응에 어려움이 있더라도 다른 상황에서는 잘 적응할 수 있다. 따라서 그 차이는 어디까지나 정도의 문제인 것이다.

적응곤란이나 적응실패의 일반적 증세를 동반하는 정신건강 문제는 인생을 성공적으로 또는 원만하게 살아가지 못함으로써 겪게 되는 값을 일시적이거나 또는 장기간에 걸쳐 너무 비싸게 치른다. 어떤 개인이 이상한 행동 때문에 고립되어 자신의 능력을 충분히 발휘하지 못하고 빈번히 고통을 받는다면 이는 분명히 바람직하지 못한 것이다. 사회도 그 사회의 모든 구성원들이 건강할 때 번창할 수 있는 것으로, 사회구성원들의 부적응이 심해지면 사회라는 체계 역시 건강하고 역동적인 환경이 되기 어려울 것이다.

이러한 적응실패의 원인을 구명하고 실패에 영향을 미치는 사회문제를 해결해 나가는 노력은 전통적으로 사회복지학, 심리학, 사회학, 정신의학 분야에서 다루어져 왔다. 휴먼서비스 전문가들은 주로 적응실패에서 나타나는 증상들에 근거하여 적응실패를 공식적으로 사용하는 분류기준을 통하여 분류하고 있다.

본 장에서는 적응에 어려움을 초래하는 신경증적 장애와 정신증적 장애의 여러 가지 종류에 대해서 사례를 통하여 이해를 제공할 것이다. 휴먼서비스 영역에서 인간이 보여주는 다양한 행동양태를 보다 깊이 이해하는 것은 이들을 돕는 데 실질적인 도움이 될 것이다.

제1절 적응에 어려움을 초래하는 신경증적 장애

인간은 태어나서 죽을 때까지 끊임없이 자신의 환경에 적응하지 않으면 안 된다. '인간은 사회적 동물'이라는 의미도 사회라는 환경 속에서 적응을 하며 살아야 함을 강조하는 것이다. 그러나 많은 사람들이 현실에 잘 적응해 나가는 데 어려움을 겪으며 도움을 받게 된다. 본 절에서는 현실과의 접촉은 유지가 되나 정상적이고 건전한 적응에는 지장을 주는 신경증적 장애에 대한 이해를 제공하게 될 것이다.

주로 다양한 증상에 대해 전문가들 사이에 일치된 정의는 없지만, 여전히 임상가들에게 아직도 널리 사용되고 있는 ICD-10[1]에서는 신경증이라는 진단명을 사용하고 있다. 이러한 장애들을 흔히 일반인들은 '신경성이다', '뉴로틱

1) ICD-10 : International Classification of Mental and Behavioral Disorders-10의 약자로 세계보건기구에서 제정한 '정신과 행동장애의 국제질병분류 10판'을 말한다. 이는 세계적으로 정신장애와 행동장애에 속하는 어떤 질병을 찾아볼 때 그것이 어떤 개념에서 정리되었으며 큰 틀의 어디에 속하는지를 파악하도록 하기 위해 만들어진 분류 표를 말한다. 국내에서는 미국정신과학회의 진단체계인 DSM-5(Diagnostic and Statistical Manual of Mental Disorders 5th edition : 정신장애 진단 및 분류 매뉴얼 5판)를 기본 축으로 하고 ICD-10을 함께 사용하고 있다.

하다'는 것으로 표현한다. 신경증과 관련된 장애에는 불안장애, 강박장애, 공황장애, 공포장애, 전환장애, 신경성 우울증, 건강염려증과 기타 신경증을 포함하고 있다. 반면에 DSM-5에서는 신경증이라는 진단 대신에 불안장애, 강박 및 관련 장애, 외상 및 스트레스 사건 관련 장애, 해리장애, 신체증상 및 관련 장애 등으로 구분하고 있다. 신경증의 핵심 증상은 불안이다. 불안은 고통스러운 증상이므로 이를 해결하기 위해 다양한 방어기제를 통하여 무의식적으로 방어하고자 한다. 그런데 이런 방어가 성공하지 못할 때 신경증의 증상으로 표출된다.

1. 불안의 이해

신경증은 불안을 중심으로 한 심인성 원인에 의해 여러 가지 증세가 발생하는 것이 특징이다. 따라서 불안에 대한 이해가 우선적으로 필요하므로 불안에 대해서 설명을 하고 나서 불안장애에 해당되는 강박장애와 공황장애, 공포장애를 설명하고자 한다.

1) 불안의 정의

(1) 가장 보편적인 정의 : 불안은 '임박한 또는 예상되는 불행에 대해 느끼는 불쾌하고 막연한 염려'로 정의할 수 있다.
(2) 정신역동적 정의 : 불안은 '받아들일 수 없는 무의식적 내용이 의식으로 떠오르고 있다는 신호'를 의미한다.

2) 정상적인 불안

불안 현상은 특수한 환경에 적응하기 위한 생체의 가장 기본적인 반응양상이다. 따라서 불안은 정상인에게도 얼마든지 있고, 또 살아가는 데 필요한 하나의 방어기제이기도 하다. 이러한 의미에서 불안은 적응에 긍정적 기능을 하기도 한다. 즉, 위험이나 고통이 예상되는 상황에서 미리 긴장이 되고 불쾌해지는데, 이런 현상은 닥쳐올 일에 대한 효과적인 대책을 세우는 데 도움이 되기 때문이다.

예를 들면, 정상인의 경우 시험을 앞두었다거나 중요한 면담을 해야 할 경우, 많은 대중 앞에서 연설을 해야 할 때 불안현상을 경험하게 된다. 따라서 이럴 경우 불안을 경감시키기 위해서 시험준비와 연설준비를 철저히 하여 실패에 대한 예방조치를 하게 된다. 이처럼 위기상황에 대해 뚜렷한 대상이나 이유를 알 수 있는 불안을 느끼는 것이 그 개체에게 유리할 작용할 경우 정상적인 불안이라고 할 수 있다.

3) 신경증적 불안

성장하면서 불안의 대상이나 상황은 다양해지고 복잡해져서 뚜렷한 대상이나 이유를 도무지 찾아내기 어려운 불안도 적지 않다. 비록 불안의 뚜렷한 이유나 대상을 알더라도 이것 때문에 일상생활에서 대인관계나 사회적 적응에 심각한 장애를 초래한다면 신경증적 불안에 해당된다. 그러나 신경증적 불안의 대부분은 왜 불안한지조차 모르는 막연한 불안이기 때문에 대상이나 이유를 아는 불안보다 더 통제하고 극복하기 힘들다. 이러한 막연한 불안은 대부분 무의식적인 갈등이나 사회적으로 받아들이기 어려운 무의식적 충동과 관련되어 있고, 불안은 이러한 충동이 떠오르는 데 대한 위험신호라 할 수 있다.

예를 들면, 어느 직장인 여성이 일을 하다가 갑자기 자신의 집에서 놀고 있는 아이에게 무슨 일이 생긴 것 같은 불안이 자신도 모르게 자꾸 생겨 일에 집중하기가 힘들고 가슴이 뛰어 전화를 자주 하는 일이 반복되어 직장생활 적응에 장애를 초래하는 경우 신경증적 불안이라고 할 수 있다.

2. 불안장애

1) 강박장애

(1) 사례 – 강박신경증으로 힘든 생활을 하는 어느 가정주부 L씨

사례

32세 가정주부 L씨는 26세 때부터 강박증세가 시작되었고 3년 전부터 심해졌다. 옷장에서 옷을 하나 꺼내면 나머지 옷들이 모두 흐트러진 것 같아 전부 새로 걸어 정리해야 하고, 자려고 하다가도 베개가 조금 구겨지면 펴고 자야 마음이 편하다. 손 씻기, 양치질, 세수를 모두 2번씩 해야 하고 쌀을 씻을 때 20번 정도는 씻어야 하며 중간에 조금 잘못되었다 생각되면 다시 반복한다. 아파트 키를 잠글 때 하나, 둘, 셋 … 일곱까지 수를 세어야 한다. 매사가 이러다 보니 식사준비, 청소하기가 너무 힘들어져 쉽게 포기해 버리고 이젠 지쳐서 죽어버리고 싶은 생각이 든다.

(2) 정의

강박장애는 자신의 의지와 무관하게 어떤 특정한 생각이나 행동이 계속 반복되는 증상으로 나타나는 장애이다. 이러한 것이 불합리하다는 것을 알고 없애려 하나 그럴수록 불안하고 초조해진다. 일반적으로 생활에는 지장이 적으나 심한 경우에는 일상적인 생활을 못하는 수가 있다.

정상인에게도 일시적으로 나타날 수 있다. 예를 들면, 아동기에는 재수 없는 일을 보면 침을 뱉거나, 성인기에서는 강박적으로 자동차 번호의 숫자를 맞추어 보는 것 등이 있다.

(3) 원인

강박장애의 원인으로는 심리사회적 요인, 뇌 신경전달물질의 변화, 뇌회로의 구조 및 기능 변화, 유전적 요인, 부모의 육아 방법 및 환경적 요인이 모두 설득력 있게 제기된다. 평생유병률은 약 2~2.5%로 비교적 흔하지만 증상을 부끄러워하며 숨기는 경향이 있어 발병 후 확정적인 진단을 받는 데 10년 이상 걸린다. 사춘기나 성인 초기에 발병하는 경향이 있으며 소아·청소년에서는 남아에게 더 흔하나, 성인에서는 여성에게서 약간 더 많은 편이다.

(4) 증상

강박증상은 통상적인 사고의 흐름을 깨고 들어오는 강박사고와 이에 대한 반응인 강박행동으로 구성된다.

강박사고는 어떤 생각이나 관념, 이미지 충동이 자기의 의지와 관계없이 떠오르고 이런 생각들을 지워버리려 하면 더욱 강해지고 불안 증상이 생긴다. 예를 들면, 폭행, 범행, 건강, 신체, 의심증, 형이상학적 종교적 의문 등과 관련된 사고가 자꾸 생겨난다. 강박행동은 강박적 사고로 일어나는 반복 행동으로 얼마만큼의 반복행동을 하고 나서야 안심이 된다. 예를 들면, 손 씻는 행동, 셈하는 행동, 확인하는 행동, 만져보는 행동 등이다.

(5) 치료 및 예후

약물치료는 대개 세로토닌 재흡수 억제제를 사용한다. 인지행동치료가 효과적인 치료로 알려져 있으며 특히 노출 및 반응 방지법이 효과적이다. 그 외에도 집단치료, 가족치료 등의 치료방법이 있으며, 증상을 일찍 발견하여 치료하면 예후가 좋다.

2) 공황장애

(1) 사례 – 공황장애로 죽을 것 같았던 P씨

사례

대학원에 재학 중인 30세 남자 P씨는 여름 방학 때 고속버스 타고 부산으로 내려오다가 갑작스럽게 불안하고, 가슴이 답답하고, 심장이 쿵쾅쿵쾅 뛰고, 곧 죽을 것 같고, 그 순간에 스스로를 어떻게 할 수 없고, 미칠 것만 같았다. 그래서 고속버스 운전기사를 졸라 간이 휴게소에 급하게 내린 후 10분 정도 지나자 차츰 안정을 되찾았다. 그리고 며칠 전에도 택시를 타고 집에 가던 중 터널로 차가 막 진입하자 똑같은 증상이 생겨 기사에게 차를 세워달라고 요구했다. 기사에게 '조금만 참아라. 터널을 지나면 약국이 있다'는 말을 들었지만 도저히 더 참지 못해 도중에 내려 터널을 달려 나오고 말았다.

(2) 정의

공황장애는 이유 없이 삽화적으로 갑자기 불안이 극도로 심해지며 숨이 막히고 심장이 두근대고 죽을 것만 같은 공황발작을 보이는 장애이다. 교통사고나 화재 등 생명에 위협을 느낄 수 있는 상황에서의 심한 공포감은 정상 반응이지만, 지하철이나 엘리베이터 같은 곳에서 공황발작을 경험한다면 불안반응이 오작동한 것으로 볼 수 있어 공황장애로 의심할 수 있다(국가정신건강정보포털, 2021).

(3) 원인

원인은 크게 세 가지로 설명된다. 첫째, 유전적 요인으로 직계가족에서 40% 이상의 위험률이 보고된다. 둘째, 신경생물학적 요인으로 스트레스로 인해 중추신경계에 노르에피네프린, 세로토닌, GABA 등 신경전달물질의 균형이 깨졌을 경우이다. 셋째, 심리적 요인으로 어린 시절에 경험한 분리 불안이 큰 요인으로 작용하며 50% 이상이 어린 시절 부모와 이별 혹은 사별을 한 경험을 보고하였다.

2016년 조사에서 우리나라는 평생 유병률이 0.5%로 나타났으며 서구권 국가의 평생 유병률은 1.6~6.8%로 비교적 높은 편이다. 병전 성격이 회피적, 의존적, 소극적인 경우가 많으나 반대로 공격적, 강박적인 경우도 간혹 있다. 주기적으로 반복되면서 만성화되는 경향이 많다. 일상생활을 못하게 되지는 않으나 예기 불안 때문에 혼자 외출을 꺼리고 병원이 없는 곳에 가기를 두려워하게 된다. 그 외 과음, 약물남용, 우울증이 동반되기도 하며 또한 공황장애로 인한 괴로움 때문에 자살시도를 하는 경우도 있다. 또한 여러 가지의 신체적인 증상을 경험하게 되므로 불필요한 검사를 받게 되어 경제적 손실이 크다.

경과는 청소년기에 나타나기 시작하여 25세 전후의 청년기에 주로 발병하며 중년기까지 증가하다가 노인이 되면 감소한다. 여성이 남성보다 2배 정도 많다.

(4) 증상

이유 없이 한 달에 4번 이상 혹은 일주일에 한 번 이상의 공황 발작 증상과 이에 따른 지속적인 공포심이 있을 때, 곧 죽을지 모른다는 두려움이 급작스럽게 일어나고 그 때문에 당황하게 된다. 이때 호흡곤란, 심장박동 증가, 가슴 통증, 질식감, 현기증, 불안정한 느낌, 비현실적 감각(뜨겁거나 차게 느끼는 등의 이상 감각 현상), 발한, 졸도, 근육 경련, 죽음의 공포, 미치지 않을까 하는 공포 등이 생긴다. 이러한 증상이 급작스럽게 일어나 수분 동안 지속되다가 소실되는 것이 보통이나 드물게는 수 시간 지속된다. 감당하기 어려운 공황 발작에 대한 예기 불안이 생기기 때문에 신경이 극도로 날카로워진다.

(5) 치료

적절한 약물치료가 권장되는데 이는 극심한 공황 공포를 줄여주는 효과가 비교적 신속하고 정확하기 때문이다. 그리고 불안, 우울증과 같은 공존 질환을 함께 치료하는 것이 필요하다. 주로 항우울제인 이미프라민을 정기적으로 투약함으로써 치료 및 예방 효과를 기대할 수 있다. 그러나 본질적인 치료로는 인지행동치료, 불안조절기술, 이완 요법, 실제 생활 노출기법 등이 더욱 효과적인 것으로 주장되고 있다.

3) 공포장애(사회불안장애)

(1) 사례 – 대인공포증(적면공포증)으로 고통받는 남자 대학생 K씨

사례

22세이며 대학교 3학년인 K씨는 평소 내성적이며 완벽주의적 성격이다. 고등학교 1학년 때 체육시간에 넘어지는 실수를 하여 내심 창피스러웠는데, 이때 급우 한 명으로부터 "너 얼굴이 붉어졌구나?"라는 말을 듣고 당황하여 어쩔 줄을 몰랐다고 한다. 이후 K씨는 '자신의 얼굴이 붉어지지 않을까', '실수를 하지는 않을까' 늘 불안하였으며 이로 인해 되도록 외출을 삼가고 집에서 지냈다고 한다. 이후 점차 자신의 얼굴이 붉어지는 것을 의식하게 되면 더욱 불안해지고 긴장이 되어 아무 일도 할 수 없게 되었다. 대학에 가서도 증상은 계속되어 친구 관계나 동아리 활동을 마음대로 할 수 없어 혼자 외톨이로 지내는 일이 많았다. 외출 시에도 거울을 보고 붉어진 기색이 보이면 실망하여 외출을 포기하고 안 붉어 보이면 자신감이 생겨 외출하기도 하였다. 때로 자신의 붉어지는 얼굴을 감추려 술을 마시기도 하였다.

(2) 정의

사회불안장애는 특정한 대인 관계나 사회적 상황에서 사람 대하기를 두려워하여 불안이 생기는 것을 말한다. 다른 사람이 자신을 해친다던지 자신에 대해 음모를 꾸민다는 피해 의식 때문에 두려워하는 것이 아니고 '자기 얼굴이 붉어진다, 표정이 딱딱하다, 떨린다, 자신의 시선이 날카롭다' 등 자신에게 이런 증상이 있다고 믿고 그것을 다른 사람들이 이상하게 생각하지 않을까 두려워한다. 이 증상은 반드시 대인 관계 상황에서 발생하며 혼자 있을 때는 아무런 증상이 없이 편안한 것이 특징이다.

(3) 원인

사회불안장애는 인격의 발달과 원인적으로 관계가 있는데 과거 다른 사람 앞에서 몹시 불안하여 고통스러웠던 경험 때문에 사회적 상황이나 타인 앞에서는 데 대한 공포가 생긴 것이다. 최근에는 어떤 타고난 소인과 환경적 스트레스가 합쳐져 사회불안장애가 생긴다고 보고 있다(민성길, 2016).

남녀의 비 1.6 : 1로 남자에게 약간 많이 발생한다. 13~28세에서 전체환자의 87%를 차지한다. 비교적 학력이 높고 학생이나 무직인 경우가 많다. 언제부터인지 모르게 서서히 발병(64%)하거나 우연한 계기(29%)로 발생한다. 사회생활에 고통이 있지만 그런대로 적응한다. 첫 증상의 발생 후 평균 6~7년 뒤에 치료를 받으러 오는 경우가 많다. 내향적이며 자신감의 결여, 지나친 수치심과 배려 심리 등이 주요 원인이다.

(4) 증상

① **적면 공포** : 대인 상황에서 얼굴이 붉어질까 불안하다. 얼굴이 붉어지면 창피하다. 왜냐하면 그러한 자기를 남들이 경멸하고 비웃기 때문이다. 따라서 이를 숨기기 위해 여러 가지 위장을 하거나 안 그런 척해야 한다. 결과로 가급적 대인 상황을 기피한다.

② **시선 공포** : 자기 시선에 문제가 있다고 생각한다. 즉, 자신의 시선이 공격적이다, 너무 예리하다 등의 생각을 한다. 따라서 자기 시선으로 인해

남들을 불편하게 만들므로 사람들이 나를 기피하며 그것은 남들의 언동이나 표정 등에서 직감적으로 알 수 있다고 생각한다. 그래서 죄책감에 빠지게 되며, 그러한 시선을 숨기거나 아예 사람을 기피한다. 그 외 연단 공포(연단에서 말을 하기가 공포스러운 증상), 회식 공포(여러 사람들과 만나 회식하거나 식사하는 것이 공포스러운 증상), 쓰기 공포(자신이 글이 다른 사람을 혐오스럽게 만드는 것 같아 글 쓰는 것을 공포스러워 하는 증상), 자기취 공포(자기 몸에서 냄새가 나서 대인관계를 기피하는 증상), 이성 공포(이성을 보면 두려워 친한 관계를 잘 맺지 못하는 증상) 등이 있다.

(5) 치료

약물치료가 도움이 되나 집단치료(왜곡된 의식을 분석, 이해하고, 이를 체험 및 강화시키며, 한편으로는 증상을 긍정적으로 수용하도록 하는 전략을 사용한다), 노출치료, 사회기술훈련, 합리적-정서적 행동치료(REBT : Rational-Emotional Behavioral Therapy), 수용을 통한 수행치료(증상에 대한 불안을 있는 그대로 받아들이고 자신이 추구하고자 하는 이득과 목적에 따라 행동, 실천해 나가는 것), 체계적 둔감화 등이 효과적인 것으로 보고되고 있다.

3. 신체증상 및 관련 장애

신체증상 및 관련 장애는 정신적·사회적 스트레스나 갈등이 여러 신체기관에서 다양한 신체증상으로 나타나는 정신과 장애들을 말한다. 이러한 신체증상은 지속적이고 반복적으로 호소하나 의학적 증거를 찾아볼 수 없다. 여기서는 정신건강 영역에서 가장 많이 볼 수 있고 경험하는 신체증상장애와 전환장애 그리고 질병불안장애(건강염려증) 세 가지를 간략히 설명하고자 한다.

1) 신체증상장애(Somatic Symptom Disorder)

(1) 사례 – 신체증상장애로 고생하는 중년부인 J씨

사례

53세 가정주부인 J씨는 늘 가슴이 답답하고, 속도 불편하며 전신이 다 아픈 것 같아 여러 병원에 가서 CT, MRI, 혈액검사 등의 검사를 해보았다. 하지만 항상 검사결과에서 특별한 이상이 없다 하였고, "신경성이다. 마음을 편하게 먹는 것이 중요하다"는 말을 들었다고 한다. J씨는 '뭐라도 원인이 나왔으면 좋겠다'는 마음에 계속 병원에 다녔지만 그럴 때마다 "증상이 지속되면 정신건강의학과 진료를 받아보라"하여 내원하였다고 한다. 처음에는 자신을 걱정해 주었던 가족들도 이제는 잦은 검사에 지쳤는지 무덤덤해진 것 같다고 한다.

출처 : 국가정신건강정보포털 홈페이지. http://www.mentalhealth.go.kr

(2) 정의

신체증상장애는 정신적 갈등이 신체적인 증상으로 표현되어 나타나는 대표적인 신체형 장애이다. 이 장애는 다른 정신질환과 달리 초기 발현 증상이 신체증상이라는 점이 특징적이다. 그래서 많은 환자들이 처음에는 정신건강의학과 진료보다는 내과, 신경과, 마취통증의학과 등의 타과 진료를 먼저 보게 된다. 신체화 증상의 중요한 점은 검사 결과상으로 뚜렷한 이상이 없더라도 환자가 괴로워하고 힘들어하는 증상은 실제로 존재한다는 점이다.

(3) 원인

원인은 생물학적, 심리적, 사회환경·문화적 요인 등 다양한 원인이 있다. 생물학적으로는 환자의 일차가족 중 10~20%가 이 병을 갖고 있고 일란성 쌍둥이에서 일치율이 높아 유전적 경향이 인정된다. 그리고 신경계가 예민하거나 신체감각에 대한 주의력과 인지에 장애가 있는 것이 원인이기도 하다. 심리적 요인은 불만이나 스트레스를 적절히 표현하지 못하거나 긍정적으로 해소되지 못한 갈등이 신체적 증상으로 나타나는 것이다. 신체화 증상 표현에는 문화적·사회적·인종적 영향이 있는 것으로 보고되며 특히 우리나라는 참고 억누르는 것을 미덕으로 생각하는 문화적 배경으로 인해 서구 사회보다 신체증상장애의 발생비율이 높다.

(4) 증상

모든 장기에 걸쳐 다양한 신체증상을 호소하며 특히 신경계 증상, 소화기계 증상, 심장 및 호흡기계 증상, 비뇨생식기계의 증상이 나타난다. 신체화 장애를 주 증상으로 우울장애, 불안장애 등의 질병이 두 가지 이상 혼합된 상태로 나타나기도 한다. 이러한 증상은 일부 증상만을 호소하거나 대부분을 호소할 수도 있으며 시간에 따라 주로 호소하는 증상이 바뀌기도 한다. 증상표현에 있어서도 일관성이 없거나 과장되고 다양하게 표현되기도 한다.

(5) 치료

약물 치료와 정신 치료에 대부분 일시적인 증세의 완화를 보이나 환경과 환자의 성격이 밀접하게 연관되어 있어 만성화되기 쉽다. 치료는 정기적이고 일관성 있게 하는 것이 좋으며 신체증상이 감정표현이나 대화의 방법임을 잘 이해해야 한다. 주로 신뢰를 기반으로 하는 공감적 관계를 제공하는 장기적인 지지적 심리상담을 통해서 관리해 주는 치료전략이 효과적이며 동시에 환경적 개입으로 가족상담, 환경조정 등과 인지치료를 통한 의식의 전환을 추구한다.

2) 전환장애(Conversion Disorder)

(1) 사례 – 전환성 신경증을 경험한 20세 직장인 여성 Y씨

사례

20세 직장인 여성 Y씨는 기숙사에서 사소한 빨래 문제로 옆방의 친구와 말다툼을 하다 갑자기 쓰러지며 입과 목이 옆으로 돌아가는 증세를 보여 싸우던 친구와 주변의 사람들이 놀라서 병원 응급실로 데려갔다. Y씨는 중학교 졸업 후 약 1년 전부터 옷 만드는 공장에서 일을 하며 기숙사에서 생활하였다. 평소 성격이 명랑하고 다른 사람과 잘 어울리나 자주 토라지기도 하고 시샘도 잘하며, 어쩔 때에는 지나치게 호들갑을 떨며 잘해주어 주변 사람들이 다소 부담을 느낄 때도 있다고 한다. 응급으로 실시한 여러 가지 신체적인 검사에서 아무런 이상이 발견되지 않아 정신과로 의뢰되었고 치료 후 수 시간 내에 증세의 호전을 보였다.

(2) 정의

전환장애는 심리적인 갈등에 의하여 감각 기관이나 운동 기능에 극적인 기능 상실을 일으키는 병으로 여성들에게 특히 많다. 의학 검사상 아무런 신체적인 이상은 없는데 신체적인 기능의 변화나 상실을 호소하며 이런 증상의 발병 악화 등이 일시적인 환경의 자극들에 의해 일어난다. 이런 증상이 발생함으로써 자신에게 도움이 될 때 주로 발생한다. 특히 어린이들에서는 신체와 정신의 구별이 분명하지 않고 두 요소가 동시에 스트레스에 반응하기 때문에 이런 형태의 증상의 호소가 많다. 물론 의도적으로 꾸며서 하는 것은 아니다.

(3) 원인

피동 의존적, 피동 공격적, 히스테리성 성격을 가진 경우에 잘 발생한다. 특히 성적으로 미숙하고 자율신경계의 과민성, 강한 피암시성(suggestion : 타인의 말이나 암시에 굉장한 영향을 받는 것을 말한다), 이기주의, 고통을 참을 능력이 없는 사람들에게서 흔히 발생한다. 발병은 사춘기와 성년기 초기에 잘 일어난다. 대개 자존심이나 체면을 손상시키든가, 이해 관계에서 손해를 보는, 어려움이나 자극들이 발병의 직접 계기가 된다. 이런 증상으로 인해 주위 사람들의 관심을 끌고 자기에게 유리하게 혹은 체면 손상이나 불리한 상황을 피하는 계기를 얻게 된다.

(4) 증상

흔히 두 가지 증상이 동반하거나 독자적으로 나타난다. 첫째는 운동장애로 손발이나 전신이 떨리거나 마비가 되며 경련을 일으켜 쓰러지기도 한다. 두 번째는 감각장애로 피부의 감각 마비로 인하여 '무릎 이하에 감각이 없다' 등을 호소하나 신경의 분포와는 일치하지 않는 증상을 보인다. 그 외 배가 아프거나, 구토, 목 안에 덩어리가 들어 있는 것 같은 느낌을 호소하기도 한다.

(5) 치료

대개는 급작스럽게 발생했다가 치료를 하지 않아도 곧 해소된다. 그러나 때로는 예외적으로 한 가지 증상이 수년간 지속되는 수도 있다. 또한 증상의 회복은 빠르더라도 자주 재발할 수 있다.

치료는 일반적 지침으로 증상이 생김으로써 얻을 수 있는 2차적 이득을 차단함과 동시에 면담을 통해 문제를 파악하고 마음의 갈등을 풀어주는 것이 중요하다. 적절한 시기에 증상을 완화시킬 목적으로 사용하는 약물요법은 일시적으로 효과를 볼 수 있다. 그러나 예방적 목적으로는 사용할 필요가 없다. 개인 심리상담과 집단치료가 권장되고 어린이는 놀이요법이 효과가 있는 것으로 보고되고 있다.

3) 질병불안장애

[Illness Anxiety Disorder; 건강염려증(Hypochondriasis)]

(1) 사례 – 건강에 대한 심한 염려로 적응에 어려움을 겪는 엘리트 직장인 G씨

사례

G씨는 모 무역 회사에 근무하는 엘리트 사원으로 대학을 졸업하자 곧장 무역 회사에 입사하였다. 엘리트 의식과 사내의 경쟁적인 분위기에 휘말려 하루를 48시간이라도 모자랄 정도로 열심히 뛰었다. 40대에 접어들자 곧 부장으로 승진하여 주위의 부러움을 사기도 하였다. 그 후 언제부터인지 피곤하고 의욕이 없고 잠이 잘 오지 않아 이 병원 저 병원 다니면서 여러 가지 검사를 하였으나 이상이 없다고 하였다. 그러나 그 자신은 무슨 병이 있을 것만 같은 생각이 들었고 '검사가 잘못된 것 아닐까?', '의사가 숨기는 것이 아닐까?'라는 걱정을 떨쳐버릴 수가 없었다. 그래서 다시 이 병원 저 병원 다니면서 검사를 하였고 이럴 때마다 의사에게서 "병이 없으니 신경 쓰지 마라", "신경성이니 너무 걱정하지 마라"는 이야기를 들었고 이런 후에는 얼마간 괜찮다가 다시 아무래도 병이 있는 것 같은 생각이 들었다.

(2) 정의

질병불안장애는 비현실적으로 자신이 중병을 가지고 있다는 공포나 믿음에 사로잡혀 있고 일상적인 신체 증상이나 감각을 정상이 아니라고 생각하는 것을 주 증상으로 하는 질환이다. 설혹 신체적 장애가 존재하더라도 여러 가지 신체적 검사에서 자신이 느끼는 신체적 증상이나 감각을 입증할 만한 근거는 없다. 의학적 설명에도 불구하고 자신에게 병이 있다는 비현실적인 믿음이나 공포는 지속되어 사회생활이나 직업에 지장을 가져온다. 이런 증상이 6개월 이상 지속될 때 건강염려증이라 한다. 그릇된 공포나 믿음은 신체적 기능[예 심계항진(palpitation), 발한(sweating), 기침 등]의 사소한 신체적 현상이나 이상을 중병의 증거라고 해석한다. 그래서 여기저기 의사들을 찾아다니며 이런 검사 저런 검사 등을 하며 항상 자신들이 합당한, 충분한 진료를 받지 못하고 있다고 생각한다.

(3) 원인

주된 유발인자는 스트레스이며 대체적으로 신체감각에 과도하게 예민하거나 참을성이 낮은 사람에게 발병하는 편이다. 정신역동적으로는 공격성이나 증오가 신체적 우려로 나타난 것으로 보며, 사회적 학습모델에서는 환자역할을 함으로써 곤란한 상황에서 벗어나려 하는 것으로 본다. 이 장애는 우울증이나 불안의 변형된 표현으로 보기도 한다. 첫 증상은 사춘기에 발생하나 주로 30~40대의 남녀 성인에게서 주로 나타나며 과거에 자신이 혹은 가족이 질병을 앓았거나, 스트레스가 심한 경우에 유발 요인으로 작용한다.

(4) 증상

신체적 질환이 있다는 비현실적인 신념에 사로잡혀 두려워하고 이로 인한 증상이나 기능장애를 호소한다. 하지만 진찰이나 검사에서 확인되지 않으며 의학적인 설명을 듣더라도 믿지 못한다. 환자는 자신의 병을 계속적으로 주장하며 사회생활이나 직업기능에 지장을 초래하기도 한다.

(5) 치료

정확한 감별 진단으로 신체적 질환의 유무를 확인해야 한다. 치료가 어려운 편이지만 스트레스를 줄이도록 약물치료 및 적절한 정신치료를 겸하면서 확신과 재교육적 지지치료를 한다. 평소 운동이나 취미 생활을 통해 가볍고 안정된 마음을 유지하도록 한다.

제2절 적응에 어려움을 초래하는 정신증적 장애

무한 경쟁적인 사회 분위기 속에 배제, 소외, 관계갈등, 교육적·직업적·사회적 관계에서 비롯되는 스트레스 등으로 인해 많은 사람들이 현실에 잘 적응해 나가는 데 어려움을 겪으며 휴먼서비스직의 도움을 받게 된다. 이 절에서는 개인의 심리사회적, 직업적인 기능이 크게 손상되며 현실과의 접촉은 왜곡되거나 전적인 상실을 보이는 대표적 정신증적 장애에 대한 이해를 제공하게 될 것이다. 정신증은 신경증에 비해 인격의 장해가 심하고 망상, 환각, 비합리적인 현실왜곡이 있으며 사회적 적응상태에도 심각한 문제를 초래한다. 정신건강영역에서 가장 많은 유병률을 보이는 조현병과 우울장애와 양극성 관련 장애를 간략히 살펴보기로 하겠다.

1. 조현병을 가진 개인의 이해와 치료

1) 조현병의 이해

스위스의 정신분석학자인 블로일러(Eugen Bleuler)는 그리스 용어 중에서 '분리'라는 뜻을 가진 스키조(schizo)와 '마음'이라는 뜻을 가진 프레니(phrene)를 결합하여 정신분열병(schizophrenia)이라는 용어는 만들었다. '마음이 분리되었다'는 것은 그 개인의 내적 현실과 외적 현실 사이의 간격의 크고, 인간의 정신기능인 사고, 정서, 행동 간에 분열이 있다는 뜻이다(전석균, 2021). 정신분열병이라는 진단명이 사회적인 편견과 거부감을 불러일으킨다는 문제가 지속적으로 논의되어 2011년부터 조현병이라는 진단명을 사용하였으며, 2015년 발행된 DSM-5 한글 번역본에 공식적으로 적용되었다(유수현 외, 2017). 조현(調絃)이란 현악기의 줄을 조율해 조화로운 음율을 만드는 것처럼 환자의 신경계에 발생한 문제를 조정하여 행동과 마음가짐을 바로잡는다는 뜻이 있다. 이는 기존의 정신분열병이라는 용어가 지니고 있는 편견과 선입관을 배제했다는 데에 의의가 있다(전석균, 2021).

조현병은 인지, 지각, 정동, 행동, 사회활동 등 다양한 정신기능에 이상을 초래하는 중요 정신병이다. 조현병은 초기에 적절한 치료를 집중으로 하면 회복이 가능하지만 치료가 늦어지거나 만성화되면 만성 정신장애로 발전하기로 한다.

사례

조현병 증상을 앓은 젊은 여성

28세 여성이 3일간 전혀 먹지를 않는다는 증상을 주 호소로 가족들에 의해 응급실에 실려왔다. 그녀는 어려서부터 순하고 소극적이며 겁이 많아 남에게 늘 져주는 성격의 소유자로 초등학교 때까지는 부모님이 모두 사업하느라고 바빠서 할머니 밑에서 자랐으나 착하고 성적도 상위권이었다. 중학교 진학한 뒤에는 사업이 안정된 아버지가 환자 교육에 직접 개입하였으나 성적이 떨어져서 야단을 치면 많이 울고 말도 하지 않아서 나무라지도 못하였다. 고등학교 진학한 후 성적은 중간 정도였으며 학업에 특별한 애착을 갖지 못하고 수동적인 생활을 하면서 자신의 친구들이 자신에게 피해를 준다는 말을 조금씩 하기 시작하였다(관계사고).

고등학교 성적에 비하여 학력고사를 잘 봐 대학에 입학하였으나 공부 따라가는 것을 힘들어하였고 주변에서 자신을 부정 입학생으로 볼까 봐 걱정을 하였다(관계사고). 그러던 대학교 2학년이 되자 남들이 자신을 괴롭히는 기분이 들어 자신의 물건을 방 안에 모두 숨겨놓는 등의 증세를 보여 정신과에 갔으나 신경과민이라 진단을 받고 15일 만에 퇴원하였다. 그 후에도 간헐적으로 '자신의 친구들이 자신에게 못되게 한다(피해사고)', '자신이 남자친구를 사귀려 했으나 친구들이 방해해서 못 사귀었다(피해사고)'는 등의 말을 하였으나 내성적이며 소극적인 생활태도를 보인 것 외에는 대학 졸업 때까지는 특별한 문제 없이 지내왔다.

그러나 대학 졸업 후 환자의 소극적인 성격을 걱정한 부모님이 '너는 집에 있는 것이 나을 것 같다'고 하여 취직할 생각도 하지 않고 집에만 틀어박혀 지내기 시작했다. 그녀는 돈도 못 벌고 집에만 있는 것이 미안해서 집안이 부유하였지만 용돈을 달라는 소리도 못하고 친구들을 만나는 일도 점점 줄어들었고 말수도 줄어들기 시작했다. 대학 졸업 후 1년쯤 지나서 어느 날부터인가 거울을 자주 보기 시작하였고 '눈이 사납게 생긴 것 같아서 쌍꺼풀 수술을 해야겠다(신체망상)'고 하여 수술을 하였다. 그 후 6개월 정도는 잘 지냈으나 2014년 말부터 주위에 화장을 진하게 하고 옷도 야하게 입고 다니는 여자들을 보고 '저년들은 창녀다'라는 소리를 하기 시작하였고(이상한 행동) '옆집 창녀들이 자신을 도청한다(관계, 피해망상)'고 하여 화장실 환풍기에 물을 쏟아 붓는 등의 행동을 하였다. 또한 '앞 건물 아파트에서 자신을 감시한다(피해망상)'고 하여 거의 외출도 안 하고 집에서 위축된 상태로 지내서 병원에 가려고 했으나 할머니가 정신병원에 가면 멍청해진다고 하여 굿을 하고 한방 치료를 받기 시작하였다. 이때부터는 공책에 하루 종일 '천장신불 지장보살'

이라는 말을 쓰고 '오렌지 하나님 감사합니다'라는 말을 외치기 시작하였다. 그래서 한의원에서 자신이 없다고 하여 가족들이 병원으로 데려가려고 하였으나 본인이 완강히 거부하여 집에서 지내오던 중 내원(來院) 3일 전부터 '앞집에서 검은 가루(핵무기)가 날아와서 밥을 다 오염시켰다(관계, 피해망상)'고 하면서 식사를 전혀 하지 않아 응급실로 내원하였다. 입원 후에도 '검은 가루가 보인다'고 하면서 '만화책에 나오는 잘생긴 남자 외계인인 오렌지 하나님이 자신을 데리고 갈 것이다(관계망상)'이라는 말을 되풀이하였다. 그 후에는 '검은 가루가 보인다'는 말은 하지 않았으나 '힐러리가 자신의 처녀막을 찢었다(신체, 피해망상)'는 소리를 하였고 전혀 활동을 안 하고 침대에만 누워 있는 등의 모습을 보였다.

2) 조현병의 원인

조현병의 원인은 아직 명확히 알려져 있지 않지만 다양한 요인이 상호작용하여 발병되는 복잡한 정신질환이라고 할 수 있다. 최근의 연구 결과들은 생물학적 요인이 밀접하게 연관되어 있음을 시사하고 있다. 그러나 여전히 생물학적, 심리적, 가족관계 및 사회문화적 환경 요인, 취약성-스트레스 모델로 설명하며 이러한 것들이 복합적인 요인으로 상호작용하여 영향을 미치는 것으로 보는 것이 타당할 것이다.

(1) 생물학적 요인

가계연구와 쌍생아연구에서는 부모가 모두 조현병일 경우에 자녀의 조현병 유병률이 46%이고, 일란성 쌍생아의 조현병 공유율[2)]이 50%가 넘는다는 연구를 토대로 조현병의 유전적 요인을 시사하고 있다. 생물학적 요인에는 출생 전후의 생물학적 환경요인, 뇌의 구조적 이상, 신경전달물질의 이상이 있다.

조현병 발병의 위험요인의 하나인 출생 전후의 생물학적 환경요인은 임신 중 산모의 태내 요인(임신 중 외상, 영양실조, 질병, 사고 등), 출생 시의 요인(출생 시 외상, 산소결핍, 감염, 출혈 등), 출생 후의 요인(출생 직후 영양부족, 질병, 사고 등)이 있다. 뇌의 구조적 이상으로 조현병이 발생한다는 주장은 조현병으로 진단된

2) 공유율을 구하는 목적은 두 종간의 유연관계를 밝히는 것으로 두 종간에 유전자 공유율을 구한다는 것은 두 종간의 염기 서열의 순서가 얼마나 같은지 보는 것이다.

사람의 뇌실이 크고 뇌피질의 양이 적으며, 전두엽에서도 구조적 이상을 보인다는 것에 근거를 두고 있다. 뇌의 활동이나 반응이 느리거나 기능이 저하되어 있는 뇌의 기능적 이상은 조현병의 발병과 관련이 있다.

신경전달물질이 조현병과 관련이 있다는 가설 중에서는 도파민 가설이 가장 우세하다. 도파민은 사고, 운동, 감정과 관련된 정보를 처리하는 물질로서 뇌 속에서 도파민시스템에 불균형이 생기면 조현병의 주요 증상들이 나타난다. 특히 과도한 도파민은 정서적 둔감, 사회적 철회, 무감동증 등 조현병의 음성증상을 만들어 낸다. 이 외에도 세로토닌과 도파민이 함께 작용하여 조현병의 증상이 나타난다는 주장이 있다(권석만, 2013).

(2) 심리적 요인

프로이트(Freud)는 조현병 발생의 심리적 요인을 갈등모델과 결손모델로 설명하고 있다(유수현 외, 2017). 갈등모델은 매우 강한 심리적 갈등이 생기면 부정이나 투사 같은 원시적인 방어기제를 사용하여 자아기능이 유아적 단계로 퇴행한다는 것이다. 이에 비해 결손모델은 조현병이 처음에는 갈등으로 유발되지만 외부세계로 향했던 리비도 에너지가 점차 내부로 철회되어 환자의 자기상이나 신체상에 투여되면서 망상이나 환각증상을 보인다는 것이다. 즉, 조현병은 심리적으로 자아의 경계가 무너져서 외부현실과 내부 심리적 현실을 구분하지 못하여 망상을 현실로 지각하게 되는 것이다.

반면에 인지심리학자들은 인지기능 중 주의력 기능의 손상이 조현병의 증상형성과 관련이 있다고 주장한다. 즉, 조현병의 초기에 외부자극에 지나치게 민감하고 크게 반응하거나 외부자극을 잘 알아차리지 못하고 위축되는 양상을 보이는 것이 결국은 인지장애나 사고장애로 이어진다고 본다. 조현병의 원인과 관련된 심리적 요인 역시 어느 한두 가지 이론에 근거하기보다 다양한 시각에서 이해하는 것이 중요하다.

(3) 가족관계 및 사회문화적 환경 요인

사회환경적 요인 중에서 가장 중요한 요인은 가족관계 요인이다. 가족관계 요인에는 부모의 양육태도, 왜곡되거나 비합리적인 의사소통, 부모관계, 가족 갈등, 지나친 부정적 감정표출 등이 있고 이러한 것들이 조현병 발생원인이 된다는 주장이다. 즉, 차갑고 지배적이고 감정에 무감각하며 거부적이고 친밀에 두려움이 있으며 과잉보호 또는 과도한 자기희생의 경향을 보이는 어머니의 부적절한 양육태도(Fromm-Reichman, 1948)로 조현병 유발적 어머니, 늘 상반된 의사소통을 통해 자녀에게 갈등과 분노를 내재하게 한다는 이중구속이론(Bateson, 1956), 부모의 과도한 비판, 과도한 분노, 과도한 간섭 요소를 나타내는 브라운(Brown, 1959)의 높은 감정표현(high expressed emotion)이 여기에 해당된다는 연구와 보고가 있다.

조현병의 사회문화적 환경요인 중에서 조현병 환자들이 사회경제적으로 하류층, 특히 도시 빈민층에서 많이 발견된다는 연구(Kohn, 1968)가 있다. 이러한 결과에 근거하여 낮은 사회계층에 속하는 사람은 타인으로부터의 부당한 대우, 낮은 교육수준, 낮은 취업기회 및 취업조건 등으로 열악한 사회경제적 상태가 지속되고 많은 스트레스와 좌절경험을 하게 되며 그 결과 조현병으로 발전할 수 있다는 사회적 유발설이 제기되었다. 일부에서는 산업화와 도시화가 조현병의 원인과 관련이 있다고 주장한다. 특수한 가족관계, 위생상태의 불량, 경제적 박탈, 불충분한 교육, 범죄행위 등 가족 및 사회기능의 장애가 조현병의 발병원인이라고 주장하기도 하나, 빈민가에서도 조현병에 걸리지 않고 자라는 아이들이 많기 때문에 단정할 수 없다. 낮은 사회적 상태가 정신질환의 발생에 기여하고 지속적인 정신장애의 발병으로 인해 점점 사회적 지위가 낮은 쪽으로 하향이동하게 되는 악순환이 반복된다는, 즉 사회가 조현병을 만들어 낸다는 입장도 일부에서 있으나, 그보다는 사회환경이 조현병의 치료에 미치는 영향을 강조하는 사람도 있다. 도시화, 공업화, 이민 같은 문화에 대한 적응과정, 경제적 변동, 문화적 변동이 이 병의 소인을 가진 사람에게 발병을 재촉하는 요인이 될 수 있다.

(4) 취약성 – 스트레스 모형

스트레스-취약성 이론은 유전적, 생물학적, 심리사회적 취약성을 가진 사람에게 스트레스 사건이 발생하여 스트레스에 적응하거나 견디는 힘이 약하거나 한계수준을 넘게 되면 조현병이 발병한다고 본다(유수현 외, 2017). 조현병에 대한 취약성의 정도는 개인마다 다르며 생물학적 요인, 심리적 요인, 가족관계 및 사회문화적 환경 요인 등 다양한 요인들이 영향을 준다.

|그림 4-1| 에서 보는 바와 같이 생물학적 취약성이나 심리사회적 취약성을 지닌 사람이 환경적 스트레스 사건을 만날 때 대처능력을 상실하면 조현병이 발병한다는 가설이다. 이는 유전적 요인이 조현병의 발병에 중요한 영향을 주지만, 생물학적 취약성을 가진 사람도 과중한 사회환경적인 스트레스가 주어지지 않는다면 조현병의 발병 없이도 살아갈 수 있다는 추론이 가능하다. 그뿐만 아니라 조현병이 발생하더라도 스트레스가 줄어들거나 대처능력이 향상되면 증상이 감소하고 병전의 기능 수준으로 회복될 수도 있다는 것을 시사한다.

다양한 연구에 의하면 조현병 환자의 80% 정도는 호전되며 40% 정도는 재발하지 않고 지낸다고 한다(권석만, 2013).

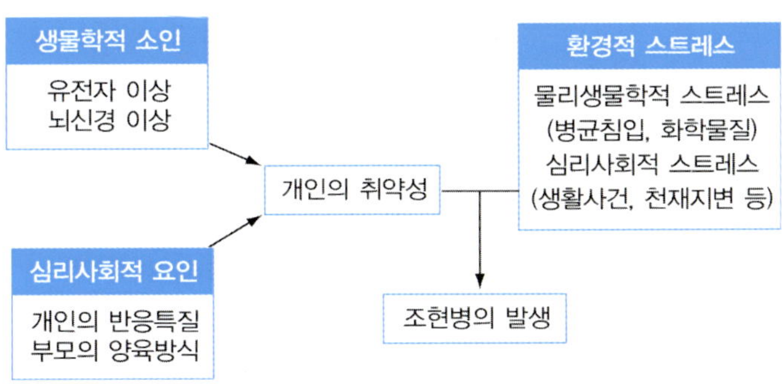

|그림 4-1| 조현병에 대한 취약성-스트레스 모형

출처 : 권석만(2013). 현대 이상심리학, p.369.

3) 조현병의 임상적 특징

(1) 전구증상(초기증상, 경고징후)

전구증상은 초기증상, 경고징후라고 할 수 있으며 발병할 즈음에 나타나는 증상으로서 조기발견과 치료를 위해 매우 중요하게 인식할 필요가 있다. 조현병의 증상은 갑자기 나타나지 않고 발병 수주 전부터 전구증상을 보인다. 이런 증상은 사람에 따라 다르지만, 대체로 사회적으로 위축된 모습과 행동을 보이고, 감정표현이 감소되며, 의욕이나 동기가 없어진다. 이럴 때 대개 가족들이나 친구들이 잘 파악하지 못하는 경우가 많다. 또한 대부분의 시간을 한두 가지 생각에 몰두하고 이해되지 않는 말을 자주 하거나 상대의 말을 이전보다 잘 이해하지 못한다. 또한 불면증을 겪거나 과도한 수면을 취하고, 우울한 상태가 지속되는 양상을 나타낸다. 조현병 증상의 발생을 경고해 주는 초기의 징후와 전구증상은 <표 4−1>과 같다.

〈표 4-1〉 조현병의 전구증상들

변화유형	행동증상
수면형태의 변화	잠을 잘 못 이루거나 과도한 수면을 한다.
활동양상의 변화	긴장하거나 신경질적이고 걸음걸이가 빨라지며 안절부절못한다.
식욕의 변화	식사를 잘 안 하거나 지나치게 먹는다.
성욕의 변화	자위행위에만 몰두하거나 성적 관심이 많아진다.
사회활동의 변화	가족의 접촉을 피하고 위축되거나 친구 만나기를 거부한다.
듣는 소리 정도의 변화	라디오 볼륨을 매우 크게 또는 작게 해서 듣는다.
감정표현의 변화	초조해하거나 긴장감을 보이고, 지나치게 기분이 좋아 보인다.
신체적 감각의 변화	고통이나 통증에 둔감하다.
개인위생의 변화	목욕을 하지 않거나 옷을 갈아입지 않으려 한다.
집중력의 변화	라디오를 듣거나 TV를 보거나 책을 읽을 때 집중을 잘하지 못한다.

(2) 조현병의 주요 증상

조현병은 망상, 환각, 혼란스러운 사고와 언어를 비롯한 여러 부적응적 증상들을 나타내는 정신질환이며 이는 사람마다 시기마다 다양하다. 최근에는 조현병 환자들이 나타내는 다양한 증상을 양성증상과 음성증상으로 구분하는 것이 일반적이다(권석만, 2013). 양성증상은 정상인들에게는 나타나지는 않는 증상으로 망상, 환각, 혼란스러운 언어와 행동 등이 겉으로 확연히 드러나 주위 사람들이 명확히 이상하게 여긴다. 음성증상은 정상인들이 나타내는 적응적 기능이 결여된 상태를 말하며 정서적 메마름, 언어의 빈곤, 의욕의 저하, 사회적 철회 등을 말한다.

① **양성증상**(positive symptom)

㉠ **망상 : 사고장애**(思考障碍; thinking disorder)

망상은 현실세계와 전혀 다른 잘못된 신념이며 자신의 현실에 대해 부정확한 추론이나 잘못된 해석에 근거한 적절하지 않은 확고한 믿음이다. 이러한 믿음은 개인의 문화나 종교상 정상적인 것으로 간주될 수 없는 것으로 조현병을 이해하는 데 매우 중요하다. 망상의 종류에는 대표적으로 피해망상, 과대망상, 관계망상, 조종망상, 애정망상, 신체망상 등이 있다(전석균, 2021).

〈망상의 종류〉

- **피해망상** : 누군가가 자신에게 피해를 주려 하고 자신의 인생을 비참하게 만들거나 심지어 자신을 죽이려 한다는 생각
- **과대망상** : 남들이 가지지 못한 뛰어난 재능이나 엄청난 힘, 권력, 신비로운 능력을 가지고 있다는 생각(예 재림예수, 천재, 5대 재벌 등)
- **관계망상** : 주위에서 일어나는 일상적인 일들이 자신과 특별한 관계가 있다는 생각
- **조종망상** : 외부의 힘에 의해 자신의 생각과 감정, 행동이 조종당하고 있으며 자신은 그것에 저항할 힘이 없다는 생각
- **애정망상** : 유명한 사람(예 연예인, 저명인사)과 사랑하는 관계라는 생각
- **신체망상** : 자신의 몸이 매우 심각한 질병이나 증상이 있다는 믿음

㉡ **환각 : 지각장애**(知覺障碍; perception disorder)

환각은 환경적 자극이 없음에도 불구하고 존재하지 않는 감각적인 사건을 경험하는 것이다. 환각의 종류에는 환청, 환시, 환후, 환촉, 환미가 있다. 조현병에서 가장 흔한 환각경험은 환청(auditory hallucination)

으로서 주로 자신에 대해 이야기하는 형태를 취하는데, 그 내용은 대체로 학대적이고 비판적인 성격을 띠고 있으며 불쾌하거나 어려운 과제를 수행하도록 명령한다. 환청은 망상과 동반하여 발생하는 경우가 많다. 환청이나 환시가 있는 경우 조현병을 의심해 볼 수 있고 환촉이 있는 경우에는 중독상태를 의심해 볼 수 있다.

ⓒ 혼란스러운 언어 : 와해된 언어(disorganized speech)

혼란스러운 언어의 경우 비논리적이고 지리멸렬한 말의 논리와 구성이 와해된 언어를 뜻한다. 논리가 없고 횡설수설하고 가끔 다른 사람의 어조를 따라하거나 지나가는 단어나 대화의 일부를 반복하거나 흉내 내는 반향어(echolalia)를 보이기도 한다. 때로는 말을 줄이거나 새로운 말을 만들어 내는 신어조작증(neologism)을 나타낸다. 또 다른 특징은 특정 질문에 대답을 하지 못하거나 초점을 벗어나고 한 가지 주제에서 다른 주제로 임의로 비약함으로써 다른 사람과의 의사소통이 어렵다. 섬망이나 치매 등과 같이 다른 정신질환에서도 나타날 수 있으므로 와해 정도가 심하고 극단적으로 이해하기 어렵거나 해석하기 어려운 언어장애가 있을 때 조현병의 증상으로 간주된다.

ⓓ 혼란스러운 행동 : 와해된 행동(disorganized behavior)

혼란스러운 행동은 상황에 부적절한 행동이나 엉뚱하고 부적응적인 행동을 뜻한다. 이는 목표가 없어 보이는 신체적 움직임으로서 공공장소에서 옷을 벗거나, 이상한 태도를 취하는 것, 복장을 계절에 맞지 않게 이상하게 입고 거리를 거닐고, 흥분하여 걷거나 손가락이나 사지를 제멋대로 반복적으로 움직이는 것이 있다. 이러한 행동은 틱장애나 강박행동에서 나타나는 행동과는 달리 더욱 기괴하고 심각하다. 또한 마치 근육이 굳은 것처럼 기괴한 자세로 몇 시간씩 꼼짝하지 않고 있는 모습을 나타내는 긴장증적 행동(catatonic behavior)이 있다.

② 음성증상(negative symptom)

㉠ 정서적 메마름(정서적 둔마; affective flattering)

정서적 메마름은 외부자극에 대한 정서적 반응성이 둔화된 상태로서 얼굴, 눈 맞춤, 말의 억양 등을 통한 정서적 표현이 감소된 것이다. 멍한 눈으로 쳐다보며, 주변에서 일어나는 일에 영향을 받지 않는 것처럼 보이고 표정의 변화가 거의 없다. 감정표현의 깊이가 감소되어 있고 종종 적절하지 않은 때에 웃거나 우는 등 부적절한 감정을 나타낸다.

㉡ 언어의 빈곤(무언어증; alogia)

이는 말이 없어지고 짧고 간단하며 공허한 말만 하는 등 언어반응이 빈곤하다.

㉢ 의욕의 저하(무욕증; avolition)

이는 마치 아무런 욕망이 없는 듯이 어떠한 목표지향적 행동도 하지 않고 사회활동에도 무관심한 채로 오랜 시간을 보낸다. 개인위생 유지와 같이 가장 기본적이고 일상적인 활동조차도 무관심하다.

㉣ 사회적 철회(social withdrawal)

이는 사회적 관계를 맺지 못하고 자율성이 결여되어 있으며 타인과의 관계나 활동(모임참여, 개인적 만남, 학교나 직장에 다니는 것, 가벼운 산책 등)을 하지 않으려고 하고 혼자 있으려고 하며 적절한 식생활과 위생을 유지하지 못하고 자기관리가 부적절한 상태로 지낸다.

4) 조현병의 진단

조현병의 진단은 미국정신의학회에서 개발한 DSM-5을 주로 사용한다. 진단기준은 특징적 증상(A), 기능(B), 기간(C), 배제기준(D, E, F) 등으로 구성되어 있으며 구체적인 내용은 다음과 같다.

A. 주요 증상

다음 증상들 중 2가지 이상의 증상(①, ②, ③ 중 하나는 반드시 포함)이 1개월 동안(성공적으로 치료가 되면 그 이하일 수 있음) 상당 부분의 시간에 나타난다.

① 망상

② 환각

③ 혼란스러운 언어(예 빈번한 주제 이탈이나 뒤죽박죽된 표현)

④ 심하게 혼란스러운 행동이나 긴장증적 행동

⑤ 음성증상 (예 감소된 정서표현, 무언증, 무욕증)

B. 사회적·직업적 기능장애

장애가 발생한 이후로 상당 기간 동안 한 가지 이상의 주요 영역(일, 대인관계, 자기관리)의 기능수준이 발병 전 성취된 수준 이하로 현저하게 저하된다(아동기나 청소년기에 발병한 경우에는 대인관계, 학업, 직업에서의 기대되는 성취에 실패함).

C. 기간

장애의 지속적인 징후가 최소 6개월 동안 계속된다. 이러한 6개월의 기간은 진단기준 A에 해당하는 증상(예 활성기 증상)이 최소한 1개월을 포함해야 하고, 전구증상이나 잔류증상의 기간을 포함할 수 있다. 전구기나 잔류기 동안 장애의 징후는 단지 음성 증상으로 나타나거나, 진단기준 A에 열거된 증상의 2가지 이상이 약화된 형태(예 이상한 믿음, 특이한 지각 경험)로 나타날 수 있다.

D. 조현정동장애와 정신병적 증상을 동반한 우울 또는 양극성 장애 배제

주요 우울 삽화나 조증 삽화가 활성기 증상과 함께 동시에 나타난 적이 없어야 한다. 만약 기분 삽화가 활성기 증상 동안 일어났다면, 기분 삽화의 총 기간의 활성기와 잔류기 전체 기간에 비해 짧게 나타나야 한다.

E. 물질, 다른 의학적 상태로 인한 질병의 배제

장애가 물질(예 약물남용, 치료약물)의 생리적 효과나 다른 의학적 상태로 인한 것이 아니어야 한다.

F. 일부 신경발달장애와의 관계

아동기에 자폐스펙트럼장애나 의사소통장애의 병력이 있는 경우, 현저한 망상이나 환각을 포함한 조현병의 증상들이 1개월 이상 존재할 경우에만 조현병의 추가진단이 가능하다.

5) 조현병의 치료

조현병은 다양한 원인이 복합적으로 작용하여 발병하는 경향성 때문에 치료 또한 이러한 원인적 요인을 포괄하며 통합적으로 이루어져야 한다. 치료의 일반적 원칙은 조기발견, 조기치료 및 재발방지로 발견과 치료가 빠르면 빠를수록 치료효과가 좋다. 조현병 치료를 위해 주로 사용하는 개입방법은 다음과 같다.

(1) 약물치료

조현병의 증상과 관련된 뇌 속 신경전달물질 생성의 균형을 이루기 위하여 약물치료가 필요하다. 특히 현실검증력에 손상이 생기고 현저한 부적응 증세인 망상이나 환각과 같은 양성증상을 보이는 급성기에는 집중적인 약물치료를 통해 증상을 완화시키는 것이 매우 중요하다. 집중적인 약물치료를 효과적으로 하기 위해서 입원치료가 권유되기도 한다. 통상 항정신병 약물은 신경전달물질 중 도파민의 작용을 억제하여 조현병의 양성증상을 완화시켜 준다. 그 결과 환자는 망상, 환청, 안절부절, 충동적이고 난폭한 행동 등에서 벗어날 수 있으며, 점차 침착해지고 합리적으로 생각하고 행동할 수 있으며, 가족과 치료자와의 관계도 원만해질 수 있다. 실제로 약물을 투여받은 환자의 70%에서 증상이 현저히 호전됨을 보였다. 조현병의 재발과 관련하여 약물의 지속적 투여의 필요성을 이해할 필요가 있다. 항정신병약물을 지속적으로 투여하면 재발의 가능성은 약 1/4로 감소된다고 한다. 즉, 약물치료를 잘한 경우 1년 내 14%가 재발하나, 약물치료를 잘하지 않은 경우는 약 55%가 1년 내 재발한다고 알려져 있다.

(2) 정신사회재활치료

정신사회재활치료란 조현병의 증상 중 음성증상 치료와 다양한 증상으로 축소된 한 개인의 기능을 원래의 상태로 복구할 수 있도록 돕는 포괄적이고 통합적인 치료과정을 말한다. 넓은 의미에서의 재활은 정신장애인들이 정상인과 더불어 지역사회 내에서 살아갈 수 있는 기술이나 적응력을 길러주는 모든 과정을 말한다. 항정신병약물은 망상, 환청, 이상한 행동과 같은 양성증상을 감소시키는 데 효과적이지만 지루하고 따분한 감정, 의욕의 상실, 사회적 철회, 우울, 불안감 및 신체적 증상의 호소와 같은 음성증상은 서서히 장기간에 걸쳐 호전된다. 그러므로 지지적 심리치료, 집단치료, 인지행동치료, 사회기술훈련, 낮병원, 사회적응훈련, 일상생활기술훈련, 가족치료 및 심리교육, 직업재활치료, 사례관리 등의 요소를 포괄하는 정신사회재활치료가 필요한 것이다. 약물치료와 정신사회재활치료를 병합하여 실시하는 것이 최근의 세계적인 치료동향이다. 다음은 정신사회재활치료의 요소들이다.

① **지지적 심리치료**(supportive psychotherapy)

지지적 심리치료는 환자와의 지지적이고 우호적인 관계형성을 통해 주로 약화된 자아기능을 재구축, 강화하는 데 초점을 두는 지지상담을 말한다. 치료자는 클라이언트와의 '의미 있는 신뢰관계를 형성'하고 이러한 인간적 신뢰관계를 기반으로 자아경계를 강화하도록 돕고 자신을 둘러싼 세상과 타인과의 관계를 통합하도록 돕는다.

② **인지행동치료**(cognitive behavior therapy)

조현병 환자의 경우 자신과 세상에 대해 왜곡하여 생각하고 엉뚱하거나 사리에 맞지 않는 사고의 왜곡이 있게 되므로, 자신과 세계에 대한 믿음이나 그에 따른 감정적 반응을 다루는 인지행동치료가 도움이 된다(대한조현병학회, 2013). 조현병 환자들의 적응적 행동을 증가시키고 부적응적 행동을 감소시키기 위해서 다양한 인지행동치료적 기법이 활용되고 있다. 조현병 환자의 역기능적 사고나 인지적 왜곡, 비합리적 신념과 자동적 사고의 교정을 통하여 상황에 대한 해석방식을 변화시킴과 동시에 불안해질 때마다 환각을 경험하는 경우 체계적 둔감법을 통해 불안을 효과적으로 다루는 새로운 행동기술을 습득하여 실제 생활에 적용하도록 행동의 변화를 추구한다.

③ 사회기술훈련(social skills training)

조현병 환자는 병의 특성이나 오랜 투병생활로 인해 대인관계 형성이나 자기주장을 잘하지 못한다. 환자가 사회에서 독립적으로 살아갈 수 있도록 대인관계와 사회생활에 필요한 기술을 교육하고 훈련함으로써 사회적응을 돕는 것이 사회기술 훈련이다. 여기에는 대화기술, 자기주장기술, 대인관계기술, 일상생활기술, 문제해결기술 훈련, 약물 및 증상 관리 기술 등이 포함된다. 기본적인 의사소통, 여가활동, 사교기술, 직업유지기술 등을 가르친다. 이 프로그램의 효과에 대한 연구발표는 잘 알려진 사실로 환자의 증상재발을 현저하게 억제해 줄 뿐만 아니라, 사회성의 현저한 호전으로 자신감의 회복, 실제 적응능력의 증가 등 환자의 삶의 질 향상에 효과가 아주 높다(전석균, 2021). 사회기술 훈련의 최종 목표는 환자가 약해진 대인관계기술을 향상시켜 자신감을 회복하고 자기관리를 철저히 하여 사회적 역할을 하며 재발을 방지하는 것이다.

④ 정신과 낮병원(day hospital)

통상 조현병 환자들은 입원치료를 통해 증상이 호전되면 바로 가정과 사회로 복귀하기보다는 과도기적인 적응기간을 갖는 것이 바람직한 경우가 많다. 이를 위해 낮병원은 증상이 호전된 환자들이 낮에는 병원에서 재활 프로그램에 참여하고 밤에는 집에서 생활하면서 장기 입원치료의 부작용과 퇴원 후 치료 단절을 차단하며 사회 재적응을 원활히 하도록 돕는 치료시스템이다. 증상은 호전되었으나 잔존증상과 정신적 기능의 퇴행으로 개인의 일상생활 및 대인관계 유지에 어려움이 있는 경우, 이들이 가정이나 사회에 점진적이고 원활하게 적응하고 진입하는 것을 목표로 한다. 이러한 환자를 대상으로 사회기술훈련, 일상생활훈련, 대인관계훈련, 증상·약물교육 등을 함으로써 환자들의 빠른 사회복귀를 돕는 것이다.

⑤ 가족치료 및 가족심리교육

가족치료는 다양한 가족치료 이론과 기술을 적용하여 가족구성원들의 관계방식을 자각하도록 돕고, 감정적 문제를 처리해 줌과 동시에 역기능적 의사소통 문제를 해결하도록 함으로써 환자의 퇴원 후 치료(after care)에 상당히 중요한 영향을 줄 수 있다. 특히 가족심리교육은 가족에게 조현병에 대한 지식과 정보를 전달하고, 심리적 죄책감을 감소시키며, 환자와 병에 대한 가족들의 태도를 변화시킴으로써 가족이 환자의 치료와 재활에 긍정적 기능을 할 수 있도록 돕는 유용한 치료적 방법으로 인식되고 있다(이영호 외, 2020).

⑥ 지역사회 적응 프로그램

이는 지역사회를 기반으로 행하는 모든 정신건강서비스로서 지역사회의 다양한 자원과 프로그램을 통하여 예방, 치료, 재활에 이르는 포괄적인 정신건강서비스를 제공하는 것을 말한다. 여기에는 직업재활서비스, 주거서비스, 평생계획서비스가 있다(전석균, 2021). 직업재활서비스 형태에는 보호작업장, 지원고용, 임시취업, 독립취업 등이 있다. 주거서비스는 장기적으로 입원하게 됨으로써 상실하게 되는 사회적 기능 등을 고려하여 지역사회 내에서 독립적인 생활이 가능하도록 하기 위한 목적으로 제공하는데, 여기에는 중간집, 그룹홈, 지지주거, 독립주거 등 지역 내에서 병원과 집 사이에 연속적인 형태의 다양한 주거시설을 마련하는 것이 효율적이다.

⑦ 사례관리

사례관리는 오늘날 지역사회정신건강에 있어서 만성정신질환자를 위해 보다 발전되고 보편화된 것으로 선진 복지국가에서 널리 활용되는 새로운 개입기법이다. 사례관리는 조현병과 같이 만성적이며 복합적인 문제를 가지고 있는 개인과 가족들이 지속적인 정신건강서비스와 자원을 획득하도록 도움으로써 사회적 기능수행이 잘 되도록 돕는 통합적 접근법이다(한국정신보건사회복지사협회, 2012).

2. 우울장애와 양극성 관련 장애를 가진 개인의 이해와 치료

우리는 생활 속에서 실패와 좌절이 반복되어 기분이 침체되고 우울해지며 불행감이 밀려들 때가 있다. 자신이 무가치한 사람으로 여겨지고 미래에 해야 할 일들에 대해서도 자신감과 의욕을 잃고 비관적인 생각에 휩싸이며 '기분이 가라앉는' 때가 있다. 그러나 인생의 어떤 지점에서는 원하는 일들이 잘 이루어져서 기분이 좋고 즐거우며 신바람이 날 때가 있다. 자신이 유능한 사람이라는 생각이 들며 자신감과 의욕이 충만해지고 인생은 정말 살 만한 것이라고 여겨지면서 '기분이 들뜨는' 때가 있다.

이렇듯 인생의 과정에서 누구나 기분 변화를 경험하며 살아간다. 기분이란 일상생활에 지속적으로 영향을 미치는 감정상태를 말한다. 이러한 기분이 들뜨거나 가라앉는 정도가 그다지 심하지 않아서 생활에 큰 지장을 받지 않는 경우가 대부분이다. 아울러 시간이 흘러가면 침울했던 기분이 회복되고 들떴던 기분도 안정된다. 그러나 때로는 기분이 가라앉는 정도가 지나치게 심해서 매우 고통스러울 뿐만 아니라 일상적인 생활의 적응에 어려움을 겪는 경우가 있다. 또한 기분이 지나치게 들떠서 매우 불안정하거나 산만해지고 무모한 행동을 하여 여러 가지 부적응 문제를 유발하는 경우도 있다. 이처럼 지나치게 저조하거나 고양된 기분상태가 지속되어 현실 생활의 적응에 심각한 어려움을 겪게 되는 경우를 기분장애(mood disorders)라 한다. DSM-IV-TR에서는 우울장애와 양극성 장애를 기분장애의 하위 장애로 분류하였지만, DSM-5에서는 우울장애와 양극성 장애가 증상뿐 아니라 원인, 경과, 치료반응 측면에서 뚜렷한 차이를 나타낸다는 연구결과에 근거하여 우울장애, 양극성 장애를 독립적인 장애범주로 분류하였다(전석균, 2021). 본 절에서는 우선 우울장애와 양극성 장애의 임상적 특징을 이해하기 위해서 네 가지 삽화에 대한 이해를 제시한 다음 우울장애와 양극성 관련 장애를 설명하고자 한다. 먼저 기분장애의 가장 기초적인 내용인 정상적인 기분변화와 우울증, 조증의 기분변화 폭에 대한 순환곡선의 이해를 돕기 위해 【그림 4-2】를 제시하였다.

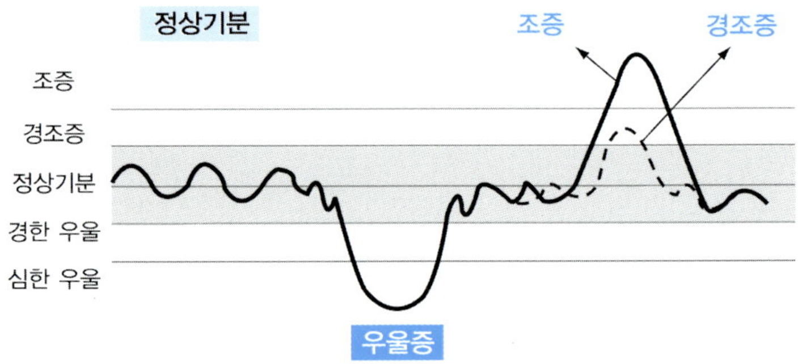

| 그림 4-2 | 정상적인 기분변화와 우울증, 조증의 기분변화 폭에 대한 순환곡선의 이해

1) 우울장애와 양극성 장애의 임상적 특징을 이해하기 위한 네 가지 삽화

(1) 주요 우울증 삽화(Major Depressive Episode)

우울증상이 하루의 대부분, 거의 매일, 적어도 2주 동안 지속되며, 거의 모든 활동에서 흥미나 즐거움의 상실이 뚜렷하다. 현저한 체중감소나 증가, 식욕감소나 증가가 나타나고, 피로감, 활력상실, 잘 울기, 무가치감, 과도하고 부절한 죄책감, 곰곰이 생각하거나 강박적으로 지난 일을 되돌아보기, 불면이나 과도한 수면, 특정한 계획 없이 죽음 또는 자살에 대한 반복적인 생각이나 구체적인 계획 세우기 등의 증상이 나타난다. 여자가 남자보다 두 배 이상 많고, 월경이 시작되기 며칠 전부터 이 증상이 더욱 악화된다. 주요 우울증 삽화의 기분변화 폭에 대한 순환곡선의 이해를 돕기 위해 **| 그림 4-3 |**을 제시하였다.

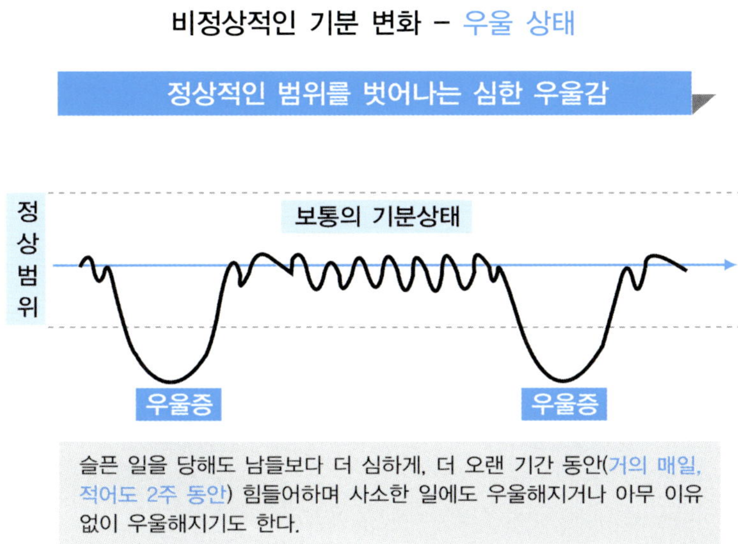

|그림 4-3| 주요 우울증 삽화의 기분 곡선

(2) 조증 삽화(Manic Episode)

비정상적으로 의기양양하고, 과장되고, 과민한 조증 기분이 적어도 일주일간 지속된다. 심한 시기에는 기분이 고양되고, 과잉행동, 분주한 말, 과장된 자존감, 빠른 사고, 수면에 대한 욕구 감소, 주의 산만함, 위험한 활동이나 고통스러운 결과를 초래할 쾌락적인 활동에 지나치게 몰두하는 모습을 나타낸다. 조증 상태에 있는 경우 평소보다 외모를 화려하게 꾸미고 유혹적인 옷차림으로 치장한다. 청소년의 경우 정신병적 양상을 동반할 가능성이 많고, 무단결석하거나 반항적인 행동을 하고 학업실패와 물질남용을 동반한다. 조증 삽화가 발생하는 평균연령은 20대 초반이지만 청소년기에 시작하거나 50세 이후에 시작하는 경우도 있다. 조증 삽화는 2~3주에서 5~6개월까지 지속된다. 주요 우울증 삽화보다 기간이 짧고 갑작스럽게 끝나는 경우가 많다. 조증 삽화의 기분변화 폭에 대한 순환곡선의 이해를 돕기 위해 |그림 4-4|를 제시하였다.

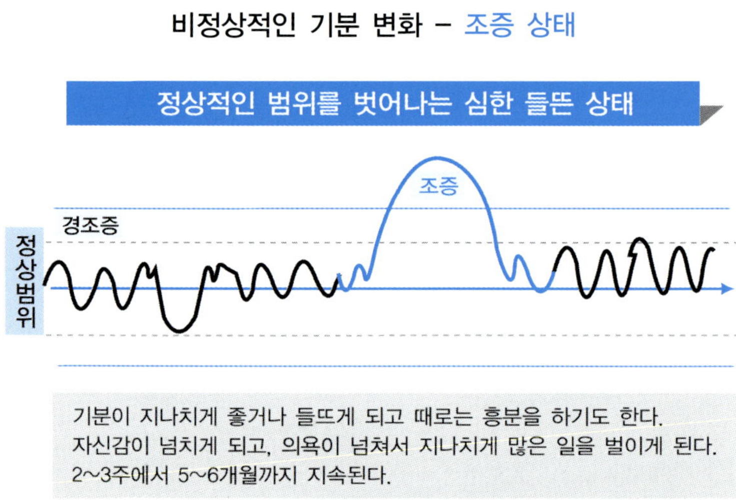

| 그림 4-4 | 조증 삽화의 기분 곡선

(3) 혼재성 삽화(Mixed Episode)

적어도 일주일 동안 거의 매일 조증 삽화와 주요 우울증 삽화를 경험한다. 이로 인해 직업기능, 일상생활 활동, 대인관계에서 장애가 발생하고 자신이나 타인에게 해를 입힐 정도의 정신병적 양상이 있는 경우에는 입원을 한다. 혼재성 삽화는 양극성 장애가 있는 청년이나 60세 이상 된 사람에게 흔히 나타나고 여자보다 남자에게 더욱 흔하다. 혼재성 삽화의 기분변화 폭에 대한 순환곡선의 이해를 돕기 위해 | 그림 4-5 |를 제시하였으며 동시에 혼재성 삽화에 대한 이해를 돕기 위해 | 그림 4-6 |을 제시하였다.

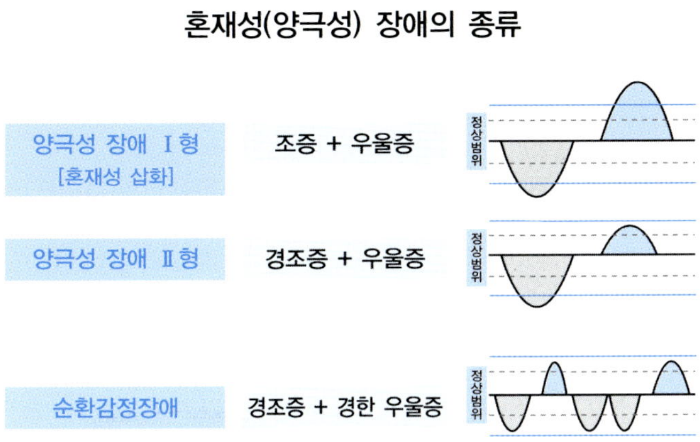

그림 4-5 혼재성 삽화의 기분변화 폭에 대한 순환곡선

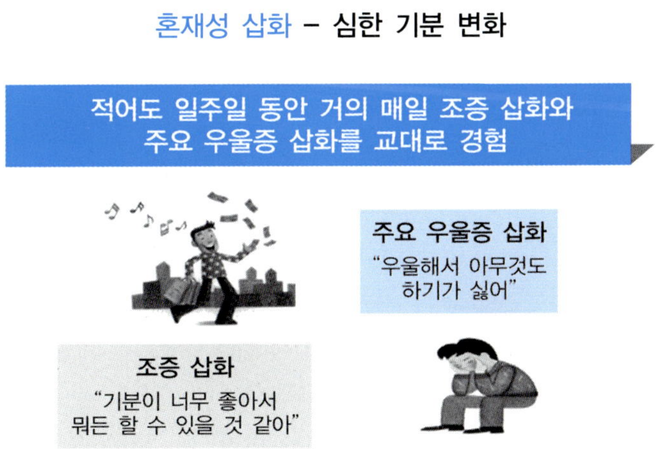
혼재성 삽화 – 심한 기분 변화
적어도 일주일 동안 거의 매일 조증 삽화와
주요 우울증 삽화를 교대로 경험
주요 우울증 삽화
"우울해서 아무것도
하기가 싫어"
조증 삽화
"기분이 너무 좋아서
뭐든 할 수 있을 것 같아"

그림 4-6 혼재성 삽화의 예

(4) 경조증 삽화(Hypomanic Episode)

최소 4일 동안 의기양양해 있거나 과대하거나 과민한 기분이 지속된다. 그러나 정신병적 증상이 없고 사회적·직업적 기능을 손상시킬 만큼 심각하지 않으며 입원이 꼭 필요하지 않다는 점에서 조증과 차이가 있다. 경조증 삽화는 몇 주부터 몇 개월간 지속될 수 있고 갑작스럽게 발병하는 것이 특징이다. 이는 우울장애 발생 전이나 후에 나타날 수 있다. 이들 중에서 5~15%가 조증

삽화로 발전된다. 경조증 삽화의 기분변화 폭에 대한 순환곡선의 이해를 돕기 위해 ❙그림 4-7❙을 제시하였다.

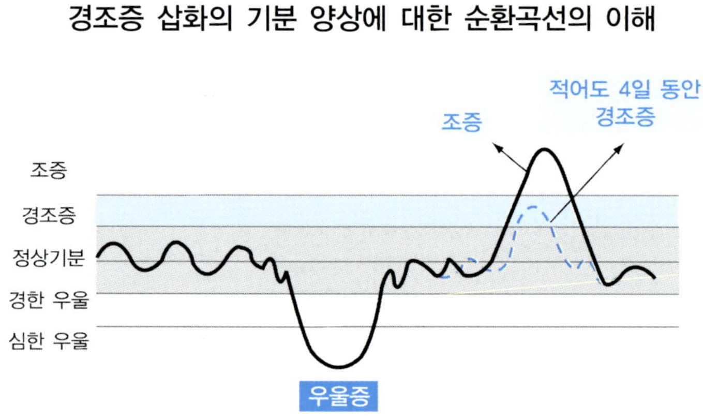

❙그림 4-7❙ 경조증 삽화의 기분 곡선

2) 우울장애

우울장애는 우울하고 슬픈 감정을 비롯하여 좌절감, 죄책감, 고독감, 무가치감, 허무감, 절망감 등과 같은 고통스러운 정서상태가 지속된다. 이로 인한 신체적·인지적 증상이 나타나며 개인의 사회적·직업적 기능을 저하시키고 부적응을 초래한다. 하위유형에는 주요 우울장애, 지속성 우울장애, 월경 전기 불쾌장애, 파괴적 기분조절 곤란 장애가 있다. 본 절에서는 주요 우울장애와 지속성 우울장애에 대한 이해가 보다 중요하다고 생각되어 이에 대해 학습하고자 한다.

(1) 주요 우울장애(Major Depressive Disorder)

주요 우울장애는 가장 심한 증세를 나타내는 우울증의 유형으로 한 번 이상의 주요 우울증 삽화만 나타나는 것이 특징이다.

발병 요인과 관련하여 내인성 우울증(endogenous depression)과 반응성 우울증(reactive depression)으로 구분한다. 내인성 우울증은 우울증이 생길 만한 충분한 외적 원인이 없음에도 불구하고 체중이 감소, 심한 죄책감, 일상생활에서 어려움을 느끼는 등 우울증상이 심하게 나타난다. 생리적 요인, 즉 유전적, 호르몬 분비, 생리적 리듬 등의 요인에 의해서 증상이 나타나므로 항우울제에 대한 반응이 좋다. 반면에 반응성 우울증은 가족의 사별, 실연, 실직, 시험에 실패, 가족의 질병 등과 같이 비교적 분명한 환경적 스트레스가 계기가 되어 우울증상이 나타나는 것이다.

또한 우울증은 증상의 심각성에 따라 신경증적 우울증(neurotic depression)과 정신증적 우울증(psychotic depression)으로 구분한다. 신경증적 우울증은 우울한 기분과 의욕상실이 나타나고 자신에 대한 부정적인 생각에 몰두하지만 망상수준이 아니며 현실판단력에 심한 손상이 없고 최소한의 일상생활을 하는 데에 지장이 없다. 반면에 정신증적 우울증은 매우 심한 우울증상을 나타냄과 동시에 현실판단력이 손상되어 있고 망상수준의 부정적인 생각이나 죄의식을 지닌다. 때로는 환각과 망상이 나타나며 현실세계로부터 극단적으로 철회하는 경향을 나타내기도 한다.

주요 우울장애를 경험한 사람의 직계가족이 일반인에 비해 2~3배 높은 발병률을 나타낸다는 것은 질병의 원인론에서 생물학적 요인이 중요한 역할을 한다고 볼 수 있다(Kaplan et al., 1994, 전석균, 2021 재인용). 주요 우울장애는 어느 연령대에서나 발생할 수 있지만 최초의 삽화는 점진적으로 나타나며 20대 중반에 더욱 두드러지게 나타난다. 평생 유병률은 여자 10~25%, 남자 5~12%로서 여자가 남자보다 두 배 정도 높고, 거주 지역, 결혼 상태, 근로 형태, 교육 정도와 상관관계가 있는 것으로 나타났다(국립정신건강정보포털, 2021).

이 장애는 재발확률이 높고 새로운 삽화로 인해 심리사회적 어려움을 겪으며 자살의 위험성이 있다. 이 장애를 경험한 사람 중 25% 이상이 회복하지만, 매우 심한 경우에는 약 15% 정도가 자살에 의해 사망하는 것으로 추정되고 있다. 특히 55세 이상에서 주요 우울장애가 심한 경우 사망률이 일반인의 4배 이상이다.

① 원인

우울장애의 원인에는 생물학적 원인, 즉 유전적 요인과 신경전달물질의 불균형, 뇌구조의 기능 이상, 내분비계 이상 등이 있다. 특히 신경전달물질인 세로토닌(serotonin), 노르에피네프린(norepinephrine), 도파민(dopamine)이 우울증 발생과 관련이 있는 것으로 알려져 있다. 또한 뇌의 시상하부(hypothalamus)의 기능장애로 우울증을 설명하는데, 이는 갑상선 기능장애의 증상으로 우울증상이 동반되는 것과 관련이 있다.

심리적인 원인으로는 무의식적으로 분노가 자신에게 집중됨으로써 우울증이 발생하며 부정적인 좌절경험을 많이 한 사람일수록 무력감이 학습되어 우울증이 생기기도 한다. 또한 사회적 원인으로 사랑하는 가족의 사망이나 심각한 질병과 같은 중요한 생활사건의 발생, 가족 간의 다툼이나 가족위기 그리고 사회적 지지의 결핍이나 소외, 실직 등 사회환경적 스트레스가 우울증 발생의 원인이 되기도 한다.

② 진단

DSM-5에 의한 주요 우울장애의 진단 기준은 <표 4-2>와 같다.

〈표 4-2〉 주요 우울장애의 진단 기준

A. 아래의 증상 중에서 다섯 가지 이상이 거의 매일 연속적으로 2주 동안 나타나야 한다. 다섯 가지 증상 중에 ①과 ②의 증상이 적어도 하나는 반드시 포함되어야 한다. ① 하루의 대부분 그리고 거의 매일 지속되는 우울한 기분이 주관적 보고나 객관적 관찰을 통해 나타난다. ② 거의 모든 일상활동에 대한 흥미나 즐거움이 하루의 대부분 또는 거의 매일같이 뚜렷하게 저하되어 있다. ③ 체중조절을 하고 있지 않은 상태에서 현저한 체중감소나 체중증가가 나타난다. 또는 현저한 식욕감소나 증가가 거의 매일 나타난다. ④ 거의 매일 불면이나 과다수면이 나타난다. ⑤ 거의 매일 정신운동성 초조나 지체(좌불안석이나 처져 있는 느낌)가 나타난다. ⑥ 거의 매일 피로감이나 활력 상실이 나타난다. ⑦ 거의 매일 무가치감이나 과도하고 부적절한 죄책감을 느낀다.

⑧ 거의 매일 사고력이나 집중력의 감소, 또는 우유부단함이 주관적 호소나 관찰에서 나타난다.
⑨ 죽음에 대한 반복적인 생각이나 특정한 계획 없이 반복적으로 자살에 대한 생각이나 자살기도를 하거나 자살하기 위한 구체적인 계획을 세운다.

B. 우울증상으로 인해 임상적으로 심각한 고통이나 사회적, 직업적 또는 기타 중요한 기능영역에서 손상을 초래한다.

C. 우울증상이 물질이나 일반적·의학적 상태(예 갑상선 기능저하증)의 직접적인 생리적 효과에 의한 것이 아니어야 한다.

D. 우울증상은 양극성 장애의 삽화로 나타나는 것이 아닐 뿐 아니라 다른 정신장애에 의해 더 잘 설명되지 않아야 한다.

(2) 지속성 우울장애(Persistent Depressive Disorder)

지속성 우울장애는 만성 주요 우울장애(chronic major depressive disorder)와 기분부전장애(dysthymic disorder)를 합쳐서 DSM-5에서 새롭게 제시되었다. 이 장애가 있는 사람은 '늘 우울한 사람'으로 인식된다. 이 장애는 적어도 2년 동안 우울한 기분이 없는 날보다 있는 날이 더 많고 하루 대부분 지속되는 만성적인 우울한 느낌이 있다. 이는 주요 우울장애보다 심하지 않은 경한 우울상태이며 증상이 삽화적이지 않고 만성적이며 조증 삽화가 없는 것이 특징이다. 이 장애의 핵심 증상은 만성적인 우울감으로 자신에 대한 부적절감, 흥미나 즐거움의 상실, 사회적 위축, 낮은 자존감, 죄책감, 과거에 대한 회상, 낮은 에너지 수준, 생산적 활동의 감소를 나타낸다. 특히 이 장애를 갖는 사람들은 자신이 부족하고 열등하며 사람들로부터 자신의 가치를 인정받지 못한다고 느끼는 자기개념 때문에 대인관계의 어려움뿐 아니라 결혼생활과 친구관계에서 고통을 겪는다. 불쾌감과 낮은 자기개념, 부족한 대인관계가 결합되어 약물을 사용하거나 자살을 시도하는 취약성이 있다.

이 장애는 아동기나 청소년기에 서서히 발병하여 만성적인 경과를 밟는다. 21세 이전에 발생하는 경우 조발성이라 하고, 21세 이후에 나타나는 경우는 만발성이라 하는데 21세 이전에 발병하는 경우가 전체의 75%를 차지한다. 이 장애가 있는 아동이나 청소년은 우울할 뿐 아니라 과민한 기분 때문에 쉽게

화를 내고 까다롭다. 이들은 자존감이 낮고 사회적 관계가 빈약하며 염세적인 경향이 짙다. 성인의 경우 남자보다 여자에게서 2~3배 정도 더 많다(전석균, 2014).

① 원인

지속성 우울장애의 원인에 대한 체계적인 연구가 이루어지지 않았으나 유전적 요인이 작용하는 것으로 추정하고 있다. 즉, 기질적 취약성이 존재한다는 점에 동의하나 개인의 어떤 기질적 취약성이 어떤 과정을 통해 이 장애를 유발하는지에 대해서는 의견이 분분하다.

② 진단

DSM-5에 의한 지속성 우울장애의 진단 기준은 <표 4-3>과 같다.

〈표 4-3〉 **지속성 우울장애의 진단 기준**

A. 적어도 2년 이상 하루의 대부분을 우울한 기분을 나타낸다.

B. 다음 중 두 가지 이상의 증상이 나타난다.
① 식욕부진이나 과식
② 불면 또는 과다수면
③ 활력의 저하나 피로감
④ 자존감의 저하
⑤ 집중력 감소나 결정의 곤란
⑥ 절망감

C. 2년 동안 A의 진단기준에 해당하는 증상이 없는 기간이 2달 이상이어서는 안 된다.

D. 주요 우울장애의 진단 기준이 2년 이상 지속적으로 존재할 수도 있다.

E. 조증 또는 경조증 삽화가 없어야 하며 순환성 장애를 만족하지 않아야 한다.

F. 이 장애가 조현병이나 망상장애와 같이 만성적인 정신병적 장애로 더 잘 설명되지 않아야 한다.

G. 증상이 물질에 대한 직접적 생리적 효과(㉠ 남용약물, 치료약물) 또는 다른 의학적 상태 때문이 아니어야 한다.

H. 증상으로 인해 사회적·직업적 또는 다른 중요한 기능 영역에서 심각한 고통이나 손상을 초래한다.

(3) 우울장애를 위한 치료적 개입

① 약물치료

우울증의 약물치료는 치료와 재발방지에 있어서 중요하다. 우울장애 치료를 위한 대표적인 약물은 삼환계 항우울제(tricyclic antidepressants), MAO억제제(monoamine oxidase inhibitor), 세로토닌 재흡수 억제제 등이 있다. 최근에는 치료효과가 빠르고 부작용이 적은 선택적 세로토닌 재흡수 억제제가 개발되어 각광을 받고 있다. 이러한 약물들은 모두 신경전달물질의 균형을 조절하는 역할을 한다. 항우울제는 심한 우울증상을 완화시키는 효과를 나타내지만 우울증의 근본적인 치료를 위해서는 인지행동 치료 및 심리사회적 개입 등 다양한 방법을 병행하는 것이 더욱 효과적이다.

② 인지행동치료

인지치료는 우울하게 만드는 자동적 사고와 역기능적 신념을 찾아내어 이를 변화시키기 위한 A－B－C기법, 일일 사건인지기록표, 일기 쓰기 등의 방법을 활용한다. 이를 통해 자신이나 주변 상황에 대한 부정적인 태도나 비합리적 신념 대신 유연성 있고, 현실적이고 긍정적인 사고와 신념, 적극적인 사고로써 행동하도록 연습한다. 행동변화를 위한 개입방법은 자기생활관찰표 작성하기, 시간계획표를 만들어서 생활하기, 과제수행표를 만들어서 실행하기, 대처기술훈련, 사회기술훈련(의사소통훈련, 자기주장훈련) 등이 있다.

③ 지지적 심리상담

따뜻하고 부드러운 태도로 관계를 형성하고 신체적·정서적 활동을 격려한다. 이때에 우울증상과 관련되어 나타나는 의존성, 수동성, 조작성에 대한 치료자의 부정적인 역전이 발생에 유의해야 한다. 때로는 정신역동적 치료나 교류분석적 치료를 통하여 삶의 전반적 맥락에서 클라이언트의 우울증상과 무의식적 좌절과 대인관계 방식을 이해하도록 돕고 타인에 대해 억압하고 있었던 분노감정을 자각하도록 돕는다.

④ 가족 및 사회환경적 개입

우울의 원인 및 결과와 관련된 역기능적 관계를 검토한다. 이를 위해 현재의 가족관계, 비정상적 애도반응, 직장과 인적 네트워크상에서 역할 전환과 적응의 어려움을 파악한다. 또한 대인관계 및 사회적 상황의 참여를 격려하여 정상성을 회복시키고 적절한 사회기술을 증진하고 자존감을 향상시킨다.

3) 양극성 및 관련 장애

양극성 장애는 과거 조울정신병 또는 조울증이라 불리었으며, 조증과 우울증이 주기적이면서 교대로 나타나는 만성 정신장애이다. 양극성 및 관련 장애는 유전적 요인을 비롯한 신경생물학적 요인이 중요한 역할을 하는 것으로 알려져 있다. 우울한 기분상태와 고양된 기분상태가 교차되어 나타나는 것이 특징이다. 하위유형에는 제1형 양극성 장애, 제2형 양극성 장애 그리고 순환감정장애가 있다.

(1) 제1형 양극성 장애

제1형 양극성 장애는 한 번 이상의 조증 삽화가 있거나 혼재성 삽화가 발생하고 보통 우울증 삽화가 동반되는 임상적 경과를 보인다. 즉, 조증이 반복적으로 나타나거나 조증과 우울증이 교대로 나타나는 기분장애이다. 제1형 양극성 장애의 평생 유병률은 0.4~1.6%로 추정되며, 남자의 경우 첫 삽화는 조증 삽화가 주로 일어나고, 여자는 주요 우울증 삽화가 주로 발생한다. 연령별로 10대 후반에서 20대 초반에 가장 많이 발병하며 30대에 유병률이 가장 높다.

주요 원인은 유전적으로 양극성장애에 취약한 사람이 과도한 스트레스 상황에 놓이면 뇌의 활동에 부정적인 영향을 미치어 발병할 수 있다는 것이 우세하다. 그리고 알코올이나 일부 약물들을 오남용하면 기분이상이 발생하는 경우가 있으며 그중 조증삽화를 경험할 수 있다.

주된 증상은 팽창된 자존감과 과대성향, 수면욕구의 감소, 평소보다 말이 많고 말을 많이 하려는 경향성, 사고의 비약이나 사고가 분주하다는 주관적 경험, 산만함 등이 있다.

(2) 제2형 양극성 장애

제2형 양극성 장애는 한 번 이상의 주요 우울증 삽화가 발생하고 최소한 한 번의 경조증 삽화가 동반되는 임상적 경과를 보인다. 즉, 우울증과 경조증이 교대로 일어나며 평생 유병률은 0.5% 정도이다. 연령별로는 주로 18세 전후 청소년기에 발병을 하고 초기에는 우울증이나 적응장애로 진단되는 경우가 많다. 경조증은 조증, 인격장애, 주의력결핍과잉행동장애의 증상이나 외향적인 사람에게서 나타나는 특성과도 비슷하여 임상적으로 구분하기 쉽지 않다. 그래서 단순한 진단기준에 맞는 증상만을 파악하기보다는 가족력, 증상의 패턴, 과거력 등을 포함한 다차원적인 평가가 필요하다. 이 장애가 있는 사람에게 가장 심각한 위험요인은 자살이며 약 10~15% 정도가 자살을 시도한다. 남자보다 여자에게서 더욱 많고 이 장애가 있었던 여성은 출산 직후에 삽화를 경험할 위험성이 매우 높다. 이 장애의 기분변화 폭에 대한 순환곡선의 이해를 돕기 위해 **|그림 4-8|**을 제시하였다.

양극성 장애의 종류

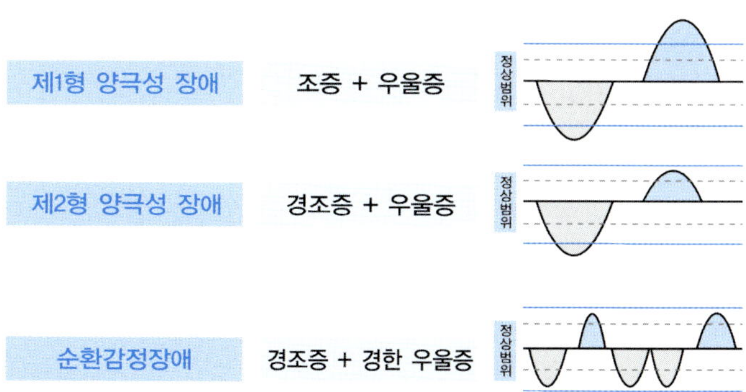
제1형 양극성 장애
조증 + 우울증
정상범위
제2형 양극성 장애
경조증 + 우울증
정상범위
순환감정장애
경조증 + 경한 우울증
정상범위

|그림 4-8| 양극성 장애의 기분변화 폭에 대한 순환곡선

양극성 장애의 원인으로는 유전적 경향이 강한 것으로 알려져 있다. 이 장애의 발생도 신경전달물질인 세로토닌, 노르에피네프린, 도파민과 관련이 있는 것으로 알려져 있다. 양극성 장애의 조증상태는 상실감이나 손상된 자존감을 방어하기 위해 발생한다. 우울증은 에너지가 자신의 내부로 향하는 반면에 조증은 반동형성이라는 방어기제가 작용하여 에너지가 외부로 방출된 결과이다.

(3) 순환감정장애(Cyclothymic Disorder)

순환감정장애는 경미한 우울증상과 경조증 증상이 번갈아 가며 2년 이상(아동이나 청소년은 1년 이상) 장기적으로 나타나는 만성적인 기분장애이다. 평생 유병률은 0.4~1%로 성별에 따른 차이는 없고 대부분 15~25세 사이에 서서히 발병하며 만성적인 경과를 밟는다. 조증 기간에는 열광적이고 활기가 넘치거나 안절부절못하다가 우울한 기간에는 기분이 언짢고 역정을 잘 내며 비난에 지나치게 민감한 모습을 보이기도 한다. 이 장애의 기분변화 폭에 대한 순환곡선의 이해를 돕기 위해 [그림 4-8]을 제시하였다. 보통 청소년기나 성인 초기에 시작되어 서서히 발병하며 만성적인 경과를 밟는다. 평생 유병률은 0.4~1% 정도이다. 이 장애의 원인은 아직 잘 알려져 있지 않지만 주로 주요우울장애나 양극성 장애가 있는 사람의 가족에게서 흔히 나타난다는 점에서 유전적 요인과 관련된 것으로 추정하고 있다.

(4) 양극성 장애를 위한 치료적 개입

양극성 장애의 치료는 약물치료와 입원치료만으로는 충분하지 않다. 양극성 장애의 원인에는 생물학적 요인 외에 다른 다양한 원인들이 있기 때문에 이러한 요인들이 상호작용하여 양극성 장애의 발병, 유지, 악화에 영향을 준다. 이 장애의 다양한 원인을 이해하기 위해서는 생물심리사회적인 통합적인 접근이 필요하듯이 치료방법 역시 이러한 통합적인 개입이 필요하다. 즉, 약물치료를 통하여 생물학적 취약성에 의한 증상을 경감시키며, 심리사회적 개입을 통하여 심리적 취약성을 해결하고 지지적 환경을 조성해야 한다. 양극성 장애를 위한 치료적 개입은 다음과 같다.

① 약물치료

양극성 장애에 대한 약물치료의 효과는 좋은 편이어서 꾸준히 약을 복용하면 증상이 쉽게 호전되는 경우가 많다. 급성기에는 입원치료가 필요하나 조증환자들 대부분은 병식이 없기 때문에 강제입원을 하는 경우가 많다. 그러나 이 장애는 재발률이 높아서 증상이 호전되더라도 갑자기 약 복용을 중단하면 재발하기 쉽다. 약 3주 정도로 항조증 약물을 복용하면 증상이 좋아진다. 약물치료의 효과성을 유지하기 위해서는 약물을 매일 꾸준히 복용하고 자신의 증상과 부작용을 주의 깊게 점검해야 한다.

② 심리사회적 치료

심리사회적 치료는 질병의 이차적 장애 방지, 역동적 요인의 해결, 의사소통능력 증진, 긴장 감소, 사회적응을 위해 필요하다. 양극성 장애를 위해 주로 활용하는 심리사회적 치료에는 인지행동요법, 심리교육, 사회적응기술이 있다. 인지행동치료는 양극성 장애 환자들이 이 질환에 대해서 부적절하고 부정적인 사고의 형태나 행동을 수정하는 데에 도움이 된다. 때로 치료자는 환자의 과대적 주장에 직면하기보다는 의문이 있다는 정도로 표현하는 것으로 효과를 볼 수 있다. 사회적응기술훈련은 이들의 대인관계를 향상시키고 규칙적인 일상생활이 가능하도록 도움을 준다.

③ 대인관계 및 사회적 리듬(social rhythm) 치료

양극성 장애는 주로 사람과의 관계에서 촉발되므로 대인관계의 안정적 구축과 일상생활의 규칙성을 안정화시키는 것이 재발방지에 도움이 된다. 치료 초기에는 당사자의 대인관계 수준과 문제영역을 확인하고 사회적 리듬표를 활용하여 당사자의 일상생활을 요일과 시간대별로 기록한다. 치료 중기에는 생활리듬을 불규칙하게 만드는 활동을 찾아내어 이를 해결하기 위한 방법을 함께 모색한다. 치료 종결기에는 만약의 재발상황에 대처할 수 있는 방법과 위기 발생 시에 활용할 수 있는 가능한 자원목록을 만든다(전석균, 2021).

④ 환자 교육과 가족 교육

양극성 장애의 치료에 있어서 치료자의 역할 못지않게 환자 가족의 역할이 매우 중요하다. 이들에 대한 교육을 통해 자신들의 고통과 아픔에 대처하는 것을 돕고, 현재의 어려움뿐 아니라 앞으로 다가올 어려운 시기를 충분히 준비하도록 돕는다. 또한 가족이 치료과정에 적극적인 참여자가 되게끔 그들의 협력을 구한다. 교육을 통하여 양극성 장애의 진단, 치료 및 예후에 대한 정보를 제공한다.

학•습•문•제

1. 적응에 어려움을 초래하는 정신건강 문제에서 불안장애에 해당되는 강박장애, 공황장애, 공포장애를 설명할 수 있어야 한다.
2. 신체증상 및 관련 장애에 해당되는 신체증상장애, 전환장애, 질병불안장애(건강염려증)를 설명할 수 있어야 한다.
3. 적응에 어려움을 초래하는 정신증적 장애에서 조현병의 원인, 증상, 치료방법의 내용을 설명할 수 있어야 한다.
4. 적응에 어려움을 초래하는 정신증적 장애에서 우울장애와 양극성 및 관련 장애의 원인, 증상, 치료방법의 내용을 설명할 수 있어야 한다.

뜨거운 가슴과 냉철한 사고의 Point

1. 삶의 과정에서 적응의 어려움을 나타내는 다양한 정신건강 문제에게 영향을 미치는 제반 요소들은 어떤 것이 있는가?
2. 적응실패로 인해 어려움을 갖는 정신증적 장애에 대한 자신의 시각은 어떠한가?
3. 적응과 관련된 정신건강 문제와 정신증적 장애에 대한 지식 습득은 자신에게 어떤 의미가 있는가?

[부록]

❑ 성인 불안장애 자가진단표 ❑

번호	항 목	전혀 느끼지 않았다	조금 느꼈다	상당히 느꼈다	심하게 느꼈다
1	가끔씩 몸이 저리고 쑤시며 감각이 마비된 느낌을 받는다.	0	1	2	3
2	흥분된 느낌을 받는다.	0	1	2	3
3	가끔씩 다리가 떨리곤 한다.	0	1	2	3
4	편안하게 쉴 수가 없다.	0	1	2	3
5	매우 나쁜 일이 일어날 것 같은 두려움을 느낀다.	0	1	2	3
6	어지러움(현기증)을 느낀다.	0	1	2	3
7	가끔씩 심장이 두근거리고 빨리 뛴다.	0	1	2	3
8	침착하지 못하다.	0	1	2	3
9	자주 겁을 먹고 무서움을 느낀다.	0	1	2	3
10	신경이 과민되어 있다.	0	1	2	3
11	가끔씩 숨이 막히고 질식할 것 같다.	0	1	2	3
12	자주 손이 떨린다.	0	1	2	3
13	안절부절못해한다.	0	1	2	3
14	미칠 것 같은 두려움을 느낀다.	0	1	2	3
15	가끔씩 숨쉬기 곤란할 때가 있다.	0	1	2	3
16	죽을 것 같은 두려움을 느낀다.	0	1	2	3
17	불안한 상태에 있다.	0	1	2	3
18	자주 소화가 잘 안되고 뱃속이 불편하다.	0	1	2	3
19	가끔씩 기절할 것 같다.	0	1	2	3
20	자주 얼굴이 붉어지곤 한다.	0	1	2	3
21	땀을 많이 흘린다(더위로 인한 경우는 제외).	0	1	2	3

*결과채점은 각 문항에 대해 0~3점까지 부여한 점수의 합인 총점으로 계산하며 응답범위는 0~63점이다.

원척도의 출처 : Beck, A. T., Emery, G., & Greenberg, R. L.(1985). Anxious Disorders and Phobias : A Cognitive Perspective. New York : Basic Book, Inc., Publishers.

번역내용의 출처 : 서수균(1996). 자기집중적 주의 : 실제 자기 개념 및 자기 안내자 선호성을 고려한 자기 불일치와 우울 및 불안의 관계. 서울대학교 대학원 석사학위논문.

C·H·A·P·T·E·R

05

정신건강 증진을 위한 사회환경의 이해

CHAPTER

05 정신건강 증진을 위한 사회환경의 이해

토론의 관점

1. 정신건강을 증진하기 위한 개인 외적 요인인 사회환경이란 어떤 것이 있는가?
2. 정신건강 증진을 위한 성숙하고 건강한 사회환경을 어떻게 만들어 가야 할 것인가?

우리나라는 국민들의 정신건강(mental health)과 관련된 제도와 연구가 그 중요성에 비해 아직도 미미한 실정이다. 그럼에도 불구하고 현재 국민의 정신건강 증진을 위한 제도와 관리체계 구축 내용을 이해하는 것은 자칫 개인에게 모든 원인과 해결에 대한 책임을 지우는 접근을 경계하고 국가와 사회의 통합적 접근에 대한 시각을 확보하게 해줄 것이다.

본 장에서는 앞서 살펴보았던 현대사회 문제와 관련된 정신건강 문제와 정신장애를 위한 사회환경인 국가와 지역사회 차원에서 이루어지는 정신건강 증진을 위한 서비스 내용과 접근방법을 제공할 것이다. 따라서 본 장의 내용은 정신건강 문제와 정신장애로 적응에 어려움을 겪는 사람을 돕는 역할에 실질적인 도움이 될 것이다.

제1절 정신건강 증진을 위한 제도적 환경의 이해

국가의 정책은 제도와 서비스 내용에 직·간접으로 지대한 영향을 미친다. 우리나라의 정신건강증진 정책은 1995년 '정신보건법' 제정을 토대로 실질적인 내용이 이루어졌고 이후 진일보한 개정이 몇 차례 이루어졌다. 2016년에 개정된 「정신건강증진 및 정신질환자 복지서비스 지원에 관한 법률(약칭 : 정신건강복지법)」은 국민 일반의 다양한 정신건강 문제와 정신질환의 예방적 차원과 연구 시스템, 정신질환자의 인권보호에 비중을 두고 있고 이전의 정신보건법보다 진일보한 내용들을 포함하고 있다. 그러나 여전히 지역사회 정신건강 증진을 구현하기 위한 인프라 구축과 관련된 지원 내용 등에서는 미흡한 것이 사실이다.

우리나라는 국민 일반의 정신건강을 증진하는 사업의 기본 방향에 대한 계획을 보건복지부가 수립하고 제도적 서비스 전달체계를 통해 국민 일반이 서비스를 이용하게 된다. 이에 보건복지부가 수립한 정신건강증진사업의 추진방향과 그 내용을 이해하는 것은 정신건강 증진을 위한 제도적 환경을 이해하는 데 도움이 될 것이다.

1. 우리나라 정신건강증진사업의 추진방향

보건복지부(2021)는 우리나라 정신건강증진사업의 기본 방향을 '마음이 건강한 사회, 함께 사는 나라'로 설정하고, 이를 달성하기 위한 정책목표로 ① 전 국민이 언제든 필요한 정신건강서비스를 이용할 수 있는 환경조성, ② 정신질환자의 중증도와 경과에 따른 맞춤형 치료환경 제공, ③ 정신질환자가 차별 경험 없이 지역사회 내 자립할 수 있도록 지원, ④ 약물중독, 이용장애 등에 대한 선제적 관리체계 마련, ⑤ 자살 충동, 자살 수단, 재시도 등 자살로부터 안전한 사회 구현을 제시하고 있다. 정신건강증진사업의 추진방향은 |그림 5-1|과 같다.

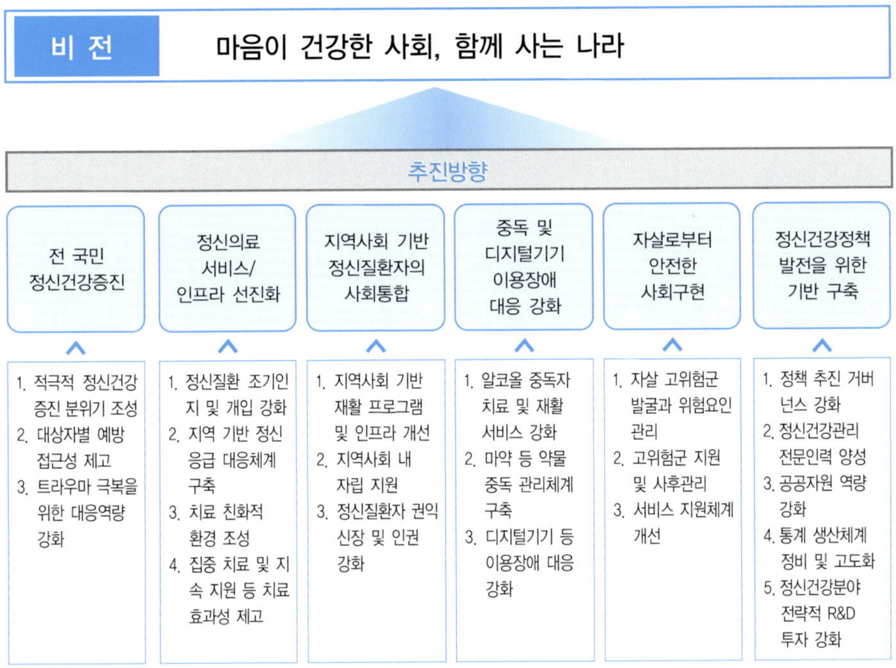

| 그림 5-1 | 정신건강증진사업의 추진방향

출처 : 보건복지부(2021). 2021년 정신건강사업안내.

2. 정신건강증진사업 추진전략의 핵심과제와 세부 추진계획

정신건강증진사업의 정책목표를 바탕으로 보건복지부(2021)는 우리나라 정신건강증진사업의 추진전략을 ① 전 국민 정신건강증진, ② 정신의료 서비스/ 인프라 선진화, ③ 지역사회 기반 정신질환자의 사회통합, ④ 중독 및 디지털기기 이용장애 대응 강화, ⑤ 자살로부터 안전한 사회구현, ⑥ 정신건강정책 발전을 위한 기반 구축으로 제시하고 있다. 그 세부 내용은 <표 5-1>과 같다.

〈표 5-1〉 정신건강증진사업 추진방향의 하위목표와 추진내용

추진전략	핵심과제	세부 추진계획
1. 전 국민 정신건강증진	1-1. 적극적 정신건강 증진 분위기 조성	① 믿을 수 있는 정신건강 관련 최신 정보 생산 및 확산 ② 정신건강 이슈에 대한 올바른 접근 유도
	1-2. 대상자별 예방 접근성 제고	① 생애주기별 활동 특성과 연계한 정신건강위해요인 관리 강화 ② 사각지대 해소를 위한 찾아가는 정신건강 서비스 ③ 고위험 신호 시 심리상담서비스를 통한 중재 문턱 낮추기
	1-3. 트라우마 극복을 위한 대응역량 강화	① 트라우마센터 중심으로 체계적·전문적 재난대응 ② 재난 심리지원 총괄·지원체계 구축을 위한 범정부 지원 및 공동대응 ③ 트라우마에 대한 국민의 회복 탄력성 제고
2. 정신의료 서비스/인프라선진화	2-1. 정신질환 조기 인지 및 개입 강화	① 특정 가능한 고위험군 관리로 조기 인지율 제고 ② 일차 의료기관을 통한 주요 정신의학과 문제 조기 발견 강화 ③ 정신질환 의심자에 대한 정신건강의학과 진료로의 적극 연계
	2-2. 지역 기반 정신 응급 대응체계 구축	① 시·군·구 유관기관 협력을 통한 신속한 대응체계 구축 ② 정신의료기관 통합정보시스템 구축으로 응급이송체계 확립 ③ 정신 응급환자 적시 치료 인프라 구축
	2-3. 치료 친화적 환경 조성	① 정신의료기관 감염병 대비 대응 시스템 구축 ② 환자와 의료진이 안전한 병원 ③ 치료 친화적 환경요건 수립 및 조성 ④ 불필요한 입원 수요 감소
	2-4. 집중 치료 및 지속 지원 등 치료 효과성 제고	① 초발 및 급성기 환자의 집중 지원으로 완치 회복을 제고 ② 병원 기반의 사례관리 제도를 통한 지속 지원 ③ 지역사회 사례 관리 프로그램과 기능 분담 및 연계 강화
3. 지역사회 기반 정신질환자 사회통합 추진	3-1. 지역사회 기반 재활 프로그램 및 인프라 개선	① 재활 지원을 요하는 미등록자 지원시스템 구축 ② 재활서비스 전달체계 개선 ③ 지역사회 내 정신 재활시설 적극적 확충
	3-2. 지역사회 내 자립 지원	① 지역사회 내 안정적 주거지원 ② 지역사회 내 맞춤형 고용지원 ③ 지역사회 정착을 돕는 다양한 복지서비스 개발 및 도입 추진 ④ 사각지대 정신질환자의 자립 지원
	3-3. 정신질환자 권익 신장 및 인권 강화	① 정신질환자에 대한 잘못된 인식이나 편견 해소 ② 정신질환자에 대한 불합리한 차별제도 단계적 철폐 ③ 정신질환자의 권익 보호를 위한 자기 결정권 강화 지원

4. 중독 및 디지털기기 등 이용장애 대응 강화	4-1. 알코올 중독자 치료 및 재활 서비스 강화	① 초기 알코올 중독에 대한 조기 개입 강화 ② 알코올 중독 특성을 고려한 치료·재활 프로그램 개발 ③ 지역사회 알코올 중독 서비스 전달체계 개선 ④ 중독자 회복을 위한 중독자 치료·재활시설 확충
	4-2. 마약류 등 약물 중독 관리체계 구축	① 약물중독 예방을 위한 정보제공 강화 ② 약물중독 고위험군에 대한 개입 강화 ③ 약물 중독자 치료보호 지원 확대 ④ 약물 중독자 치료·재활 인프라 확충
	4-3. 디지털기기 등 이용장애 대응 강화	① 게임이용장애 민관 협의체의 합리적인 의사결정에 필요한 근거 마련 ② 인터넷, 스마트폰 등의 건강한 사용을 유도하는 지원환경 기반 마련 ③ 디지털기기 등 이용장애 대응을 위한 협력체계 강화 ④ 중독 및 미래 이용장애에 대한 선제적 대응체계 마련
5. 자살로부터 안전한 사회 구현	5-1. 자살 고위험군 발굴과 위험요인 관리	① 사회 내 자살위험 요인 지속 관리 ② 고위험군 선제적 발굴 및 연계 활성화
	5-2. 고위험군 지원 및 사후관리	① 응급실 기반 자살시도자 사후관리 사업 고도화 ② 자살 유족 지원체계 확충
	5-3. 서비스 지원체계 개선	① 자살예방 서비스체계 체계적 개편 ② 위험 감지 기관의 자살예방 대응역량 강화
6. 정신건강정책 발전을 위한 기반 구축	6-1. 정책 추진 거버넌스 강화	① 정책 리더쉽 확보와 국가 책임성 강화 ② 민·관 협력을 통한 정책 전문성 강화 ③ 정신건강정책 기획 및 평가체계 확립
	6-2. 정신건강관리 전문인력 양성	① 정신건강서비스 제공인력의 전문성 제고 ② 민간 심리상담 분야 서비스 활성화 기반 조성 ③ 정신건강관리 종사자의 근무 여건 개선
	6-3. 공공자원 역량 강화	① 국공립정신병원 의료역량 강화 ② 지역사회 정신건강복지 전달체계 개편
	6-4. 통계 생산체계 정비 및 고도화	① 정신건강복지 통계 생산체계 정비 ② 신규 통계 발굴 등 통계 생산체계 고도화
	6-5. 정신건강분야 전략적 R&D 투자 강화	① 대전환기 혁신적 정신건강 R&D 기획 추진 ② 포스트 코로나시대 정신건강기술개발 추진 ③ 국립정신건강연구기관 역량 강화

출처 : 관계부처합동(2021). 제2차 정신건강복지기본계획(2021~2025).

상기 <표 5-1>에서 보건복지부는 정신건강증진사업의 추진방향과 하위 목표와 추진내용을 제시하고 있으나 다양한 정신건강 문제에 효율적으로 대응하기 위해서는 거시적인 정책과 미시적인 실천적 방안을 검토하고 보다 실효적인 대책방안을 모색해야 한다. 이러한 차원에서 몇 가지 방안을 제시하면 다음과 같다.

첫째, 정신질환자에 대한 인식전환 및 권익증진을 실효적으로 더욱 도모하여야 한다.

둘째, 정신병원 중심보다는 지역사회 내 자원 중심의 서비스가 더욱 확충 제공되어야 한다.

셋째, 정신건강 문제가 있거나 정신질환자를 조기에 발견하는 체계 구축이 시급하다.

넷째, 정신건강 관련 시설의 치료환경을 대폭 개선하여야 한다.

다섯째, 만성 정신장애인에 맞는 효율적 서비스 제공과 함께 일반인의 정신건강과 예방을 포괄하는 사회복지상담서비스와 정신건강서비스 프로그램 확충이 더욱 보완되어야 한다.

여섯째, 정신건강증진서비스 전달체계와 연계체계의 강화가 필요하다.

일곱째, 정부의 정신건강에 대한 중요성 인식과 일관되고 내실화된 정신건강증진정책이 요구된다.

3. 정신건강증진서비스 전달체계

우리나라의 정신건강증진서비스 전달체계는 ❙그림 5-2❙와 같다. 보건복지부 건강정책국의 정신건강정책과, 정신건강관리과, 자살예방정책과로부터 전달된 정책과 제도적 내용이 전국 시・도(시・군・구) 일선 보건소의 건강증진과 건강증진계에서 국민 일반에게 전달된다.

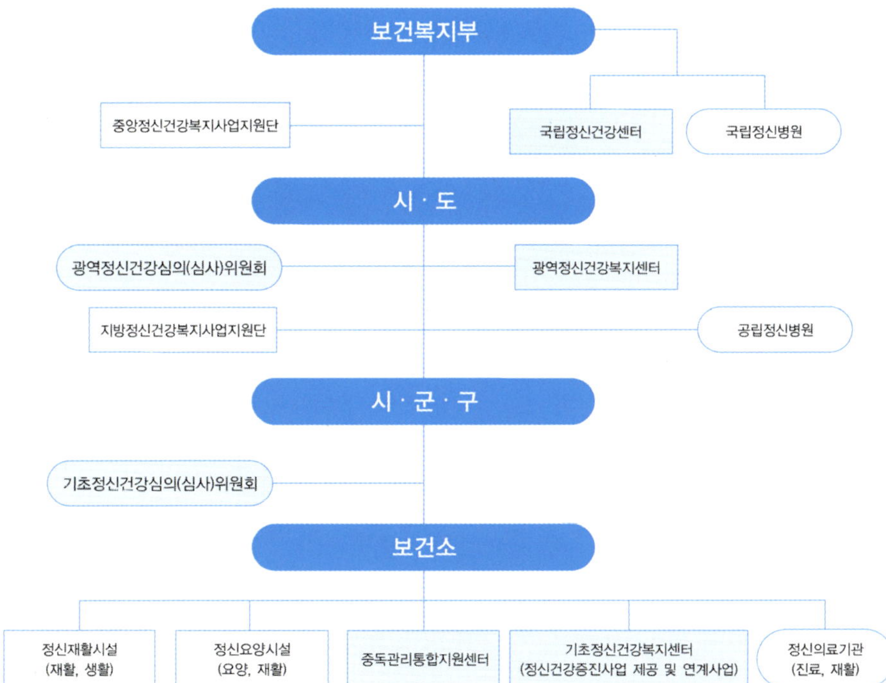

❙그림 5-2❙ 정신건강증진서비스 전달체계

출처 : 보건복지부(2021). 2021 정신건강사업 안내.

제2절 정신건강 증진을 위한 사회환경 인프라와 사업 내용의 이해

1) 정신건강증진기관 및 시설현황과 주요 기능

2020년 12월 31일 기준 광역정신건강복지센터 16개소, 기초정신건강복지센터 244개소, 중독관리통합지원센터 50개소가 설치·운영되고 있으며, 정신건강증진시설로는 정신의료기관 1,892개소, 정신재활시설 348개소, 정신요양시설 59개소가 운영되고 있다.

〈표 5-2〉 정신건강증진기관 및 시설현황과 주요 기능 (단위 : 개소)

구 분		기관수	주요기능
계		2,607	
정신건강복지센터	소계	260	• 지역사회 내 정신질환 예방, 정신질환자 발견·상담·정신재활훈련 및 사례관리 • 정신건강증진시설 간 연계체계 구축 등 지역사회정신건강사업 기획·조정
	광역	16	
	기초	244	
중독관리통합지원센터		50	• 중독 예방 • 중독자 상담·재활훈련
정신의료기관		1,892	• 정신질환자 진료 • 지역사회정신건강증진사업 지원
정신재활시설		348	• 병원 또는 시설에서 치료·요양 후 사회복귀촉진을 위한 훈련 실시
정신요양시설		59	• 만성 정신질환자 요양·보호

출처 : 보건복지부(2021). 2021 정신건강사업 안내.

2) 광역 · 기초 정신건강증진센터의 아동 · 청소년 정신건강 증진을 위한 사업

광역·기초 정신건강증진센터(2021년 기준 기초 244개소, 광역 16개소)를 통한 지역사회 내 아동·청소년 정신건강복지서비스 제공체계를 구축함으로써 아동·청소년기 정신건강문제의 예방, 조기발견 및 상담·치료를 통하여 건강한 사회구성원으로서의 성장 발달을 지원하는 목적으로 한다. 사업 내용은 다음과 같다.

① 지역사회 현황 파악 및 연계체계 구축
② 정신건강 증진 및 정신질환 예방교육 및 홍보
③ 청소년 정신건강 조기발견 및 사후관리 서비스

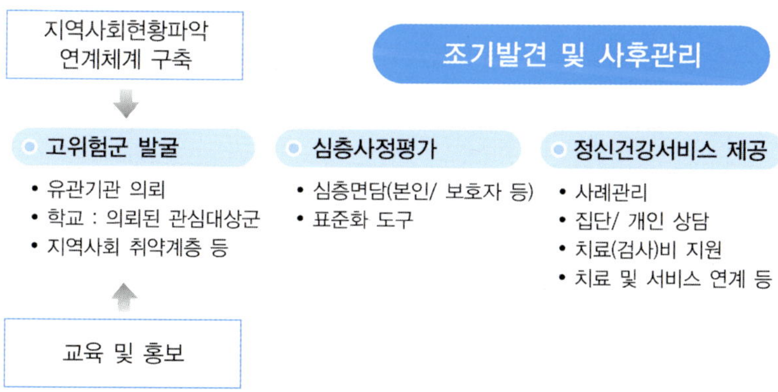

| 그림 5-3 | 아동 · 청소년 정신건강증진사업 추진 체계도
출처 : 보건복지부(2021). 2021 정신건강사업 안내.

이상에서 우리나라의 정신건강복지서비스 관련 전달체계와 사회환경 인프라와 사업 내용을 간략히 살펴보았다. 우리나라는 정치·경제·사회·문화·노동·교육·생활 등 모든 영역에서 일반 국민들에게 심한 스트레스와 좌절을 안겨주고 있다. 이는 불안과 우울, 소외, 분노와 적개심 조절의 어려움, 극도의 이기주의, 물질남용, 폭력, 높은 자살률 등의 정신건강 문제의 심각성을 더 높여주고 있다. 이로 인한 정신질환의 유병률 또한 매우 높게 나타나고 있다. 이러한 정신질환은 개인의 문제만이 아니라, 가족, 친구, 더 나아가 사회 전체에 깊은 상처를 남길 뿐만 아니라 사회적 부담감과 사회경제적 비용을 막대하게 발생시키는 사회문제가 된다. 나아가 누구로부터 쉽게 위로받지 못하는 현실 속에 국민 일반 모두에게 우울증 검사를 매년 실시할 필요성을 제기할 정도가 되었다. 이러한 시점에서 우리는 정신건강을 삶의 질에 가장 큰 영향을 미치는 요인들 중의 하나로 인식하고 정신적 안정감을 유지하기 위한 다양한 차원의 노력이 절대적으로 필요한 것임을 인식하여야 한다. 개인적 차원에서 정신건강 유지를 위한 느림의 미학과 긍정적 시각, 더불어 함께 사는 삶에 대한 가치 부여, 상대와 생명존중 의식, 공공의 선을 지향하는 높은 선진의식이 필요하다. 사회적 차원에서는 정신건강을 위한 다양한 홍보활동과 환경조성, 인프라 구축이 필요하다. 정부와 지방자치단체에서는 정신질환의 예방과 치료, 재활, 사회복귀 관련 전문인력과 상담기관을 비롯한 다양한 인프라 구축을 더욱 확충하여야 하며 대중들의 편견을 불식시키는 노력과 홍보, 법적・제도적 차원에서 정신장애인에 대한 사회보장서비스를 확대, 강화하는 것이 중요하다.

3) 생명사랑 및 자살예방사업

(1) 생명사랑 및 자살예방 전략

① 기본 전략

생명사랑 및 자살예방에 대한 기본 전략은 지역사회 내 자살문제에 대한 인식개선 노력을 통해 생명존중 문화를 조성하고, 자살 고위험군 조기발견 및 치료를 위한 대상자적 접근을 포괄하는 추진체계, 생애주기와 사업단계별 추진체계, 공공부문과 민간부문의 역할분담과 협력체계를 구축하여 사업을 추진한다.

② 생애주기별 서비스 범주별 자살예방 전략

아동청소년기, 성인기, 노인기로 구분된 생애주기와 사회환경적 접근, 정신건강 증진, 자살위험요인 예방, 자살위험자 조기발견 및 조기개입, 자살시도자의 치료 및 사후관리로 구분된 사업단계별 자살예방대책은 <표 5-3>과 같다.

〈표 5-3〉 **광역 · 기초 정신건강증진센터(2021년 기준 기초 244개소, 광역 16개소)의 생애주기별 서비스 범주별 자살예방서비스**

<table>
<tr><th>생애주기</th><th>사회환경적 접근
(지역사회 대상)</th><th>정신건강 증진
(일반인구 대상)</th><th>자살위험요인 예방
(정신건강위험 인구 대상)</th><th>자살위험자 조기발견 및 조기개입
(자살위험자 대상)</th><th>자살시도자 치료 및 사후관리
(자살시도자 대상)</th></tr>
<tr><td>아동청소년기</td><td>• 학교교육 정상화
• 학교폭력 감소
• 저소득층 학생의 교육권 보장</td><td>• 우울증 위험인자(학습장애, 왕따, 학교폭력 등) 감소
• 아동청소년 대상 정신건강증진 교육
• 부모대상 정신건강 중요성 홍보, 옳은 양육 방법 교육</td><td>• 이혼 또는 부모 사망, 극빈층, 알코올중독, 정신질환자, 자살경력 부모, 아동 · 청소년 등 위험군 대상 우울증 예방 프로그램 제공</td><td>• 보건교사, 상담교사, 교사, 학부모에 대한 정신보건교육
• 아동 · 청소년기 우울증 및 자살에 대한 홍보책자 배포
• 위험군에 대한 정기적 선별검사 시행
• 정신과 치료상담에 대한 편견 감소 홍보
• 인터넷 상담 활성화</td><td>• 우울증 및 자살시도 아동청소년의 치료연계 및 사례관리 강화
• 저소득층에 대한 정신과 치료비 지원</td></tr>
<tr><td>성인기</td><td rowspan="2">• 공동체 의식 강화
• 경제성장률 제고 및 실업률 감소
• 개인워크아웃제도 등 신용불량자에 대한 대책
• 인터넷 자살 사이트 단속 폐쇄
• 고층건물 및 강, 다리 관리 강화
• 수면제, 독극물 판매의 적절한 규제
• 생명존중문화 조성
• 매스컴의 선정적 자살보도 억제
• 자살위험도 모니터링체계 구축</td><td rowspan="2">• 범국민 대상의 정신건강의 중요성 홍보
• 정신보건센터에서 스트레스 관리 프로그램 제공
• 직장 정신보건 사업(직무스트레스 관리) 시행</td><td>• 이혼, 실직, 저소득층, 알코올중독, 정신분열증 환자 등 대상 우울증 예방 프로그램 제공</td><td rowspan="2">• '우울증 선별의 날' 등 국가적인 행사로 우울증에 대한 조기발견 분위기 조성
• 정신보건센터의 조기발견체계 구축
• 자살상담 등 정신건강전화 구축
• 인터넷상담 활성화
• 생명의 전화 활성화
• 생명의 전화 상담 이후 정신보건센터로의 연계 활성화
• 자살 징후에 대한 주민 교육 홍보
• 정신과 치료상담에 대한 편견 감소 홍보</td><td rowspan="2">• 정신보건센터 상담전화 및 생명의 전화와 119 연계 강화
• 우울증 및 자살시도 대상자의 치료연계 및 사례관리 강화
• 저소득층에 대한 정신과 치료비 지원
• 자살시도로 응급실에서 치료받은 자에 대한 정신과 치료 강화</td></tr>
<tr><td>노인기</td><td>• 배우자 사망, 독거노인, 만성질환자 대상 우울증 예방 프로그램 및 사회지지체계 연결사업</td></tr>
</table>

(2) 노인자살 예방

2018년 65세 이상 노인의 자살사망률은 48.6명으로(인구 10만 명당 명) 연령집단 중 가장 높은 자살률을 유지하고 있어 노인 계층에 대한 자살예방대책 추진이 요구된다(보건복지부·중앙자살예방센터, 2020). 노인의 문제는 사회복지적 문제와 보건적 문제가 복합적임에도 불구하고 서비스가 단절적이어서 효과적인 대처가 미흡한 실정이었다. 이에 사회복지와 보건 영역의 노인자살 예방 관련 프로그램을 연계·체계화하여 제공하는 사업을 2013년 8월부터 실시하고 있다.

사업 내용은 지역 정신건강복지센터와 노인사회복지기관을 연결하여 보건복지 통합 서비스를 제공하는 지역사회 기반 노인자살 예방 사업을 농촌형과 도시형으로 수행하며, 체계도는 다음과 같다.

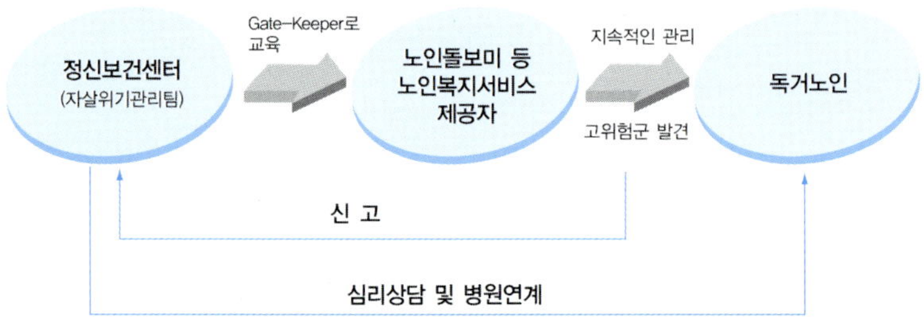

그림 5-4 정신건강증진서비스와 복지 연계 노인자살 예방 체계

(3) 응급실 자살시도자 사후관리사업

2013년 자살실태조사에 따르면 자살시도자의 자살사망률은 일반 인구 자살사망률의 약 25배로 나타나, 자살시도자에 대한 자살예방사업이 요구된다(보건복지부, 2015). 따라서 응급실로 내원한 자살시도자에게 정서적 안정성을 회복시키고 재활을 촉진하며 자살 재시도를 방지하기 위한 지원체계 마련이 필요하다고 하겠다. 이에 **그림 5-5**와 같이 응급실 기반 자살시도자 관리사업은 '응급실-사례관리팀-정신건강의학과-지역사회'를 유기적으로 연계하여 자살시도자에 대한 심리치료 및 사회복지서비스를 효율적으로 제공하는 것이다. 지역의 정신복지센터는 자살시도자에 대한 응급실 초기 개입 이후의 지역사회 연계 서비스를 받을 수 있도록 적극 개입하고 다양한 관련 기관과 협조하여야 한다.

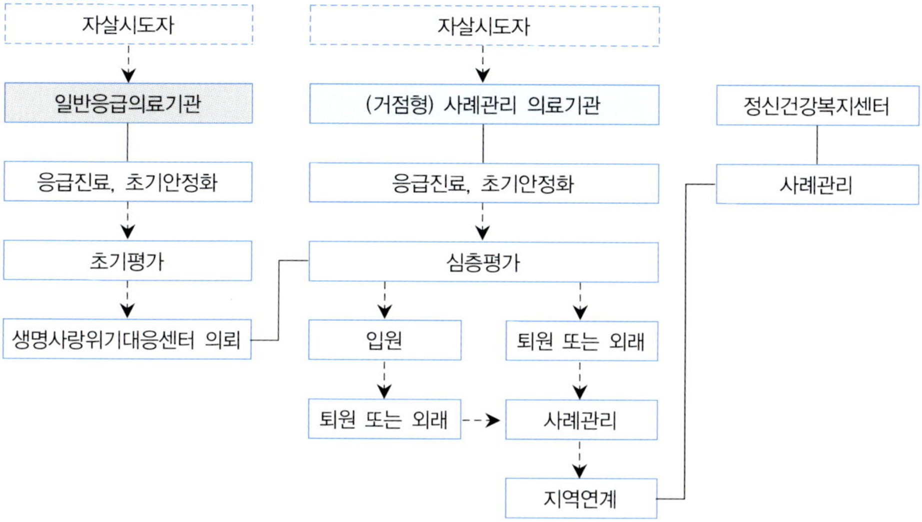

┃그림 5-5┃ **응급실 기반 자살시도자 관리사업 프로세스**

출처 : 관계부처합동(2021). 제2차 정신건강복지기본계획.

학•습•문•제

1. 정신건강 증진을 위한 제도적 환경은 구체적으로 무엇이며, 왜 중요한가를 설명할 수 있어야 한다.
2. 보건복지부는 정신건강증진사업의 추진방향과 하위목표와 추진내용을 제시하고 있으나 다양한 정신건강 문제에 효율적으로 대응하기 위해서는 거시적인 정책과 미시적인 실천적 방안을 검토하고 보다 실효적인 대책방안을 모색해야 한다. 이러한 차원에서 실효성 있는 실천적 방안을 설명할 수 있어야 한다.
3. 우리나라의 정신건강증진서비스 전달체계는 어떻게 구성되어 있는가를 설명할 수 있어야 한다.
4. 정신건강 증진을 위한 사회환경 인프라와 사업내용은 무엇이 있는가를 설명할 수 있어야 한다.

뜨거운 가슴과 냉철한 사고의 Point

1. 우리나라의 정신건강 증진을 위한 제도적 환경은 어떤 편이라고 생각하는가?
2. 정신건강 증진을 위한 사회환경 인프라와 사업 내용 중 어떤 부분이 가장 와닿는가?
3. 자신이 생각하는 정신건강 문제의 해결방안은 어떤 것이 있는가?

참 · 고 · 문 · 헌

강경호(2002). **중독의 위기와 상담**. 경기 : 한사랑가족상담연구소.

강모성 · 전영주 · 손태홍(2008). 기혼 중년남성의 직무 및 가족 스트레스와 자살구상. **한국가족관계학회지, 13**(1), 105-134.

고영삼(2012). **인터넷에 빼앗긴 아이 : 인터넷중독, 해답은 가정에 있다**. 서울 : 베가북스.

고재욱(2013). 청소년의 스마트폰 중독이 사회성에 미치는 영향에 관한 연구 : 대인관계, 자신감, 또래 사교성을 중심으로. **대동철학, 63**, 1-38.

과학기술정보통신부 · 한국지능정보사회진흥원(2020). 2020 스마트폰 과의존 실태조사.

관계부처합동(2021). 제2차 정신건강복지기본계획.

교육부(2019). 2019년 학교폭력실태조사 결과 발표. 보도자료(2019. 8. 27).

국가건강정보포털 홈페이지(http://mentalhealth.go.kr).

국가법령정보센터 홈페이지(http://law.go.kr).

국가인권위원회(2019). 노인인권실태조사.

권석만(2013). **현대 이상심리학**. 서울 : 학지사.

______(2014). **이상심리학의 기초**. 서울 : 학지사.

권육상(2010). **정신건강론**. 서울 : 유풍출판사.

권준수 · 김재진 · 남궁기 · 박원명 · 신민섭 · 유범희 · 윤진상 · 이상익 · 이승환 · 이영식 · 이헌정 · 임효덕(2015). **정신질환의 진단 및 통계편람 제5판**(Diagnostic and Statistical Manual of Mental Disorders : DSM-5). 서울 : 학지사.

권진숙 · 김정진 · 전석균 · 성준모(2014). **정신보건사회복지론**(제3판). 경기 : 공동체.

김경윤 · 이나현 · 천근아 · 송동호(2019). 아동청소년 성폭력 피해자들을 위한 코호트 연구 : 코호트 구축과 초기 평가 결과.

김광호 · 조미진(2012). **오래된 미래 전통육아의 비밀**. 서울 : 라이온북스.

김규수 외 공역(2002). **인간행동과 사회환경**. 서울 : 나남출판.

김궁자(2004). 중 · 장년기 가족기능, 우울, 스트레스와 자살충동에 관한 연구. 경기대학교 대학원 박사학위논문.

김기태(2006). **위기개입론**. 경기 : 대왕사.

김미영(2017). 노인의 생활만족도 변화에 영향을 미치는 요인 : 잠재성장모형의 적용. 강원대학교 대학원 석사학위논문.

김원정 · 김순남(2018). 동거 가구의 변화와 한국의 결혼 가족제도 : 1995~2015 혼인신고자료 분석을 중심으로.. **가족과 문화, 30**(4), 61-90.

김옥연(2004). 성폭력의 실태와 대책을 위한 연구, **대학과 복음, 10**, 191-214.

김유숙(1998). 가족치료이론에서 문화적 차원이 갖는 의미와 주요 쟁점. 한국가족치료학회지, 6(2), 131-150.

김은영 · 임신일(2014). 스마트폰 과다사용 증상에 대한 청소년들의 인식. 청소년학연구, 21(6), 255-279.

김은정 · 강은나 · 변수정 · 이상정 · 임정미 · 장인수 · 이주연(2019). 저출산 · 고령사회 대응 국민 인식 및 욕구 심층조사 체계 운영. 한국보건사회연구원.

김준기(2009). 영화로 만나는 치유의 심리학. 서울 : 시그마북스.

김진훈(2019). 노인가구 노인의 삶의 만족도 변화에 미치는 영향 요인 : 잠재 성장모형을 이용한 종단연구. 한국콘텐츠학회논문지, 19(1), 339-349.

김청송(2002). 정신장애 사례연구. 서울 : 학지사.

김화중(2005). 성공적인 삶을 위한 건강관리. 서울 : 서울대학교출판부.

김효창(2006). 성인 자살의 특성과 자살유형에 관한 연구. 한국심리학회지 : 문화 및 사회문제, 12(1), 15-33.

김희연 · 채규만(2010). 심리도식, 가족응집성-적응성, 스트레스 취약성과 자살생각의 관련성, 한국인지행동치료학회, 10(1), 39-55.

남호진 · 이석구(2017). 도시 · 농촌별 독거노인의 자살생각과 관련요인. 농촌의학지역보건, 42(3), 145-154.

노법래(2017). 한국 자살 위험의 지역적 격차와 시공간적 고착 구조에 관한 연구. 보건사회연구, 37(4), 213-237.

단도박모임 홈페이지(http://www.dandobak.co.kr).

대한조현병학회(2013). 조현병, 마음의 줄을 고르다. 경기 : 군자출판사.

두경희(2013). 가해자와의 관계가 사이버폭력 피해자의 정서와 인지에 미치는 영향. 서울대학교 대학원 박사학위논문.

민성길(2016). 최신정신의학. 서울 : 일조각.

박명숙 · 한인영 · 유서구(2008). 성폭력에 대한 인식에 관한 연구 – 사회문화적 관점을 중심으로–. 피해자학연구, 16(2). 123-146

박봉길 · 전석균(2006). 노인의 자살생각에 영향을 미치는 우울증을 매개로 한 관련요인 연구. 정신보건과 사회사업, 22, 58-90.

__________(2011). 중년기 자아청체감과 위기감이 자살생각에 미치는 영향에 관한 연구. 그리스도대학교 교수논문집, 제11집, 231-261.

박상규 · 강성군 · 김교훈 · 서경현 · 신성만 · 이형초 · 전영민(2009). 중독의 이해와 상담실제. 서울 : 학지사.

박지영(2007). 노인자살 생존자의 자살경험에 관한 연구. 정신보건과 사회사업, 27, 295-330.

배승민(2019). 가정폭력 : 정신의학적 후유증의 평가 및 예방, 신경정신의학, 58(4), 270-276.

변수정・김혜영・백승흠・오정아・기재량(2016). 다양한 가족의 출산 및 양육실태와 정책과제 - 비혼 동거가족을 중심으로. 한국보건사회연구원.

백영화(2019). 성폭력범죄 피해자 보호제도에 관한 법적 연구. 동아대학교 대학원 박사학위논문.

보건복지부(2015). 2015년 정신건강 사업안내.

_________(2019). 2019 자살예방백서.

_________(2021). 2021년 정신건강사업 안내.

_________(2021). 자살예방백서. 보건복지부, 한국생명존중희망재단.

보건복지부・중앙자살예방센터(2020). 2020 자살예방백서.

사행산업통합감독위원회(2014). 2014 사행산업 이용실태조사.

____________________(2018). 2018 사행산업 이용실태조사.

사행산업통합감독위원회 홈페이지(http://www.ngcc.go.kr).

서동우(2013). 자살에 의한 사망, 자살충동 및 자살시도의 현황과 변화추이. 보건사회연구원.

서수균(1996). 자기집중적 주의 : 실제 자기 개념 및 자기 안내자 선호성을 고려한 자기불일치와 우울 및 불안의 관계. 서울대학교 대학원 석사학위논문.

소유경・노주선・김영신・고선규・고윤주(2002). 한국어판 부모, 교사 ADHD 평가척도의 신뢰도와 타당도 연구. 신경정신의학, 41(2), 283-289.

손민지(2013). 국내 사이버폭력 현황 및 대응방안 연구. Internet & security focus, 3, 6-22.

식품의약품안전청・한국마약퇴치운동본부(2009). 약물오・남용 예방교육 총론.

신수민(2020). 노인의 공식 비공식 자원과 자살 생각의 관계에 대한 다층분석 연구. 연세대학교 사회복지대학원 박사학위논문.

안창일 외(2019). 이상심리학. 서울 : 학지사.

양의주(2018). 60대 은퇴남성의 역경대처 경험 : 경제적 어려움을 중심으로. 전주대학교 대학원 박사학위논문.

원호택(1991). 스트레스와 대처방안. 정신건강연구, 37-50.

유수현・서규동・유명이・이봉제・이종하(2017). 정신건강사회복지론. 서울 : 신정.

유수현・천덕희・이효순・성준모・이종하(2017). 정신건강론. 경기 : 양서원.

윤제중(2018). 중년기 위기와 자살사고의 관계. 한국사회복지조사연구, 57, 139-164.

이순묵・김종남・최삼욱・현명호・김수진(2009). 도박의 정의와 범주화에 대한 개념의 명확화. 한국심리학회지 : 일반, 28(1), 1-27.

이승현(2017). 청소년 사이버폭력의 유형분석 및 대응방안. 제46호(2017-14). 한국형사정책연구원.

이영호・심경순・김태준(2020). 정신건강사회복지론. 서울 : 학지사.

이정서・김영환(2020). 사회복지 담당공무원과 일반행정직 공무원의 직무스트레스에 관한 연구. 한국컴퓨터정보학회논문지, 25(6), 231-237.

이창호・김경희・장상아(2013). 스마트폰 확산에 따른 청소년보호방안 연구. 한국청소년개발원 연구보고서. 1-311.

이홍표(2003). 비합리적 도박신념이 병적 도박에 미치는 영향. **한국심리학회지 : 임상, 22**(2), 415-434.

임종렬(1999). **모신**. 서울 : 한국가족복지연구소.

장미혜 · 이미정 · 김동식 · 주재선 · 동제연 · 고현승 · 노성훈 · 이시림(2019). **2019년 성폭력 안전 실태조사 연구**. 여성가족부.

장휘숙(2008). 홈즈와 라헤가 개발한 사회 재적응 평정척도. **성인심리학**. 서울 : 박영사.

전석균(2021). **정신건강론**. 경기 : 공동체.

정원철(2000). **정신보건사회사업론 – 이론과 실제 –**. 서울 : 학문사.

______(2010). **정신보건사회사업론**. 경기 : 공동체.

정인과 · 곽동일 · 조숙행 · 이현수(1997). 한국형 노인우울검사(Korean Form of Geriatric Depression Scale : KGDS) 표준화연구. **노인정신의학, 1**(1), 61-72.

정찬현 · 임세원 · 신동원 · 오강섭 · 신영철(2017). 직무스트레스 영역의 중복과 우울 및 자살사고 사이의 관계. **대한불안의학회지, 13**(1), 32-38.

중앙자살예방센터(2019). 자살예방백서.

______________(2020). 자살예방백서.

조대경 · 이관용 · 김기중(1994). **정신위생**. 서울 : 중앙적성출판사.

조성남 · 강향숙 · 김선민 · 김주은 · 문봉규 · 박상규 · 신성만(2021). **마약류 중독의 이해와 치료**. 서울 : 학지사.

지은구 · 장현숙 · 김민주 · 이원주(2015). **최신사회문제론**. 서울 : 학지사.

최승원 · 이순묵 · 김종남 · 최윤경 · 서동기 · 채정민(2018). 반응성 우울과 내인성 우울의 현대적 재개념화. **Korean Journal of Clinical Psychology, 37**(2), 211-224.

통계청(2016). 2016년 사회조사결과 보도자료.

______(2018). 2017년 사망원인통계.

______(2019). 2018년 사망원인통계.

______(2020). 2019년 사망원인 통계.

한국심리학회(2014). 심리학 용어사전.

한국일보(2021). '일탈이 아닌 일상'이 된 마약. 보도자료(2021. 6. 14).

한국정보화진흥원 홈페이지(http://www.nia.or.kr).

한국정신보건사회복지사협회(2012). **정신보건사회복지의 이론과 실제**. 경기 : 양서원.

한국자살예방협회 홈페이지(http://www.suicideprevention.or.kr).

한인영 · 장수미 · 최정숙 · 박형원 · 이소래 공역(2005). **위기개입 워크북**. 서울 : 시그마프레스.

홍강의(2014). **소아정신의학**. 서울 : 학지사.

홍성희(2020). 20~30대 남녀의 결혼제도 인식과 결혼의향. **한국가족자원경영학회지, 24**(1), 1-19.

황정우 · 이강욱 · 김정유 · 이동하 · 김두명(2017). 동거 및 독거노인의 우울이 자살사고에 미치는 영향과 대인관계의 조절효과. **정신보건과 사회사업, 45**(1), 36-62.

Ainsworth. M. D. S.(1983). Patterns of infant-mother attachment as related to maternal care : Their early history and their contribution to continuity. In D. Magnusson & V. L. Allen(Eds.). *Human Development*. New york : Academic Press.

Alan, O. R., Benjamin, B. W., & James, E.(1978). *Handbook of Treatment of Mental Disorders in Childhood and Adolescence*. Prentice-Hall Inc. Englewood Cliffs, N. J.

American Psychiatric Association(2000). *Diagnostic and Statistical Manual of Mental Disorders*(4th ed.). Washington, DC : American Psychiatric Association.

____________________(2013). *DSM-5 : Diagnostic and Statistical Manual of Mental Disorders* (5th ed.). Washington D.C. : APA.

Baddeley, A.(1990). *Human Memory*. Wales : Lawrence Eribaum Associates, Ltd., Publishers.

Bateson, G., Jackson, D. D., Haley, J., & Weakland, J.(1956). Toward a theory of schizophrenia. *Behavioral Science*, *1*, 251-264.

Barkley, R. A., Karlsson, J., & Pollard, S.(1985). Effects of age on the mother-child interaction of hyperactive children. *Journal of Abnormal Child Psychology*, 13, 631-638.

Brown, G. W.(1959). Experiences of discharged chronic schizophrenic mental hospital patients in various types of living group. *Milbank Memorial Fund Quarterley*, *37*, 105.

Beck, A. T., Emery, G., & Greenberg, R. L.(1985). *Anxious Disorders and Phobias : A Cognitive Perspective*. New York : Basic Book, Inc., Publishers.

Bee, H. L., & Mitchell, S. K.(1980). *The Developing Person*. San Francisco : Harper & Row.

Bettelheim, B.(1973). Bringing up children. *Ladies Home Journal*, *90*, 28.

Blos, P.(1998). *On Adolescence*. New York : Free Press.

Blythe, B., Tripodi, T., & Briar, S.(1994). *Direct Practice Research in Human Service Agencies*. New York : Columbia University Press.

Conwell, Y.(1997). Management of suicidal behavior in the elderly. *Psychiatric Clinic of North America*, 20, 667-683.

Cournoyer, B. R.(1996). Converging themes in crisis intervention, task-centered and brief treatment approach. In A. R. Roberts(Ed.), *Crisis Management and Brief Treatment*. Chicago : Nelson Hall.

Davis, M., Eshelman, E. R., & McKay, M.(1988). Coping skills training. The relaxation and stress reduction workbook, 118-129.

De Leo, D., & Meneghel, G.(2001). The elderly and suicide. *Suicide : An unnecessary death*, 195-207. London : Martin Dunitz.

Erikson, E. H.(1959). *Childhood and Society*. New York : W. W. Norton & Company.

__________(1963). 유년기와 사회(송재훈 역, 2014). 경기 : 연암서가.

__________(1968). *Life Cycle, International Encyclopedia of Social Sciences*. New York : Crowell Collier and Macmillan.

Frenkel-Brunswik, E.(1970). Adjustment and reorientation in the course of the life-span. In R. G. Kuhlen & G. G. Thomson(Eds.), *Psychological Studies of Human Development*(3rd ed.). New York : Appleton-Century-Crofts.

Fromm-Reichmann, F.(1948). Notes on the development of treatment of schizophrenia by psychoanalytic psychotherapy. *Psychiatry, 11*, 263-273.

Greene, R. R.(1991). The Ecological Perspective. In R. R. Greene & P. H. Ephross(eds.), *Human Behavoir Theory and Social Work Practice*. New York : Aldine De Gruyter.

Homes, T. H., & Rahe, R. H.(1967). The social adjustment rating scale. *Journal of Psychosomatic Research*, 11.

Jackson, S. W.(1986). Melancholia and depression : From hippocratic times to modern times. New Haven, CT : Yale University Press.

Kaplan, H. I., Sadock, B. J., and Grebb, J. A.(1994). Synopsis of Psychiatry. Baltimore, MD : Williams & Wilkins.

Kastenbaum, R.(2001). Suicide. In Maddox, G. L.(3rd Ed.), *The Encyclopedia of Aging, Vol. 2* (pp.992-993). New York : Springer Publishing Company.

Kobayashi, K. M. and R. M. Kampen.(2015). Cohabitation in Asia. In S. R. Quah(ed.), *Routledge Handbook of Families in Asia*. London : Routledge.

Kohn, M. L.(1968). Social class and schizophrenia : A critical review. In D. Rosenthal & S. S. Kety(Eds.), *The Transmission of Schizophrenia*. Oxford : Pergamon.

Lesieur, H. R., & Rosenthal, R. J.(1991). Pathological gambling : A review of literature. *Journal of Gambling Studies*, 7, 5-39.

Myer, R. A.(2001). *Assessment for Crisis Intervention : A triage assessment model*. Pacific Grove, CA : Books/ Cole.

Peck, R. C.(1968). Psychological development in the second half of life. In B. L. Neugarten(ed.), *Middle Age Aging*. Chicago : University of Chicago Press.

Raschko, R.(1991). Spokane Community Mental Health Center Elderly Services. In Light, E., & Lebowitz, B. D.(eds), *The Elderly with Chronic Mental Illness*(pp.232-244). New York : Springer.

Romas, J. A., & Sharma, M.(1995). *Practical Stress Management*. Boston : Allyn & Bacon.

Salvatore, T.(2000). Elder Suicide : A Gatekeeper Strategy by Home Care. *Home Healthcare Nurse, 18*, 180-187.

Santrock, J. W.(1995). *Life-span Development*. Madison, WI : Brown and Benchmark.

Seaward, B. L.(1994). *Management Stress*. Boston : Jones and Barlett.

Selye, H.(1979). *Stress of My Life : A Scientist's Memoirs*. New York : Van Nostrand Reinhold Company.

Stone, L. J., & Church, J.(1989). *Childhood and Adolescence*. New York : McGraw-Hill Companies.

Stirling, E.(2010). *Valuing Older People; Positive Psychological Practice*. Chichester : Wiley Blackwell.

Tan, S. Y., & Yip, A.(2018). Hans Selye(1907-1982) : Founder of the stress theory. *Singapore Medical Journal*, *59*(4), 170.

WHO(1992). World Health Report.

_____(2019). World health statistics 2019 : monitoring health for the SDGs sustainable development goals. World Health Organization.

Zastrow, C., & Kirst-Asman, K. K.(1987). *Understanding Human Behavior and the Social Environment*. Chicago : Nelson-Hall Publishers.

찾아보기

인 명

내 용

저/자/소/개

■ **이영호**

대구대학교 대학원 사회복지학 박사(정신보건 및 가족치료)

현) 인제대학교 사회복지학과 교수

한국통합TA연구소/관계심리클리닉 상담교수

정신건강사회복지사1급(보건복지부)

교류분석상담 수련감독자(한국교류분석상담학회)

E-mail : leeyh600@hanmail.net

Homepage : www.gota.kr

■ **박지윤**

인제대학교 대학원 사회복지학 박사

현) 인제대학교 겸임교수

이안심리클리닉원장

전문상담사 1급(한국상담학회)

교류분석상담 수련감독자(한국교류분석상담학회)

심리복지상담 수련감독자(한국사회복지상담학회)

E-mail : ian3690@naver.com

■ **이윤지**

인제대학교 대학원 사회복지학 박사과정

현) 한국통합TA연구소/관계심리클리닉 정신건강상담 팀장

정신건강사회복지사2급(보건복지부)

상담영역 교류분석전문가(한국교류분석상담학회)

전) 마음향기병원 낮병원 정신건강사회복지사

빌리지부산정신과의원 낮병원 정신건강사회복지사

E-mail : dbswi05@naver.com

[제3판]
정신건강론

|공저자| 이영호 · 박지윤 · 이윤지

|1판 1쇄| 발행 2006년 8월 20일
|1판 16쇄| 발행 2015년 1월 20일
|2판 1쇄| 발행 2016년 3월 5일
|2판 4쇄| 발행 2019년 7월 30일
|3판 1쇄| 발행 2021년 8월 30일
|3판 2쇄| 발행 2023년 7월 20일

|발행인| 김 동 훈
|발행처| 공 동 체

|주소| 경기도 고양시 일산동구 호수로 358-39 동문타워I 905호
|전화| 031) 814-3000(대표)
|팩스| 031) 814-3100
|홈페이지| http://www.compub.co.kr
|전자우편| compub@naver.com
|출판등록| 2005년 10월 6일
|등록번호| 제396-2005-36호

|ISBN| 979-11-6105-998-3
정가 18,000원